印会河抓主症验案汇解

编著　韩仲成

整理　韩文彪

U0335700

中国中医药出版社

· 北 京 ·

图书在版编目（CIP）数据

印会河抓主症验案汇解 / 韩仲成编著；韩文彪整理 . —北京：中国中医药出版社，2018.1（2020.1重印）

ISBN 978 – 7 – 5132 – 3794 – 9

Ⅰ . ①印… Ⅱ . ①韩… ②韩… Ⅲ . ①中医临床—经验—中国—现代 Ⅳ . ① R249.7

中国版本图书馆 CIP 数据核字（2016）第 274621 号

中国中医药出版社出版

北京经济技术开发区科创十三街 31 号院二区 8 号楼
邮政编码 100176
传真 010-64405750
廊坊市祥丰印刷有限公司印刷
各地新华书店经销

开本 710×1000 1/16 印张 20 彩插 0.5 字数 325 千字
2018 年 1 月第 1 版 2020 年 1 月第 2 次印刷
书号 ISBN 978 – 7 – 5132 – 3794 – 9

定价 68.00 元
网址 www.cptcm.com

社 长 热 线 010-64405720
购 书 热 线 010-89535836
维 权 打 假 010-64405753

微信服务号 zgzyycbs
微商城网址 https://kdt.im/LIdUGr
官 方 微 博 http://e.weibo.com/cptcm
天猫旗舰店网址 https://zgzyycbs.tmall.com

祝贺 郭仲成 院长

以师之心 抓临床经验 以科学版总结

中国中医科学院　姚乃礼

丙申年正月

中国中医科学院学术委员会副主任委员姚乃礼题词

中医源远　水流长莫问阖闾腾

歧黄锐意求新勤改革攀

登科学更高堂

仲成贤弟惠存

辛未中秋　印会河并书

印会河教授为本书作者题词

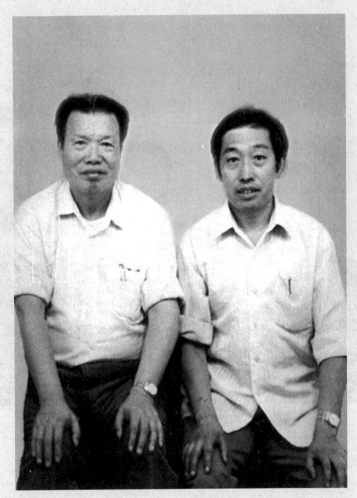

本书作者（右）与印会河教授（左）合影

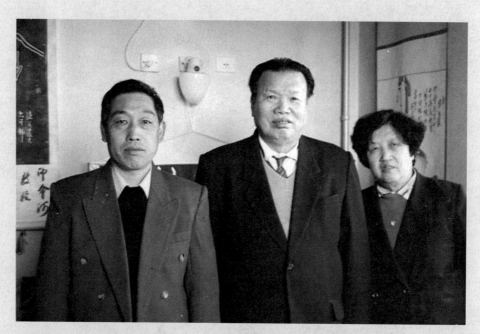

本书作者与印会河教授夫妇合影

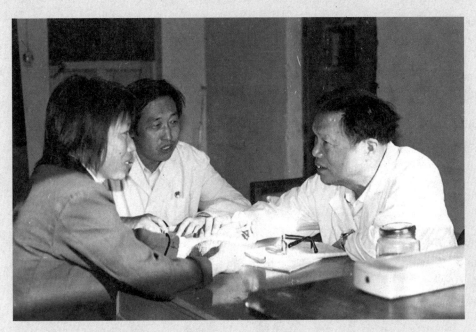

本书作者（中）随印会河教授（右）出诊

前 言

中医源远水流长，莫问图腾岐与黄。

镜意求新勤改革，攀登科学更高堂。

——印会河

1977 年 10 月，在王世民老师的引荐下，我于北京中医学院（现北京中医药大学）基础教研室第一次见到了仰慕已久的印会河教授。印老为我沏了一杯茶水，寒暄一阵后，我心诚地跪在地上向印老磕了三个头，正式向他拜师。印老很严肃地说："好，好！"尔后，经过 10 余年的教授、指导、解难释疑，特别是对我的为人处世、中医治学、临床实践等多方面进行观察和考评后，印老认为我已初涉他的医门。他语重心长地对我说："学习中医，师徒传承是很有必要的，你是我唯一的遥从弟子，我要以我的方式要求你。"印老最终于 1988 年初真正认定了我这个弟子，并亲笔写下"印门作学尚求真，鼻息难容仰古人，寄意云西遥弟子，治医切莫信图腾"的题词。

印老是国宝级的中医大师，擅长诊疗内科病证。印老多次深入县乡基层，求医者慕名而至。患者不分科别、不辨病性，凡是有病就求印老诊治，以求目睹大师的风采。而对于诊治具有基层特点的病证，印老常说："只有深入基层，为老百姓多治病、治好病，才能长见识，增才干，农村大有用武之地。"他还说："垂法诲人，只能使人规矩，不能使人巧，从古至今没有治病的死板式样，没有绝对的万灵方剂，必须在立法的基础上变通用药。"他老人家也常对学生说："方无论大小，能对证就是好方；药无论贵贱，能治病就是好药。"印老分别于1988年、1991年、1993年三次赴保德义诊带教，期间我有幸侍诊，做了大量的笔记，记录了印老的治学精神和原汁原味的临证医案。

2012年，中国中医药出版社出版了拙著《随印会河侍诊记》，反响不错。中医学者吴中云教授在认真品读该书后评价："原汁原味地体现印老学术思想与临证经验是《随印会河侍诊记》一书的亮点。该书是作者韩仲成侍诊印老的诊治实录，包括侍诊日记222篇，涉及80多种疾病和78宗医案选析，以及师生间信函往来等。该书中对诊病情景的真实记录，为读者还原了中医大师诊病的过程。阅读此书，宛若置身其间，亲闻亲睹大师的风采和医道，这对于正在学习中医的读者是很有裨益的。书中记录的印老的真知灼见，亦令人颇受启迪。《随印会河侍诊记》一书是印老学术思想与临床经验的集中展示，是一部很有指导意义的著作。"

印老仙逝后，我对恩师的思念之情与日俱增，遂从印老1617宗门诊医案中筛选出10类、170余种、200余则病案进行整理，汇集成本书验案篇，涵盖了内、外、妇、儿、五官、泌尿、皮肤等多科病证。书中医案均来源于我的侍诊抄方，故最初书名拟为《跟印会河抄方》，后更名为《印会河抓主症验案汇解》。本书以脏腑辨证的形式，结合西医病名分为肺系病证、肝胆胰病证、食管胃肠病证、肾系病证、心脑病证、泌尿生殖系病证、血液病证、皮肤病证、眼耳鼻喉病证和其他病证，共 10 类。每则医案均详述了患者就诊时间、病史、辨证、治法、处方，并附有按语以汇解治疗精要。薪传篇收录了 10 余篇发表过的有关印老临床经验的论文，以助读者理解印会河教授"抓主症"的临证思想，同时，也可视作对印老所著《中医内科新论》一书的解读和补充。

　　本书初稿草成，得到了全国著名老中医、国医大师、山西中医药大学王世民教授的通读批阅。王老虽已耄耋之年，但欣然为之赐序，实为是书添色不少。为了更好地继承孟河医派传人印会河教授的学术思想和临床经验，在印老诞辰 94 周年之际，学生以此拙著献给广大中医工作者，愿为解除患者病痛带来福音，同时也以此书作为对恩师的永久纪念。

　　由于笔者水平有限，虽尽心竭力，但仍难免存在对印老的学术思想领悟不周之弊，恳请广大读者提出宝贵意见，以便再版时修订提高。

韩仲成于鹤年堂

2017 年 8 月

序

　　韩仲成大夫是孟河医派第四代传人印会河教授的师承入室弟子，也是向我磕头拜师的徒弟。由于他尊师重道，虔诚勤奋，故深得印老的赏识，也就促成了印老在古稀之年"三进山城"的义诊、示教。期间，仲成侍诊抄方，精心照料印老的衣食住行，也真正体现了师徒如父子的真情、亲情。

　　继《随印会河侍诊记》出版后，他又从珍藏的印老的1617宗医案中选出200余则，加以整理、汇解，定名为《印会河抓主症验案汇解》。此书体现了印老原汁原味的学术思想和临床经验，为读者还原了中医大师诊病的过程。该书以中医辨治为纲，以西医病名为目，记录了印老诊治170余种疾病的200余则验案。这些医案充分体现了印会河教授"抓主症""定方、定药，甚至定量"的辨证特色和"药无论其贵贱，能治病就是好药；方无论其大小，能对症就是好方"的临证思想，值得细细品读。薪传篇收录了韩仲成大夫在多家中医期刊上发表过的有关印老临床经验的论文10余篇，可视作对印老所著《中医内科新论》一书的解读和补充。

当然，本书作为临证笔记的整理之作，尚不能代表印老学术经验的全部。但管中窥豹，可见一斑，特别是它的原汁原味，是值得称颂的。

谨为之序。

山西中医药大学 王世民
丁酉年夏月于 太原

目录

验案篇

薪传篇

验案篇

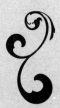

第一章　肺系病证

一、上呼吸道感染

【病例】

李某，男，25岁，1988年9月15日初诊。

病史：感冒1周，发热微恶寒，鼻塞咽痛，咳痰不爽。现症见：烦躁口渴，体温高达40℃，两侧腮腺发炎，舌红苔黄。X线透视诊为大叶性肺炎；血常规：白细胞$1.8×10^9$/L，中性粒细胞85%。

辨证：肺卫郁热，时毒鸱张。

治法：清解表热，宣肺解毒。

处方：清解表热方。

桑白皮15g，金银花15g，桑叶10g，黄芩12g，山豆根30g，鱼腥草30g，生石膏30g，芦根30g，枇杷叶10g，大青叶30g。水煎服3剂，每日1剂。

1988年9月18日二诊：大热已退，体温37℃，仍咳嗽，咽痛。前方加鹅不食草18g，葶苈子15g。继服3剂，诸症悉平。

【按】

清解表热方系印会河教授经验方。本例患者，热在气分，微恶寒，表明卫分症状未罢，热已入肺。方中桑叶、金银花开散皮毛、清解表热；桑白皮、黄芩清泄肺与三焦之热；山豆根、鱼腥草清热解毒，治疗上呼吸道感染；生石膏解肌清热；枇杷叶、芦根宣肺润肺。二诊因咽喉不利，故加鹅不食草、葶苈子利咽清热，降肺平喘而愈。

二、肺部感染

【病例】

郑某，女，24 岁，1993 年 9 月 9 日初诊。

病史：1 周来出现高热，体温波动在 38℃至 39℃之间。刻诊：咽痒咳嗽，吐黄脓黏稠痰，伴有头痛眩晕，不纳饮食，二便正常，舌淡苔薄黄，脉滑数。查血沉 35mm/h；X 线胸片示右下肺炎性改变。西医给予抗生素治疗，但发热、咳嗽等症状不见好转。西医诊为肺部感染。

辨证：风热犯肺。

治法：宣肺清热。

处方：清解表热方加味。

桑白皮 15g，桑叶 10g，清半夏 10g，杏仁 10g，黄芩 12g，生石膏 30g，桔梗 10g，紫菀 10g，款冬花 10g，枇杷叶 10g，芦根 30g，鱼腥草 30g，山豆根 15g，陈皮 12g，青蒿 15g。5 剂，水煎服。

9 月 14 日二诊：服上方 5 剂，体温已正常，咳嗽吐黄黏痰，纳可，舌红苔薄黄，脉弦滑。效不更方，继服 5 剂。

【按】

肺部感染，临床多见高热、咳嗽甚则头痛等症。本案患者郑某，高热、咳吐黄黏痰，印老辨证为风热犯肺，治宜宣肺清热。清解表热方是印老治疗风热感冒的自制经验方。方中杏仁、桑叶性凉润又能开皮毛、微发汗，故宜用于清散表热；桑白皮、黄芩能清泄肺与上焦之热；生石膏解肌清热；陈皮、清半夏、桔梗、紫菀、款冬花宣肺化痰；芦根、枇杷叶宣肺润肺；鱼腥草、山豆根清热解毒；青蒿配合诸药清降内热，其中青蒿清血中伏火，除阴分伏热。诸药合用，是为清解表热之良剂。

本案体现了印老临证辨证用药之精妙。其循金银花、连翘的药理作用加以发展，选用鱼腥草、山豆根配伍以清热解毒。印老在多年的临床实践中验证了鱼腥草、山豆根具有良好的清热解毒消炎作用，故治疗上呼吸道、下呼吸道感染时，均可在主方的基础上加用此二味，以加强消炎之功。

三、支气管哮喘

【病例】

冯某，女，48岁，1993年8月14日初诊。

病史：患者气管炎病史10年，每逢夜晚或天气变化而咳喘加重，汗出，发热不恶寒，口渴，少痰。现症见：呼吸气粗，两鼻孔翕动。舌质红苔白，脉浮数。

辨证：肺气不宣，痰热壅滞。

治法：清肺平喘，宣泄肺热。

处方：麻黄6g，杏仁10g，生甘草10g，生石膏30g，桑白皮15g，葶苈子15g，僵蚕10g，全蝎5g，鱼腥草30g。水煎服7剂，每日1剂。

1993年8月24日二诊：患者呼吸均匀，夜晚咳嗽稍有缓解，痰鸣音减弱，口干，上方加芦根30g，川贝母10g。水煎服7剂。

1993年9月3日三诊：患者症状完全缓和，气候变化咳嗽未见发作，且能平卧，上方加沙参15g，天冬10g，麦冬10g，瓜蒌30g。水煎服7剂。后以胎盘片合蛤蚧定喘丸补肾纳气、滋阴润肺，巩固疗效。

【按】

咳喘是呼吸系统的常见病，印老临症倡导以痰作为咳喘的临床辨证治疗要点，确为宝贵经验。

本案患者冯某咳喘数年，症见干咳无痰或少痰，属肺气不宣，清泄肺热首当其冲。故"抓主症"以投麻杏甘石汤加味。取麻黄宣肺，生石膏泄热，杏仁平喘；生甘草配生石膏，甘寒可以生津，且润肺止咳；桑白皮、葶苈子泄肺平喘；僵蚕、全蝎解痉止咳，有抗过敏的功效；鱼腥草清肺化痰；芦根、川贝母滋阴生津、润肺化痰。

四诊以紫河车、蛤蚧定喘纳气，以固本清源。

四、过敏性支气管哮喘

【病例】

马某，男，60岁，1993年9月6日初诊。

病史：患者支气管哮喘病史15年，曾于某医院诊断为过敏性支气管哮喘，中西药多方治疗病情得以控制。刻诊：咳喘日发2～3次，呈痉挛性咳嗽，咳声成阵，呼吸不续，不得平卧，咳痰非常困难，咳久能吐出少量状如皂泡之黏性较大的白沫，咳嗽引胸作痛，不能偏一侧睡眠。连年来其咳喘发作以秋冬为甚，每晚睡前一阵最严重。由于咳喘日久，致使双眼白睛充血，呈瘀血贯睛之状。印老根据"肺痿吐白沫"和"肺热叶焦，因而成痿"的理论指导辨治。

辨证：燥热伤肺。

治法：清燥润肺。

处方：清燥救肺汤加味。

桑叶10g，桑白皮15g，杏仁10g，麦冬12g，阿胶珠10g，生石膏30g，枇杷叶10g，北沙参15g，芦根30g，蛤粉15g（包煎），青黛6g（包煎），僵蚕10g，全蝎6g，黑芝麻15g，鱼腥草30g。5剂，水煎服。

9月12日二诊：患者服药5剂，咳喘减轻，上方去黑芝麻，加川贝母10g，继服5剂。

【按】

过敏性支气管哮喘是以咳嗽喘息不得平卧、呼多吸少为特点的慢性疾病，发病与季节相关，属难治病之一。

本案患者年过六旬，确诊为过敏性支气管哮喘15年，每以中西药控制，但秋末冬初咳逆不得卧。抓住痉挛性阵咳、咳久能吐出少量状若皂泡的黏性白沫之主症，印老根据"肺痿吐白沫"的理论辨证施治，以清燥救肺汤为主，加桑白皮、芦根、黛蛤散（蛤粉、青黛）。清燥救肺汤中人参性温、易伤阴，故以养阴润肺的北沙参代之；桑白皮、桑叶一宣一清，宣中有清，清中有润，清热平喘止咳甚妙；入芦根以增强其润肺生津之力；黛蛤散可生津润肺、清肝肺郁热、化痰止咳；杏仁、生石膏清降肺气；黑芝麻、阿胶珠养阴润肺、敛液止咳；桑叶、枇杷叶宣肺透邪；由于病人咳喘为阵发性，故在方中加入僵蚕、全蝎，以定"数变"之风，而此两味药亦可起到类似"脱敏"的作用。

患者服药 5 剂，咳喘即减轻，加川贝母润肺止咳、化痰散结，继服原方。

印老认为，白沫与痰饮乃一燥一湿，一虚一实，犹如水之与火、冰之与炭，临床必须详细辨识，不可混淆。本案印老抓住白沫为燥热伤阴的表现，立法组方颇有新意，值得后学研究。

五、大叶性肺炎

【病例】

郝某，女，8 岁，1988 年 9 月 24 日初诊。

病史：患儿感冒两三日，恶寒发热，鼻塞咽痛，咳嗽，咳痰不爽，喘息不得平卧，烦躁口渴，时有恶寒，四肢较凉，体温 38.5 ～ 40℃。经县医院 X 线透视、血常规化验等检查，诊为大叶性肺炎。观其神疲嗜睡，语音嘶哑，舌红苔黄，脉浮数。

辨证：痰热壅肺。

治法：宣降肺热。

处方：麻杏甘石汤加味。

麻黄 6g，杏仁 8g，生甘草 6g，生石膏 30g，桑白皮 12g，葶苈子 10g，金银花 10g，连翘 10g，大青叶 15g，山豆根 15g，鱼腥草 24g，紫菀 8g，桔梗 6g。5 剂，水煎服。

9 月 30 日二诊：服药 5 剂，高热渐退，咳吐痰利，仍口干咽痛，继投上方加全瓜蒌 15g。5 剂，水煎服。

10 月 5 日三诊：患儿热退纳可，咳喘平息，痰鸣亦不复作，继用桑菊饮 2 剂，清理余邪，病愈康复。

【按】

大叶性肺炎是由肺炎双球菌感染所致。中医学认为，其为温热在肺。

患者郝某，高热微寒，咳喘少痰，病在肺经，且卫分症状未罢。故清解表热必须与宣降肺热同时进行。印老以麻杏甘石汤加味，宣降肺热。本方是印老治疗痰热咳喘"抓主症"之要方，广泛应用于支气管哮喘、麻疹合并肺炎、大叶性肺炎、感冒等症的治疗。凡症见咳喘无痰或少痰、喉间有痰鸣音，重见倚息不能平卧者，均可使用本方。印老别出心裁，明确指出无汗而喘为热闭于肺、毛窍闭塞引起；有汗而咳，则因热壅于肺，肺热炽盛，迫津外泄所致。患儿痰黏不易咳出而致痰鸣，乃痰热壅肺，重在宣降肺热、解毒化痰，其痰自消，咳喘自止。所以方用麻黄宣肺而泄邪热，因其性温，故配辛甘大寒之生石膏 5 倍于麻黄之用量以使宣肺而不助热、清肺而不留邪，肺气肃降有权，喘急可平；杏仁降肺气，助麻黄、石膏平喘；生甘草益气和中，又与石膏相合而生津止渴；因有恶寒表证未罢，故加金银花、连翘、山豆根、鱼腥草、大青叶清热解毒；加葶苈子、桑白皮降肺平喘；配紫菀、桔梗、全瓜蒌宣肺利气、止咳化痰。

经过多年的临床观察，凡外感热病、咳喘痰鸣而痰不甚多者，使用本方治疗效果均较为满意。

六、哮喘型支气管炎

【病例】

王某，男，57 岁，1991 年 9 月 5 日初诊。

病史： 患者患哮喘型支气管炎 10 年。刻诊：呼吸困难，胸闷气急，喘息咳嗽，神疲乏力，张口抬肩，面色晦暗，四肢欠温，唇甲发绀，头汗阵出，甚则面部浮肿，舌质淡苔薄白，舌边齿痕明显，脉缓尺小细。

辨证： 肾气肾阳不足。

治法： 温肾纳气定喘。

处方： 都气丸加味。

熟地黄 12g，山药 15g，山茱萸 9g，牡丹皮 12g，泽泻 15g，茯苓 15g，五味子 10g，肉桂 2g，牛膝 10g，川断 10g，生薏苡仁 30g，木瓜 15g，赤芍 30g，沙参 15g，麦冬 15g。7 剂。水煎服。

9 月 13 日二诊：服药 7 剂，咳喘缓解，呼吸气平，继服 7 剂。

9 月 20 日三诊：服药 14 剂，咳喘平息，精神倍增，仍守上方继服 7 剂。并配西洋参粉 2g，蛤蚧粉 2g，胡桃肉 8g，每日晨起口服 1 次。服药 2 月，肺肾双补，多年痼疾告愈。

【按】

哮喘型支气管炎是在支气管敏感性增高的基础上，以变应原或其他因素引起的气道广泛变窄为特征的变态反应性疾病。临床特点为反复发作的气急、胸闷、咳嗽、咳痰或呈典型的以呼气为主的呼吸困难。

患者王某，哮喘型咳嗽、气急已 10 年，肺虚及肾，肾虚不纳，气不化水，肺叶胀满，肺气不能敛降，而致倚息不能平卧；由于水饮内停，阳气不能化水为气，故有心悸、气短、胸闷、干呕、头面及四肢轻度浮肿。患者肾不纳气，当以治本为主，故印老用都气丸加味，集补肾、敛肺、舒挛、理血、强心于一方。本方有补肾敛肺之功，用于肾水不固之咳嗽、滑精等症。加肉桂可引火归原；牛膝引药下行；生薏苡仁、木瓜舒挛止痛；赤芍理血；沙参、麦冬、五味子为生脉散，益气生气；胡桃肉、西洋参、蛤蚧补肾纳气、益肺平喘。故患者服药 2 月，咳喘诸症悉平。

七、支气管扩张

【病例】

王某，女，45 岁，1988 年 9 月 5 日初诊。

病史：患者经常咳嗽，痰多，色黄，量多但无臭味，自觉呼吸及咽喉中异味感，困倦乏力，半年来面容消瘦，体重稍减，县医院 X 线检查示疑似支气管扩张，时有胸憋背困，舌苔薄黄，脉弦滑而数。印老根据病人症状，考虑为中医肺痈之表现，甚似支气管扩张。

辨证:痰瘀阻肺。

治法:肃肺化痰。

处方:苇茎汤合排脓汤加味。

桃仁 12g, 生薏苡仁 30g, 冬瓜子 30g, 败酱草 30g, 桔梗 10g, 丝瓜络 10g, 丹参 30g, 鱼腥草 30g, 山豆根 30g, 枇杷叶 10g, 芦根 30g, 枳壳 10g, 生甘草 10g。5 剂, 水煎服, 每日 2 剂, 分 2 次服。

9 月 11 日二诊:咳嗽通利, 异味感减轻, 上方加橘络 6g, 继服 5 剂, 诸症悉平。

【按】

支气管扩张, 中医学根据不同的临床表现, 分别将咳吐大量黄臭痰者称肺痈, 经常咳嗽、吐白痰者称咳嗽, 咯血为主者称咯血。

印老根据本案患者临床症状考虑有支气管扩张可能, 证属痰瘀阻肺, 治以肃肺化痰法。方中桃仁、生薏苡仁、冬瓜子、芦根为苇茎汤中药物, 治肺痈之咳吐臭痰、痰质稠浊、胸中隐隐作痛者;败酱草、鱼腥草、山豆根清热解毒消炎;桔梗、枳壳为排脓汤中药物, 可消痈排脓;丝瓜络化瘀祛痰、通经止痛;枇杷叶清热生津;丹参、桃仁活血化瘀;枳壳、橘络宣肺理气化痰。因肺痈为瘀血与风热郁结于胸肺, 故清肃肺热、理气排脓是其大法, 故治疗当兼顾祛瘀化痰、清热肃肺、理气排脓之法并用。虽此例肺痈并非典型, 但此方可示人临床思路:凡遇肺痈之痰瘀阻肺者, 可以此法治之。

八、肺炎

【病例】

陈某, 男, 25 岁, 1988 年 9 月 5 日初诊。

病史:患者 1 周前因体温 38.7℃, 咳嗽吐黄脓痰、味腥, 伴头痛、咽痒入院检查。血沉 50mm/h, X 线胸片示左下肺炎性改变。舌红苔黄腻, 脉弦数。

辨证： 风温肺热。

治法： 宣肺清热。

处方： 清解表热方加味。

桑白皮 15g，桑叶 10g，杏仁 10g，黄芩 10g，生石膏 30g，芦根 30g，枇杷叶 10g，山豆根 30g，鱼腥草 30g，紫菀 10g，桔梗 10g。5 剂，水煎服。

9 月 11 日二诊：患者服药后体温降至正常，仍咳嗽吐白黏痰，小便黄，舌红苔薄黄，脉滑数。上方加地骨皮 12g，继服 5 剂，症消病愈。

【按】

清解表热方是印老治疗风热感冒"抓主症"之代表方。风热外感有邪在皮毛与邪在于肺之分，但在临床上，常遇到既有邪在皮毛之恶风发热，又有邪重在肺之咳嗽、咽痛、鼻塞等症者。见此，则应根据病情之相兼互见遣用清解表热方。热重或久不能退热者，应重用石膏。

本案患者发热、咳嗽、吐黄脓痰，印老以自制经验方清解表热方宣肺清热。方中桑叶既有开散皮毛、微发汗的作用，又可凉润散热；桑白皮、黄芩能清泄肺与上焦之热；山豆根、鱼腥草同为清热解毒之品，用于治疗上呼吸道感染，加大剂量时其作用可超过金银花配连翘之力；生石膏清解肺热；芦根、枇杷叶宣肺润肺，以兼顾肺与皮毛之间的关系；桔梗利咽止咽痛；紫菀、杏仁宣肺止咳化痰。痰去而咳止——从痰论治咳嗽，亦为印老之常法。

九、放射性肺炎

【病例】

郝某，女，48 岁，1993 年 8 月 3 日初诊。

病史： 患者 1993 年 2 月施乳腺癌根治术，术后 3 个月开始进行深部 X 线化疗 30 天。7 月，患者出现干咳，放疗局部有烧灼感，全身无力。现症见：患者干咳吐少量白色黏痰，咳痰不爽，自汗，心悸，纳差，口苦而干，小便黄，大便干，舌红绛苔黄，脉细数。查体：体温 38℃，浅表淋巴结无肿大，心律不齐，偶有期外收缩。胸部 X 线片：左肺渗出性炎变，诊为左肺急性放射性肺炎。

辨证：热毒内蕴，肺胃津伤。

治法：清热解毒，育阴宁肺。

处方：金银花 15g，黄芩 10g，生石膏 30g，山豆根 24g，鱼腥草 30g，桑白皮 15g，枇杷叶 10g，石斛 12g，玉竹 12g，知母 12g，浙贝母 10g，鱼腥草 30g，芦根 30g，瓜蒌 30g，甘草 10g。5 剂，水煎服。

1993 年 8 月 8 日二诊：大便虽通但不畅，原方加火麻仁 15g，再服 5 剂。

1993 年 8 月 14 日三诊：干咳、神疲乏力均有好转，上方去知母、火麻仁，加蜂蜜 30g（冲服）。5 剂。

1993 年 8 月 19 日四诊：患者食欲略增，局部烧灼感消失，但动则干咳，舌红绛。此属肺金气阴俱伤，治宜益气育阴宁肺，佐以降气化痰。

沙参 15g，玉竹 10g，麦冬 10g，玄参 10g，生地黄 12g，瓜蒌 30g，浙贝母 10g，茯苓 10g，太子参 30g，葶苈子 15g，鱼腥草 30g，青黛 5g（包），蛤粉 15g（包），阿胶珠 10g，全蝎 3g，苏子 10g。5 剂，水煎服。

此后，患者守法定方再服 7 剂，咳嗽逐步减轻、精神恢复，胸片复查示左肺炎变吸收。

【按】

放射性肺炎临床表现符合中医热毒蕴积化火，灼伤肺胃阴津的脉证。此例因放射化疗，局部灼热难忍，口干舌红绛等为典型的热毒伤阴特征。方取金银花、黄芩、生石膏、山豆根、鱼腥草、甘草清泄毒热；配桑白皮、枇杷叶、石斛、瓜蒌、芦根、玉竹、知母养阴润肺，收到一定疗效。待热毒清退后，出现动则干咳、舌质红绛等肺金气阴两伤的征象。予沙参、太子参、玉竹、麦冬、玄参、生地黄、阿胶珠益气养阴润肺止咳；瓜蒌、苏子、葶苈子、浙贝母降气化痰；茯苓、鱼腥草、黛蛤散、全蝎清热利湿化痰止咳。后期余热不易彻底清解，多与气阴两虚有关，治疗以益气养阴润肺为主，正气复则邪气不清自退矣。

十、慢性支气管炎合并肺部感染

【病例】

郭某，男，46 岁，1988 年 9 月 4 日初诊。

病史：患者咳嗽 1 月余，痰黄、量多而黏，胸闷气短，大便干结 3 日未行。刻诊：咳嗽频作，口唇发绀，气喘不得平卧，心律不齐，心电图示房性早博，ST–T 改变。X 线胸片示肺纹理粗重，右下肺部感染。舌淡苔薄白而腻，脉滑细。

辨证：痰湿瘀阻，肺气不利。

治法：祛瘀肃肺，化痰止咳。

处方：苇茎汤加味。

芦根 30g，桃仁 10g，杏仁 10g，生薏苡仁 30g，冬瓜子 30g，橘红 9g，桔梗 10g，生甘草 10g，丹参 30g，鱼腥草 30g，葶苈子 15g，大青叶 24g，瓜蒌 24g。7 剂，水煎服。

9 月 12 日二诊：患者服药 7 剂，咳嗽减轻，咳痰减少，胸痛已除，舌淡苔白。继以上方去瓜蒌、葶苈子、桃仁、大青叶；加茯苓 30g，川贝母 10g，枇杷叶 10g，以巩固疗效。

【按】

苇茎汤加味之方是印老治疗咳吐腥痰、引胸作痛，甚则吐脓血的经验方。方中苇茎现多施用芦根，味甘淡、性寒凉，善于清泄肺热，为治肺痈必用之品；冬瓜子、杏仁清热下痰、利湿排脓，能清上彻下、肃降肺气；生薏苡仁甘淡、微寒，上清肺热而排脓，下利肠胃而渗湿；二者相伍是治疗肺痈之要药。桃仁、丹参、川贝母，活血凉血、祛瘀润肠，瘀血消则痰可散。上药配伍，肺热得清、痰热得化、瘀血得逐、脓液得排，使腥痰自消。印老在方中加入大青叶、鱼腥草，为清热解毒之品，有利于肺部感染的治疗；二诊加茯苓健脾渗湿、枇杷叶止咳化痰以巩固疗效。

根据印老经验，本方能够治疗支气管炎、肺炎、支气管扩张合并感染、肺脓肿、肺结核、胸膜炎等疾病。另外，临床上凡见咳吐腥臭脓痰、咳引一侧胸痛者，亦可以此方取效。

十一、大肠杆菌肺部感染引起肺炎

【病例】

李某，男，45岁，1988年9月16日初诊。

病史： 患者连续高热20天，咳喘吐白沫不爽，口舌咽燥，经省城某医院胸部X线检查，提示右肺大面积肺炎，3次痰培养均见大肠杆菌。其听说印老至保德义诊，遂来求治。刻诊：体温39℃，汗出热不退，咳喘吐白沫不爽，痰不夹带痰块，胶黏难出，粘唇，白沫泡小，轻如飞絮、结如棉球。口燥干渴，舌质红，见少量薄白苔。

辨证： 阴虚肺燥。

治法： 滋阴润肺，止咳平喘。

处方： 清燥救肺汤加味。

桑白皮15g，杏仁10g，炙枇杷叶10g，沙参30g，生石膏30g，阿胶珠12g，麦冬12g，瓜蒌30g，葶苈子15g，全蝎5g，青黛6g（包），蛤粉15g（包），鱼腥草30g，柴胡30g，五味子10g。7剂，水煎服。

9月23日二诊：患者服药后咳喘、吐白沫皆缓解，发热亦轻，体温保持在38℃，偶有胸闷不适，故在前方中加入桃仁10g，生薏苡仁30g，冬瓜子30g以肃肺祛瘀。水煎服7剂。

印老嘱：下次来诊，恶风自汗明显者，以益气固表之黄芪汤加味。

【按】

大肠杆菌肺部感染引起的肺炎临床并不多见，本案患者高热20天，吐白沫样痰，印老治疗外感热病或非发热为主的杂病，抓住咳喘吐白沫不爽之特点，使用清燥救肺汤清热润肺。方中桑白皮、炙枇杷叶，使肺气能宣而后降、润而后清；又用生石膏清降肺气，以去耗津之热；沙参、麦冬、阿胶珠、杏仁生津凉血、滋阴降火；鱼腥草以消炎解毒；瓜蒌、葶苈子润肺降痰。治疗此类病证，印老最善用黛蛤散，取青黛有消炎退热之功，蛤粉有生津润肺之效。

十二、咳嗽

【病例 1】

吕某，女，75 岁，1991 年 9 月 1 日初诊。

病史：患者慢性支气管炎、肺气肿病史 20 余年。现症见：咳嗽，动则喘憋，干咳无痰。经全方面检查无水肿和心衰表现。大便干结，3 ~ 4 日一行，苔黄脉细。

辨证：肾不纳气。

治法：补肾固气，止咳平喘。

处方：都气丸加味。

熟地黄 15g，山药 15g，山茱萸 10g，牡丹皮 15g，泽泻 15g，茯苓 15g，五味子 10g，上肉桂 2g，生薏苡仁 30g，木瓜 15g，赤芍 30g，沙参 15g，麦冬 15g。5 剂，水煎服，每日 1 剂，分 2 次服。

9 月 6 日二诊：咳喘缓解，上方加火麻仁 30g 以润下通便。5 剂，水煎服。

9 月 12 日三诊：患者服药 10 剂，咳喘止，胸闷气憋亦消失，大便调和。继以上方，巩固纳气平喘之疗效。

熟地黄 15g，山药 12g，山茱萸 10g，牡丹皮 10g，泽泻 15g，茯苓 15g，五味子 10g，上肉桂 2g，生薏苡仁 30g，木瓜 15g，赤芍 30g，沙参 15g，麦冬 15g，补骨脂 15g，胡桃肉 15g。5 剂，水煎服，诸症悉平。

【病例 2】

薛某，男，45 岁，1993 年 8 月 2 日初诊。

病史：患者今年 6 月开始咳嗽、喘息、痰多而稀，经用西药平喘治疗，症情缓解，今得知印老第三次来保德义诊，故前来就医。

辨证：风痰壅肺。

治法： 散风化痰止咳。

处方： 金沸草散加味。

旋覆花 15g（包），前胡 10g，细辛 3g，半夏 12g，荆芥 10g，茯苓 15g，白术 12g，生甘草 10g，生薏苡仁 30g，木瓜 15g，蝉蜕 20g，僵蚕 10g。

8 月 8 日二诊：患者服药 5 剂，病人咳喘不甚，以胸部憋闷为主，故印老立法：下气宽中除满。

桂枝 10g，厚朴 10g，杏仁 10g，全瓜蒌 30g，葶苈子 15g，苏子 12g，桔梗 10g，半夏 10g，紫菀 10g

8 月 14 日三诊：患者继服上方 5 剂，咳嗽好转，憋气缓解，咽部不适，苔薄白，脉弦细而数。印老更以定风舒挛法为治。

蝉蜕 15g，蛇蜕 6g，僵蚕 10g，全蝎 6g，生薏苡仁 30g，木瓜 15g，桔梗 10g，生甘草 10g，钩藤 30g，菊花 10g，赤芍 30g，珍珠母 30g，紫草 15g，牡丹皮 12g。5 剂，水煎服。

【病例 3】

韩某，男，5 岁，1991 年 9 月 3 日初诊。

病史： 患儿外感后咳嗽气喘，有痰，因年幼而不能咳出。症见：咳喘痰多，不得平卧，烦躁口渴，体温达 40℃，咳嗽渐呈犬吠样，语声嘶哑，神疲嗜睡。胸部 X 线片示大叶性肺炎。舌红苔黄，脉数。

辨证： 外感风热。

治法： 清降肺热。

处方： 麻杏甘石汤加味。

麻黄 6g，杏仁 8g，生石膏 15g，生甘草 6g，桑白皮 10g，葶苈子 10g，金银花 12g，鱼腥草 18g，连翘 9g。5 剂，水煎服。

9 月 8 日二诊：患者服上方 5 剂，咳喘痰鸣明显减轻，体温 37℃，痰量增多且易咳出，舌脉同前。原方加山豆根 12g，继服 5 剂，以巩固疗效。

【按】

咳嗽为肺系疾病的主要症状，辨证要点是通过辨咳声和痰饮的性质分清内伤与外感。

病例 1，吕某，年事已高，肾不纳气而咳喘不得卧，当以治本，故印老运用都气丸加减，集补肾、敛肺、舒挛、理血、强心于一方。方中包含六味地黄丸（熟地黄、山药、山茱萸、牡丹皮、泽泻、茯苓）成分以滋阴补肾；沙参、麦冬、五味子为生脉散，益心气而润肺止咳；赤芍活血凉血；木瓜、生薏苡仁舒挛止喘；上肉桂温阳纳肾，引气归原。随诊这例患者的辨治使我们更深刻地认识到，慢性支气管炎缓解期、肺心病晚期，即以虚证为主。都气丸主治肾不纳气之动则气喘，一般多见于肺心病晚期者；若痰多，即非其治。另外，组方时加用了舒挛之品是本方的亮点。

病例 2，薛某属风痰壅肺，治以散风化痰止咳。方中旋覆花即金沸草的花配以前胡、半夏消痰降气；茯苓、生甘草、白术、生薏苡仁健脾化湿和中，以除生痰之源；荆芥散风、细辛散寒，若因外感风寒引动宿痰，用上两味有效；另外，生薏苡仁、木瓜舒挛止痉。印老认为喘为支气管痉挛所致，故舒挛则有利于平喘，且喘往往为过敏所致，"善行于数变"，属于风象，故印老以蝉蜕、僵蚕定风为治。二诊时咳喘缓解，胸部憋闷为主，故以桂枝厚朴杏子汤加减，下气宽胸除满。三诊时咳嗽好转，气喘缓解，印老以降气定风为法。取虫类药定风；生薏苡仁、木瓜、赤芍、生甘草舒挛；珍珠母、钩藤、菊花镇静，以抑制疾病复发。总之，理气、祛风、舒挛是为印老治疗此类变态反应性疾病的大法。

病例 3，患儿因外感而高热、咳嗽、气喘，治宜清降肺热，印老用麻杏甘石汤加味。方中麻黄、杏仁宣肺降肺；生石膏既可解肌清热，又是定喘之良药；生甘草润肺保津；桑白皮清泄肺热、降气平喘；葶苈子泻肺除壅，使肺气通于三焦，下行而不上逆；病因外感而来，故加鱼腥草、山豆根清热解毒，印老认为其有消炎之效，常用于急性支气管炎、哮喘的治疗。

十三、干性胸膜炎

【病例】

赵某，男，45 岁，1993 年 8 月 3 日初诊。

病史：患者近日无明显诱因突然出现两侧胸胁疼痛，于深呼吸、咳嗽、打喷嚏时症状加重，且侧卧不得，翻身困难。胸部 X 线片诊断为干性胸膜炎。舌苔薄黄，脉弦数。

辨证：气滞血瘀。

治法：理气活血，通络止痛。

处方：香附旋覆花汤加味。

生香附 15g，旋覆花 15g（包），半夏 12g，茯苓 15g，陈皮 10g，生薏苡仁 30g，冬瓜子 30g，橘络 3g，葶苈子 15g，桃仁 10g，芦根 30g，鱼腥草 30g，丹参 30g，郁金 15g，生山楂 12g。5 剂，水煎服，每日 1 剂，分 2 次服。

8 月 9 日二诊：药后患者诸症候有所减轻，纳食正常，二便调，精神状态好，苔薄黄，脉弦。更方以化痰祛瘀。

桃仁 10g，杏仁 10g，生薏苡仁 30g，冬瓜子 30g，丹参 30g，橘络 6g，红花 10g，枇杷叶 10g，芦根 30g，泽兰 15g，茺蔚子 30g，桔梗 10g，紫菀 10g，赤芍 30g，降香 15g。7 剂，水煎服，诸症消失。

【按】

香附旋覆花汤以调理气机为主，取"气行血行，病痛自除"之意。方中包含苇茎汤成分，以治肺经胸膜疾病；橘络通络，以络治络之病；降香行气活血止痛，对肋痛有效；丹参、红花理血化瘀，可谓一药多用。二诊时加赤芍、泽兰、茺蔚子以加强活血止痛之功；枇杷叶、芦根滋阴润肺止咳。从印老此方中可以体会到，理气、活血、通络为治疗此类病证之核心。

十四、肺结核

【病例】

姜某，男，30 岁，1988 年 9 月 10 日初诊。

病史：今年夏天患者咳嗽、痰中带血丝、疲劳短气、动则自汗、夜间盗汗、发热 1 月余，中西药屡治未效，经县医院胸部 X 线检查示右上肺有一空洞，大小为 1.5cm×3cm，并见散在絮状阴影，诊为厚壁空洞型肺结核，现正行西药抗痨治疗，症状逐渐缓解。恰逢印老来保德义诊带教，故求于中医以辅助治疗。刻诊：干咳无痰，偶见痰中带血，胸痛短气，上午体温37.8℃，日晡时体温38～39℃，形瘦神疲，两颧骨潮红，舌嫩红苔薄白少津，脉弦细而数。

辨证：气阴两虚，瘀热蕴肺。

治法：清燥救肺。

处方：清燥救肺汤加味。

太子参30g，沙参15g，麦冬10g，枇杷叶10g，桑叶15g，杏仁10g，生石膏30g，阿胶珠15g，紫菀10g，桔梗10g，白及12g，百部12g，白茅根30g，川贝母10g，栀子10g，猫爪草10g。水煎服10剂。

9月20日二诊：患者服药10剂，体温下降至36.5℃，咳嗽，痰中无血丝，大便干结。守上方去白茅根、栀子；加黑芝麻30g；改桑叶为6g。配合西药，继续服用。

【按】

肺结核相当于中医学之肺痨，是由人体正气不足，感染痨虫所致的肺部慢性消耗性传染疾病，常见咳嗽、咯血、潮热、骨蒸、盗汗、消瘦等症。

本例患者姜某，诊断为空洞型肺结核，症见干咳无痰、痰中带血，胸痛短气、舌干少苔、日晡高热，一派气阴两虚、瘀热蕴肺之征象。故此印老选清燥救肺汤加味，益气养阴、滋阴润肺、止咳宽胸。方中太子参补气健脾，补土生金；沙参、麦冬滋阴润肺；桑叶轻宣肺燥，与生石膏、麦冬相伍，一者清肺经之热、一者润肺金之燥，宣中有清，清中有润；杏仁、枇杷叶利肺气，使肺气肃降有权，咳喘缓解；阿胶珠敛肺止咳；川贝母润肺化痰；紫菀、桔梗止咳化痰；栀子、白茅根、白及清热凉血、敛肺止血；猫爪草具有抗结核作用。诸药相伍，燥邪得宣，气阴得复，而达清燥救肺之用。

印老用药大有讲究，前10剂重用桑叶以宣肺散邪；二诊时桑叶减量为6g，目的是防止其宣散太过而伤阴。由于邪气渐轻，肺药亦宜轻清，故用药取气味之轻而用量为小矣。

十五、肺癌性咳喘

【病例】

马某，男，75 岁，1993 年 8 月 2 日初诊。

病史：患者 1 年前体检，于县医院放射科行透视检查，发现肺癌疑似病灶，急转至某省级医院检查，确诊为肺癌，即始放化疗法，并以西药控制病情，一度精神尚好。今年清明节后，患者咳喘胸憋，呼吸困难，不得平卧，喉间有声，又经省级医院复查，考虑症状由肺癌引起，建议服中药调治。时下印老来保德义诊带教，其乃前来就诊。刻诊：患者体质虚弱，面容消瘦，咳逆连声、状似顿咳，口干，咳吐白沫不爽，质轻而黏，甚难咳出，咽喉干痛，舌质红苔少，脉细数。

辨证：燥热伤肺。

治法：清燥救肺。

处方：清燥救肺汤加味。

桑叶 10g，桑白皮 15g，杏仁 10g，麦冬 12g，阿胶珠 10g，生石膏 30g，枇杷叶 10g，沙参 15g，石斛 10g，青黛 5g（包），蛤粉 15g（包），全蝎 5g，芦根 30g，鱼腥草 30g，白花蛇舌草 30g，半枝莲 18g。7 剂，水煎服。

8 月 10 日二诊：患者服药 7 剂，喘平咳减，胸憋亦基本缓解。继用上方，去桑叶、鱼腥草 1 月余（隔日服 1 剂）。续服药 1 月余，其感觉效果良好。

【按】

清燥救肺汤加味方是印老治疗咳喘吐白沫不爽的经验方，可广泛用于各种肺部疾病属燥证者的治疗。

患者马某，发现肺癌 1 年，症见咳喘胸憋、口干、咳吐白沫不爽，印老根据其病情抓住咳喘吐白沫之主症，确定其病属肺痿，肺热叶焦，热在上焦，故投用清燥救肺汤为主的方剂，加桑白皮、芦根、石斛、青黛、蛤粉。由于其病为肺癌，乃加用了白花蛇舌草、半枝莲以清热解毒、抗癌消炎。服药 7 剂，患者喘平咳减。由于病人体弱，二诊时印老嘱其继服原方，隔日 1 剂。续服药 1 月余，患者感觉良好。直至 1995 年春，由于癌细胞转移，患者多脏腑功能衰竭而病故。

印老特别指出，咳喘证在辨证时应当区分痰与沫之不同。痰为水湿所生，一般多有块，较易咳出；沫为燥热灼伤肺阴而成，量少质黏，轻如飞絮，胶黏难出。故白沫与痰乃一燥一湿、一虚一实，犹如水之与火、冰之与炭，临床必须详细辨识，不可混淆。

根据印老的经验，可将本方应用于肺癌患者的治疗，对于未确诊肺癌者及晚期肺癌者，只要出现吐白沫不爽之症，即可使用。

第二章　肝胆胰病证

一、甲型、乙型肝炎重叠感染

【病例】

高某，女，8 岁，1994 年 6 月 25 日初诊。

病史：旬日来小孩精神疲惫，倦怠乏力，恶心呕吐，不欲饮食，喜睡卧。症见：两眼球巩膜黄染，身黄如橘色，恶心欲吐，纳呆，小便黄，舌淡苔黄腻，肝脾未及，脉弦数。肝功化验：凝血酶时间 28 秒，麝香草酚浊度试验 15U，硫酸锌浊度试验 16U，谷丙转氨酶 180U/L；HAV–LgM 阳性，HBsAg 强阳性，HBeAg 阳性，抗 –HBe 阴性，抗 –HBc 阳性。

辨证：湿热壅结，脾虚湿困，湿热熏蒸肝胆则发黄。

治法：清肝解毒，醒脾利湿。

处方：清肝解毒方加味。

茵陈 24g，蒲公英 12g，土茯苓 15g，虎杖 7g，郁金 7g，柴胡 7g，黄芩 7g，丹参 12g，赤芍 12g，凤尾草 10g，生薏苡仁 15g，藿香 7g，生牡蛎 30g，鸡骨草 9g。水煎服 10 剂，每日 1 剂。

1994 年 7 月 6 日二诊：黄疸退，呕吐止，饮食尚可，精神转佳。减茵陈为 10g；去凤尾草、鸡骨草；加炒白术 10g，灶心土 100g（煎汤代水）。再进 10 剂。

1994 年 7 月 18 日三诊：患儿饮食正常，精神好，可在家玩耍，再以运脾化湿法。

柴胡 6g，半夏 6g，黄芩 6g，丹参 15g，郁金 6g，蒲公英 10g，川楝子

6g，生薏苡仁 10g，炒薏苡仁 10g，莲子肉 7g，藿香 6g，生牡蛎 15g，茵灵芝 9g，五味子 5g。水煎服 10 剂。

7月29日，行化验检查，各项指标恢复正常，HBsAg 转阴；2 个月后复查 HAV-LgM、HBsAg 均为阴性，抗 HBe 转阳，抗 HBC 转阴，两肝炎重叠感染一并治愈。

【按】

病毒性甲型或乙型肝炎，对其他肝炎或肝病无免疫性，各种病毒性肝炎既可单纯感染亦可合并或重叠感染。根据临床观察，甲乙两种肝炎重叠感染者多为原有乙肝病毒感染，复又感染甲肝病毒。此类患者临床表现大部分具有目黄、皮肤黄、小便黄之特点。

本例患儿素禀携带乙肝病毒，由于湿邪困脾，阻于中焦，郁而化热，熏蒸肝胆，甲肝疫毒引动体内之乙肝湿毒，使原来的相对稳定状态趋于活跃，而体内正气也起而抗争，故出现湿热胶蒸，如油入面，难分难解的局面。所以也不难看出 HBV 即属中医湿邪范围，有些人终身携带，显然与中医湿邪致病缠绵留着、不易速去的特点相一致。此时应把握病机，故运用醒脾利湿、清热凉血、活血解毒法治之。方中藿香、生薏苡仁、土茯苓醒脾利湿、清解脾困；茵陈、凤尾草、蒲公英、虎杖清热利湿、解毒退黄。若患者舌苔黄腻，为湿热交蒸之黄疸甚者，茵陈可大剂量用至 90g 亦无伤阴之弊；柴胡、黄芩疏肝利胆，有助于醒脾化湿；桃仁、郁金、川楝子行气活血、疏展肝木；丹参、赤芍、当归凉血活血、退黄解毒。现代药理研究证实，虎杖、茵陈、赤芍、茵灵芝均具有较强的抑制乙肝病毒效应，同时具有清除甲肝病毒的疗效。本方用药清淡而无苦寒之弊，清利而无伤阴之虞，因此治疗甲乙两种肝炎重叠感染能取得满意疗效。

二、乙型肝炎

【病例】

张某，男，35 岁，1997 年 12 月 20 日初诊。

病史：患者两目白睛黄如橘色半月余。查体：面部及身体皮肤均见黄染，困倦乏力，嗜卧无神，面色不华，舌苔黄腻，脉弦滑。现症见：恶心纳谷不香，小溲黄赤，胸闷不适。化验肝功能：麝香草酚浊度试验 12U，谷丙转氨酶 200U/L，总胆红素 185μmol/L，直接胆红素 16μmol/L；乙肝五项：HBsAb（++++），HBeAg（+），HBeAb（+），HBeAb（-），HBsAb（-）。

辨证：阳黄湿热壅结。

治法：清肝解毒，活血利湿。

处方：清肝解毒方加味。

柴胡 10g，栀子 10g，黄芩 10g，郁金 15g，川楝子 15g，藿香 10g，当归 15g，八月札 15g，丹参 30g，赤芍 30g，土茯苓 30g，白茅根 30g，垂盆草 15g，蚤休 15g，茵陈 50g。水煎服，每日 1 剂，连服 14 剂。

1998 年 1 月 5 日二诊：患者黄疸退，呕吐止，乏力除，纳谷香，精神佳。减茵陈为 10g，去八月札、蚤休，加炒白术 30g，蚂蚁 10g。继服 1 个月，患者临床症状消失，肝功各项指标恢复正常，其乙肝五项复查结果：HBsAg、HBcAb、HBeAg 转为阴性，HBeAb 转阳性。3 个月后再复查，乙肝五项均正常。随访 3 年，患者肝功正常，能正常工作。

【按】

乙肝病毒属中医学"毒邪"范畴，具有极强的传染性。本案患者因病程短，体质壮实，从乙肝病毒蛰伏体内到乙肝发病，时间较短，表现为邪实的证候。印教授非常重视邪毒的祛除，在印老指导下，我投以清肝解毒、"抓主症"之清肝解毒方加味。方中垂盆草、茵陈、土茯苓、黄芩、白茅根、八月札清热解毒、利胆退黄，既能抑制或清除乙肝病毒，又能降低血清转氨酶的活性，减轻肝细胞坏死，促进肝细胞再生和修复；丹参、赤芍、当归活血化瘀以解毒退黄，具有软坚散结、祛瘀生新、改善肝内微循环、保护肝细胞的作用，还能清除自由基，抑制细胞膜脂质过氧化，减轻肝细胞变性坏死，清除肝纤维化的诱发因素，增强胶原酶活性，促进胶原降解，从而阻断肝纤维化的进程；柴胡、郁金、川楝子疏肝理气而解毒；蚤休解毒退黄。本方配伍严谨，紧扣病机，不仅能退黄降酶，而且能促使 HBeAg、HBcAg、HBV-DNA 转阴，使 HBsAg 转阴或滴度下降。该患者连续服药 50 余剂，临床症状消失，乙肝表面抗原转阴。

三、肝炎合并糖尿病

【病例】

王某，女，60 岁，1993 年 8 月 4 日初诊。

病史：患者右肋下疼痛半年余，血压 160/100mmHg，既往有冠心病史。现症见：全身乏力，肝区隐痛，多饮，善饥，多食，尿量增多，动则自汗，体胖，巩膜无黄染，肝脾肋下未触及。实验室检查：谷丙转氨酶 280U/L；空腹血糖 13.5mmol/L；尿糖（+++）。苔薄白，舌质正常，脉沉滑。

辨证：阴虚血热，肝肾不足。

治法：益气养血，清热育阴。

处方：黄芪 30g，白芍 15g，沙参 15g，玉竹 12g，天花粉 30g，生地黄 30g，山药 30g，郁金 12g，川楝子 12g，玄参 15g，苍术 12g，知母 12g，黄柏 15g，生石膏 30g。绿豆 120g 煎汤代水熬药 7 剂。

1993 年 8 月 12 日二诊：患者自觉症状稍有好转，但仍诉烦渴、多饮、夜尿频数。

黄芪 30g，生地黄 15g，天冬 12g，麦冬 12g，玄参 15g，黄柏 15g，苍术 12g，知母 12g，生石膏 30g，牡丹皮 15g，天花粉 15g，山茱萸 10g，山药 15g，沙参 15g，大青叶 30g，丹参 30g。绿豆 120g 煎汤代水熬药。

1993 年 8 月 19 日三诊：服药 7 剂，自觉口干饥饿减轻，肝区痛消失。化验：谷丙转氨酶 80U/L；血糖 7.5mmol/L；尿糖微量，酮体阴性。效不更方，再进 7 剂。

1993 年 8 月 29 日四诊：患者自觉口不干、少饥饿、尿量亦少，仍守补气增液法。

黄芪 30g，生地黄 15g，玄参 15g，麦冬 12g，山药 30g，生苍术 12g，天花粉 30g，牡丹皮 10g。绿豆 120g 煎汤代水熬药。继服 7 剂。

1993 年 9 月 20 日患者来院复查，肝功能正常，血糖 5.2mmol/L，尿糖正常，血压 140/90mmHg，平时可坚持田间劳动。

【按】

患者年近花甲，肝肾阴精不足，且以消渴"三多一少"之症为主，形体肥胖，伴乏力、自汗、肝区隐痛，属于阴虚血热，肝肾不足，所自始即重用益气养阴之品，待自觉症状好转，二诊时再加大青叶、丹参以清肝解毒、凉血活血。四诊时"三多一少"之症已消除，印老以黄芪汤增液补气。整个治疗过程中，始终用绿豆煎汤带水熬药，以加强滋阴、清热、解毒、降糖的功效，服药 35 剂，肝功、血糖均恢复正常。

四、肝硬化腹水

【病例】

赵某，女，35 岁，1988 年 9 月 6 日初诊。

病史： 患者于 1982 年春感染病毒性肝炎，迭经中西药治疗，病情比较稳定。今年 5 月，患者感胁肋憋困、胸背不适。8 月 B 超检查示肝脾肿大、腹水，诊断为早期肝硬化。实验室检查：麝香草酚浊度试验 10U，谷丙转氨酶 60U/L，白蛋白 24g/L，球蛋白 28g/L。现症见：腹大如鼓，腹部青筋暴露，脐突，下肢轻度浮肿，纳呆乏力，大便秘结，尿少，精神不振，舌质暗苔淡黄而腻，脉沉弦。

辨证： 气血瘀滞，三焦不利。

治法： 舒肝肃肺，活血利水。

处方： 化瘀通气方加味。

柴胡 10g，郁金 12g，川楝子 12g，桃仁 12g，土鳖虫 10g，丹参 30g，赤芍 30g，当归 15g，生牡蛎 60g（先煎），桔梗 10g，紫菀 10g，椒目 10g，葶苈子 12g，焦槟榔 15g，炒莱菔子 15g，水蛭 10g。水煎服 7 剂，每日 1 剂。

1988 年 9 月 14 日二诊：药后患者下肢浮肿、腹胀明显减轻，食欲稍增，大便畅，尿量多。上方去焦槟榔，加冬瓜皮 30g，川贝母 9g。水煎服 7 剂。

1988 年 9 月 21 日三诊：腹水进一步减少，下肢已无浮肿。

柴胡 10g，赤芍 30g，当归 30g，丹参 30g，生牡蛎 60g，郁金 15g，川

楝子 15g，桃仁 12g，土鳖虫 12g，桔梗 10g，紫菀 10g，炒白术 30g，泽兰 15g，冬瓜皮 30g。水煎服 7 剂。

1988 年 9 月 28 日四诊：患者精神、食欲明显好转，可外出慢行散步，面色已见荣华，口唇变红。实验室检查：麝香草酚浊度试验 5U，ALT 20U/L，白蛋白 40g/L，球蛋白 30g/L。守印老之立法，舒肝肃肺，辅以健脾和胃。

柴胡 10g，赤芍 30g，丹参 30g，当归 15g，生牡蛎 60g（先煎），郁金 12g，川楝子 12g，桃仁 12g，土鳖虫 10g，紫菀 10g，桔梗 10g，炒白术 30g，焦三仙各 15g。水煎服 7 剂。连续治疗 2 个月，患者无自觉不适，实验室检查正常，B 超检查示肝胆无异常。随访 3 年，已如常人。

【按】

肝硬化是一种慢性进行性肝病，属中医学"鼓胀"范畴。此案由病毒性肝炎转化而来，印老治以舒肝肃肺、活血利水，方取自制"抓主症"之化瘀通气方加味。方中柴胡、赤芍、当归、丹参、郁金以治血之本；川楝子泄肝气、止疼痛；桃仁破血行瘀；土鳖虫、生牡蛎软坚散结；葶苈子、椒目通利水道；紫菀、桔梗开利肺气，在治肝治血的基础上，使三焦通利、利水消胀，这一法则开"从肺论治肝性腹胀"之先河；本案患者长期服用苦寒、清利肝胆之药，故致脾气虚，加之肝硬化腹水，水湿之邪充斥，损伤中土，因此方中重用炒白术以健脾燥湿、利小便、退水肿、化血结，而且大剂量白术亦补开塞，培中伐邪，"既惧坤静之德，又有乾健之运"，配合诸药，升清阳、泄浊阴、散血结而鼓胀自消。

五、原发性胆汁型肝硬化

【病例】

孙某，男，21 岁，1993 年 8 月 26 日初诊。

病史：患者发病半年，经某医院诊为原发性胆汁型肝硬化，并予西医治疗。刻诊：巩膜黄染如橘色，面部黧黑，口唇紫暗，身体虚胖，行为处事正常。舌淡苔黄腻，脉弦涩。

辨证： 肝郁脾虚，湿毒瘀结。

治法： 健脾利湿，解毒化瘀。

处方： 丹参30g，赤芍30g，当归15g，茵陈60g，蒲公英30g，土茯苓30g，虎杖30g，栀子10g，垂盆草30g，茜草10g，豨莶草10g，生牡蛎60g（先煎），郁金15g，黄芪30g，焦白术15g，黄芩10g。水煎服10剂。

【按】

本案肝硬化属本虚标实之证，其病位在肝、脾、肾，邪实是气、血、水互结。临证首先应弄清其虚实的程度、部位，辨明其标本缓急，以行调治。

患者孙某以邪实为主，肝郁脾虚、湿盛、毒瘀互结，治以健脾利湿、解毒化瘀之法。方中茵陈、栀子、虎杖、土茯苓、垂盆草、茜草、蒲公英、豨莶草清热利湿、解毒退黄；黄芩疏肝利胆，有助于醒脾化湿；郁金行气活血、疏展肝木；丹参、赤芍、当归凉血活血、退黄解毒；黄芪、焦白术健脾益气、扶正祛邪，使利湿不伤脾，清热不碍胃。肝硬化代偿期的主要病理特点是血瘀，所以方中用丹参、赤芍、当归、生牡蛎活血软坚，以阻止其向失代偿方向发展。

印老认为，患者孙某年轻力壮，发病初即巩膜黄染、面肌黧黑发黄、转氨酶翻倍升高，B超示早期肝硬化。要牢牢抓住脾虚湿困这个关键，使脾气得健，则水湿难以内停，气机亦得畅通，何有腹水之生？抓住湿毒瘀结进行论治，无论使用的是利湿清热药还是活血散结药，均应徐徐缓图，并应适时参入扶正之品，切忌清化之品过用而伤正。

六、酒精中毒性肝硬化

【病例】

杨某，男，40岁，1991年9月2日初诊。

病史： 患者饮酒10余年，今年夏天体检发现慢性肝炎，腹部B超：肝回声不均，胆囊壁毛糙，脾大。现症见：面目色橘黄，身有蜘蛛痣，两下肢轻度浮肿，腹部胀满尤以夜甚。检查谷丙转氨酶 80U/L，总胆红素、直接胆红素均高于常规，舌质暗少苔，脉弦。

辨证： 肝郁湿蕴，瘀血阻络。

治法： 舒肝解酒，活血散结。

处方： 化瘀通气方加减。

葛花 10g，枳椇子 10g，柴胡 10g，赤芍 30g，当归 15g，丹参 30g，郁金 15g，川金钱草 50g，茵陈 30g，枳壳 10g，桔梗 10g，紫菀 10g，栀子 10g，生牡蛎 30g（先煎），炙鳖甲 15g，土鳖虫 10g。水煎服 30 剂。每日 1 剂，分 2 次服，以缓中求效。

【按】

化瘀通气方是专为治疗肝性腹胀而设，适用于慢性肝炎腹胀顽固者。该案患者因饮酒多年而形成酒精中毒性肝硬化。由于肝病日久，瘀血内成，则血结于肝，而气滞并非出自肠胃，故其腹胀不以进食而增减；由于长期饮酒，致湿热中阻，气化不行，水湿不化而见腿肿；湿热蕴蒸，而见面目全黄；气滞湿盛，瘀血阻络，故见身有蜘蛛痣，印老以化瘀通气方化瘀软坚、开利三焦。方中重用川金钱草、茵陈、栀子以利胆退黄；加入葛花、枳椇子解酒醒脾；生牡蛎、炙鳖甲软坚散结；土鳖虫化久瘀、消积块。印老认为三焦者，原气之别使也，总司全身气机和气化的功能，而三焦功能的正常运行有赖于肺的宣发肃降。故针对气鼓之血瘀气滞，在利湿、理气、治血的基础上，从治肺和三焦入手，以紫菀、桔梗开肺气、利三焦，提壶揭盖，在治疗本案肝性腹胀中取得了可喜疗效。临床验证，凡肝炎出现肝性腹胀或顽固性腹胀而诸药不效者，可卒先用此方，常收可喜疗效。笔者在临床也常用之多效。

七、脂肪肝并脾大

【病例 1】

冯某，女，47 岁，1993 年 8 月 7 日初诊。

病史：患者曾因腹胀、肝功异常，经保肝治疗而肝功恢复正常。今夏体检，腹部 B 超示肝弥漫性病变，脂肪肝，脾稍大。正巧近来印老第三次来保德义诊带教，卒来诊治。患者症见腹胀、肋痛。舌质暗红有瘀斑苔白腻，脉弦细。

辨证：瘀血阻络，痰浊不化。

治法：活血化瘀，软坚散结。

处方：鳖甲饮加味。

柴胡 10g，赤芍 30g，当归 15g，丹参 30g，生牡蛎 30g（先煎），炙鳖甲 15g（先煎），青皮 10g，莪术 10g，广郁金 12g，茵陈 30g，佩兰 15g，玄参 15g，川贝母 10g，生山楂 30g。水煎服 30g 剂，每日 1 剂，分 2 次服。

9 月 12 日二诊：服药 30 余剂，患者无特殊不适，精神好，能正常上班。复查 B 超提示轻度脂肪肝。脾肋下未触及。经请示印老，上方加生薏苡仁 30g，继服 40 剂。

服药后，患者纳食香，睡眠佳，复查肝功正常，B 超示脾大小为正常高值。

【病例 2】

王某，男，49 岁，1988 年 9 月 2 日初诊。

病史：患者身体结实，能饮善食，右肋偶有不适，精神好，如是上班，全身基本无不适症状，今年秋季体检，B 超腹部检查示脂肪肝。舌淡苔薄白，脉沉弦。

辨证：肝郁脾虚湿困。

治法：舒肝醒脾化湿。

处方：柴胡 10g，赤芍 30g，当归 15g，丹参 30g，生牡蛎 30g（先煎），郁金 15g，川楝子 12g，白术 30g，茯苓 30g，生山楂 30g，生薏苡仁 30g，泽泻 30g。水煎服 7 剂。

9 月 10 日二诊：脉症同前，守方继服 7 剂。

【按】

病例 1，冯某，脂肪肝合并脾大，以脾大之邪实为主。治疗时不应因正虚而纯用补剂，以防痰瘀胶结更甚；也不可因邪实而攻伐太过，伤正气，与病无益。不可速决，只宜缓图。印老以鳖甲饮加味，合本病病机，且无伤正之弊。本方以活血化瘀、软坚散结之药为主，佐以行气利湿化痰为法，体现了印老辨证结合辨病，临床善于"抓主症"的独到经验。鳖甲饮加味为印老治疗脾大之常用方，临床实践有一定效果，但此病证一般治疗周期较长，需守方观察。

病例 2，本案方中前七味药为印老治肝病之常用药，后五味药主要取健脾利湿之功。印老认为，生山楂可以消肉食而降低血脂，故可用于治疗高脂血症及脂肪肝等病证。

八、病毒性肝炎

【病例 1】

杨某，女，47 岁，1991 年 9 月 4 日初诊。

病史：患者 2 月来耳鸣眼痒，纳差恶心，厌油腻，身体沉重，头重如裹，乏力倦怠，嗜睡背困，肝区胀闷不适，隐隐作痛。化验肝功正常。舌质淡苔黄腻，脉濡细。

辨证：湿热夹毒，气滞血瘀。

治法：清肝解毒，理气化滞。

处方：清肝解毒方加减。

柴胡 10g，当归 15g，丹参 30g，赤芍 30g，半夏 10g，黄芩 12g，茵陈 30g，川楝子 15g，郁金 15g，枳壳 10g，生薏苡仁 30g，藿香 10g，佩兰 15g，土茯苓 30g，白花蛇舌草 30g，金钱草 30g。5 剂，水煎服。

9 月 10 日二诊：上方服 5 剂，纳食尚可，四肢轻松，头清。湿热大减，仍宗清肝解毒之法。

柴胡 10g，赤芍 30g，当归 15g，地丁 30g，生牡蛎 60g（先煎），郁金 12g，川楝子 12g，桃仁 10g，蒲公英 30g，土茯苓 30g，虎杖 30g，丹参 30g。5 剂，水煎服。

9 月 15 日三诊：患者仍肝区胀闷不适，舌淡苔薄白，脉弦细，余无异常。印老继以疏肝理血法治之。

柴胡 10g，赤芍 30g，当归 30g，丹参 30g，生牡蛎 60g（先煎），郁金 12g，川楝子 12g，桃仁 10g，生薏苡仁 30g，红花 10g，降香 15g，苏木 10g，虎杖 15g，土茯苓 30g。5 剂，水煎服。

9 月 20 日四诊：患者食纳香，精神好，能正常上班。复查肝功及血尿常规均正常；B 超肝胆无异常。仍投以疏肝理血之法以调理善后。

柴胡 10g，赤芍 30g，当归 30g，丹参 30g，郁金 15g，白术 15g，川楝子 15g，郁金 15g，生牡蛎 60g（先煎），桃仁 10g，红花 10g，生薏苡仁 30g，菊花 12g，板蓝根 15g。水煎服 5 剂，诸症痊愈。

【病例 2】

高某，男，10 岁，1991 年 9 月 10 日初诊。

患儿父亲代诉病史：其患急性病毒性黄疸型肝炎已 28 天，偶有鼻衄，恶寒发热，两目巩膜黄染，面部色橘黄，纳差恶心，小便黄赤，舌淡苔薄黄，脉细数。化验肝功：麝香草酚浊度试验 11U，黄疸指数 8，谷丙转氨酶 80U/L。

辨证： 湿热夹毒，蕴蒸发黄。

治法： 清肝解毒，利湿退黄。

处方： 茵陈蒿汤合清肝解毒方。

茵陈 30g，栀子 8g，川军 3g，丹参 15g，赤芍 15g，当归 10g，郁金 8g，川楝子 8g，蒲公英 15g，川金钱草 30g，虎杖 15g，生薏苡仁 15g。5 剂，水煎服。

9 月 15 日二诊：上方服 5 剂后，患者食欲好转，黄疸消退，两手胀热、舌脉同前，继以前方出入。

柴胡 8g，赤芍 15g，当归 10g，丹参 15g，半夏 8g，黄芩 8g，生牡蛎 15g（先煎），板蓝根 12g，土茯苓 15g，虎杖 10g，蒲公英 10g，白花蛇舌草 10g，生薏苡仁 15g，茵陈 15g。5 剂，水煎服。

9 月 20 日三诊：上方服 5 剂，黄疸消退，肌肤正常，食纳味香，不挑食，舌淡苔薄白，脉弦数。仍按前法。

柴胡 8g，半夏 8g，黄芩 8g，丹参 15g，赤芍 15g，生牡蛎 15g（先煎），板蓝根 10g，生薏苡仁 15g，白术 10g，青木香 6g，虎杖 10g，土茯苓 12g。5 剂，水煎服。

服药后，诸症痊愈，配服参苓白术散固脾善后。

10 月 10 日患儿父亲专来门诊告知，小儿肝功化验一切正常，已回学校上课。

【按】

急性病毒性肝炎包括黄疸型和无黄疸型两种，黄疸型与中医的"阳黄"相似；而无黄疸型急性肝炎，从其发病和临床过程来看，属中医学"肝胆湿热""郁证""肝胃不和"等范围。病毒性肝炎致病的主要病因是湿热夹毒，邪毒留连。而肝失条达、气滞血瘀又是本病的基本病理变化。鉴于此，印老非常重视邪毒的清除，其自制经验方清肝解毒方，是治疗甲乙型肝炎的基础方，体现了印老"抓主症"的思想。

病例 1，患者杨某西医诊断为急性病毒性肝炎，印老辨证为湿热夹毒，以清肝解毒方化裁调治，方中柴胡、黄芩、郁金、川楝子、枳壳调畅肝气而解毒；茵陈、金钱草、土茯苓、白花蛇舌草清热利湿、抑制病毒；当归、丹参、赤芍、生牡蛎养血调肝、和血祛瘀，扩张肝脏血管、增强肝内血液循环和增加肝脏血流量，以起到改善肝脏营养，防止肝脏细胞损坏、变性和纤维组织增生的作用，防止肝病的发展；配生薏苡仁、藿香、佩兰、半夏醒脾利湿、和中解毒。全方紧扣病机，用药虽苦而无苦寒之弊，清利而无伤阴之虞。二诊时，患者湿热大减，故去醒脾利湿之剂，重在清肝解毒，佐以理血化滞。三诊时诸症除，唯肝区隐痛不适，主旨以疏肝理血调理而愈。

病例 2，患儿 10 岁，急性发病，化验检查肝功异常，黄疸指数等诸项均高于正常值。西医诊为急性病毒性黄疸型肝炎，中医辨证为湿热夹毒。患儿急黄，伴有恶寒发热，湿热较盛，瘀阻血脉，熏蒸肌肤，故见黄疸，肝功不正常。治疗时，除如病例 1 应用清肝解毒方外，重用了茵陈蒿汤以清热、利湿、退黄；又加金钱草增强了除湿退黄、清肝解毒的作用；郁金、川楝子配伍既可疏肝行气解郁、祛瘀止痛凉血，还可助茵陈蒿汤利胆退黄；配生薏苡仁、白术、青木香利湿健脾、固护正气，肝功正常后配服参苓白术散固脾善后，以增强肌体抗病力。

九、迁延性肝炎

【病例 1】

袁某，男，40 岁，1991 年 9 月 4 日初诊。

病史：有胃炎史，消化不良，纳差，胃脘下坠感。1988 年因感冒住院，经查发现肝功能异常，谷丙转氨酶增高，因无症状，未引起注意。后经北京某医院诊为迁延性肝炎。刻诊：恶心欲吐，厌油腻，肝区闷痛，眠差多梦，二便如常，舌苔黄腻，脉细数。

辨证：肝胆郁热，脾湿不化。

治法：疏肝理血，健脾利湿。

处方：清肝解毒方加减。

柴胡 10g，半夏 12g，黄芩 12g，赤芍 15g，白芍 15g，当归 30g，丹参 30g，郁金 15g，川楝子 15g，枳壳 10g，陈皮 10g，竹茹 12g，藿香 10g，佩兰 15g，生薏苡仁 30g。5 剂，水煎服。

9 月 9 日二诊：患者服药 5 剂，恶心厌油腻已不明显，纳食尚可，睡眠尚安，仍有肝区隐痛，舌苔薄黄，脉沉缓而涩。拟以疏肝理血法治之。

柴胡 10g，赤芍 30g，当归 30g，丹参 30g，生牡蛎 60g（先煎），郁金 12g，川楝子 12g，桃仁 12g，生薏苡仁 30g，茯苓 30g，红花 10g，苏木 10g，降香 15g，虎杖 30g。5 剂，水煎服。

9 月 15 日三诊：患者服药 5 剂，肝区隐痛缓解，舌脉同前，效不更方。

柴胡 10g，赤芍 30g，当归 15g，丹参 30g，生牡蛎 60g（先煎），郁金 12g，川楝子 12g，桃仁 10g，生薏苡仁 30g，蒲公英 30g，花粉 30g，降香 15g，红花 10g，蚤休 30g。水煎服 14 剂。

患者服药后，诸症消失，肝功化验正常，谷丙转氨酶 40U/L，已恢复正常。

【病例 2】

杨某，男，48 岁，1991 年 9 月 12 日初诊。

病史：患者慢性肝炎病史约 10 年，经中西药保肝治疗，病情稳定，无明显不适症状，肝功亦正常。今年 6 月以来，出现午后低热，纳食不馨，身倦乏力，腹胀，情绪急怒则腹胀增剧，叩之如鼓，得矢气则胀减。溲黄便稀，肝脾未触及，化验检查，谷丙转氨酶 200U/L 以上，其余正常。两肋胀闷，肝区隐痛。舌质淡有瘀斑苔薄白，脉弦涩。

辨证：肝郁血滞，毒热壅盛。

治法：疏肝散结，清肝解毒。

处方：疏肝散结方合清肝解毒方化裁。

柴胡 10g，当归 30g，赤芍 30g，丹参 30g，生牡蛎 60g（先煎），郁金 15g，川楝子 15g，红花 10g，花粉 30g，降香 10g，虎杖 30g，海浮石 15g，海藻 15g，昆布 15g，白花蛇舌草 30g。水煎服 7 剂。

9 月 19 日二诊：上方服 7 剂，腹胀减轻，纳食尚可，两肋稍感不适，精神体力增，大便恢复正常。继服上方 7 剂。

9 月 26 日三诊：家属诉患者服中药 14 剂症状基本消失，偶随情绪波动而感肝区不适，余如常人。印老仍守疏肝理血法，要求患者继续服药。

柴胡 10g，赤芍 15g，当归 15g，丹参 30g，生牡蛎 30g，川楝子 12g，郁金 12g，桃仁 10g，白花蛇舌草 30g，板蓝根 15g，黄精 12g，降香 12g，花粉 15g，红花 6g。水煎服 15 剂。

10 月 25 日复查：患者服药 30 余剂，全身诸症消失，化验肝功能均正常。

【病例 3】

李某，男，20 岁，1993 年 8 月 10 日初诊。

病史：患者肝炎病史 2 年，谷丙转氨酶反复增高，肝区隐痛不适，面色苍白，形瘦纳少，腹部痞满，倦怠，尿黄，查肝功能示谷丙转氨酶 160U/L，苔白腻，脉濡滑。本例为迁延性肝炎，反复发作，历经 2 年，经中西药治疗，未能获效。

辨证：脾虚湿困，郁热蕴湿。

治法：补中益气，醒脾利湿。

处方：四君子汤加味。

党参 15g，白术 15g，当归 15g，白芍 10g，茵陈 30g，栀子 10g，茯苓 30g，生薏苡仁 30g，丹参 30g，郁金 12g，川楝子 12g，青皮 10g，虎杖 10g，板蓝根 15g。5 剂，水煎服。

8 月 16 日二诊：患者服药 5 剂，脘腹痞满减轻，肝区疼痛缓解，食欲好转，二便如常。上方去虎杖，白芍更为赤芍 15g，继服 5 剂。

8 月 21 日三诊：患者上方服 5 剂，纳食香，精神好，偶因精神因素而感肝区隐痛。宜疏肝理血，佐以解毒。

柴胡 10g，半夏 10g，丹参 30g，赤芍 30g，当归 15g，川芎 6g，桃仁 10g，红花 10g，土茯苓 30g，山豆根 30g，郁金 12g，川楝子 12g，降香 10g，蚤休 18g。5 剂，水煎服。并嘱其每晚服参苓白术散 1 袋。

患者续服药 30 剂，9 月 22 日肝功能检查正常。

【按】

慢性迁延性肝炎多由于急性病毒性肝炎久治不愈、迁延复发而致，病程较长，病情错综复杂，临床表现很难以某一证型来概括，往往是两个或两个以上证型同时存在。所以在治疗过程中，应"观其脉证，随症治之"，需几个证型合参，"有是症用是药"。印老治疗迁延性肝炎，"狠抓一个'毒'字，不忘一个'湿'字"，以清肝解毒方为其基本方。

病例 1，袁某，感冒住院时发现肝功能异常，印老临证时，虽然参考西医化验结果，但是仍按中医基本理论辨证。此病属肝胆郁热、脾湿不化之证，治以疏肝理血、健脾利湿。方以清肝解毒方清肝解毒。生薏苡仁健脾利湿；藿香、竹茹、佩兰芳香化湿；郁金、川楝子、枳壳、陈皮疏肝理气、醒脾化湿，以增强解毒之力。二诊时，患者脾湿已退，肝区隐痛。故去藿香、佩兰、竹茹之属；重点疏肝理血，加用桃仁、苏木活血解毒；配合清肝解毒方清解肝毒。印老认为，湿热之邪胶固难化，缠绵不已，往往贯穿在慢性肝炎的全过程中，是导致本病难以骤愈的一个重要因素。若处理不当，又易耗气劫津、伤阳、瘀阻，变端百出。所以清除湿热是治疗本病的一个关键环节。但当注意两点：一为祛湿务尽，以防复患；二是利湿不能太过，以免伤阴。掌握分寸、中病即止，极为重要。

病例 2，杨某，慢性肝炎 10 年，主症低热、腹胀，因肝主疏泄不利，以致气机阻滞而作胀，治疗以疏肝散结为主。由于肝郁气滞则血行缓慢，瘀血凝聚或成癥块，阻塞血络而作痛。疼痛的性质为痛有定处，且为刺痛，法宜疏气活血、化瘀止痛。迁延性肝炎，多由病毒性肝炎治疗不当转化而来，所以治疗要念念不忘一个"毒"字，故本案施以疏肝散结、清肝解毒之法。方取疏肝散结方疏肝散结、清肝解毒，合清肝解毒方疏肝、清肝、解毒，以防迁延性肝炎发展为肝硬化，甚至肝癌。

病例 3，李某，为迁延性肝炎活动期，因治疗不当而未能获效。印老通过问诊，阅前医处方，得谷丙转氨酶高。前医者以肝阴伤而夹湿热图治，久用苦寒、滋阴之品，碍胃伤脾，气血两亏，湿重于热，遂用补中益气、醒脾利湿以图本，重用化湿之品，略佐清热以治标，调 2 月余，症状消失，体力恢复，谷丙转氨酶正常。可见，对于慢性肝炎或迁延性肝炎活动之肝病，当辨气虚、血虚、阴虚之别，湿热之邪亦应辨热重于湿与湿重于热之分，故临床中宜详审细察，不可一概而论。

印老还特别指出，肝病日久易及脾，致气血两亏，兼见郁热蕴湿，可以扶正养肝、化湿清热之法治之。当湿去热清，肝功恢复正常后，在疏肝理血的基础上，嘱患者每晚配服 1 袋参苓白术散，以固护脾胃，有助于病家康复。

十、胆囊炎

【病例】

赵某，女，38 岁，1991 年 9 月 3 日初诊。

病史： 患者右上腹疼痛彻背 7 天，时轻时重，间断发作，每于餐后或生气后加重，痛甚可见恶心、呕吐、厌油腻，苔黄厚，脉弦。查体：体温正常，巩膜无黄染。经 B 超及实验室检查后确诊为急性单纯性胆囊炎。

辨证： 肝郁气滞，湿热壅结。

治法： 疏肝利胆，行气止痛。

处方： 柴胡 15g，黄芩 12g，枳壳 10g，赤芍 15g，白芍 15g，川军 6g，茵陈 30g，郁金 12g，川金钱草 60g，蒲公英 30g，半夏 10g。5 剂，水煎服。

1991年9月9日二诊：患者疼痛缓解，大便稀，口苦咽干。原方加川楝子10g。5剂，水煎服。

1991年9月15日三诊：患者右上腹疼痛基本消失，仍口干苦，苔薄黄，脉弦。

柴胡30g，半夏10g，五味子10g，黄芩10g，枳壳10g，赤芍30g，川军5g，郁金15g，茵陈30g，蒲公英30g，川金钱草30g，虎杖30g。5剂，水煎服。

1991年9月21日四诊：患者服药15剂，右上腹疼痛消失，胃脘部自觉有水响声，苔白，脉弦。法以调理肝脾。

柴胡10g，半夏10g，黄芩10g，黄连6g，吴茱萸3g，防风10g，赤芍15g，白芍15g，陈皮10g，白术15g，茯苓15g，泽泻30g，生薏苡仁30g，冬瓜子30g，焦三仙各10g。水煎服5剂，以巩固疗效。

【按】

本案例为急性单纯性胆囊炎，虽为急性，但体温正常、疼痛亦缓，治取"抓主症"之大柴胡汤加味，方中首选柴胡、赤芍、白芍、郁金以疏肝利胆、理气止痛；次选川军、枳壳、黄芩、蒲公英、茵陈以通腑泄热、行气止痛；半夏和胃降逆；川金钱草、虎杖利胆清热、活血定痛。全方集疏肝以通、利胆以通、通腑以通、泄热以通、降逆以通为大法而获效。为了固护脾胃，最后以调理肝脾为法巩固疗效。

十一、胆囊息肉

【病例】

王某，女，60岁，1993年8月17日初诊。

病史： 患者3年来腰肋、背部、胃脘常有窜痛，腹胀、眠差，情志不调，舌淡苔黄腻，脉沉细，经腹部B超检查提示胆囊息肉。

辨证： 肝气郁结，积滞作痛。

治法： 理气解郁，消胀宽中。

处方：正气天香散加味。

香附 12g，干姜 6g，苏叶 10g，青皮 10g，陈皮 10g，乌药 10g，苍术 12g，川芎 12g，半夏 12g，枳壳 10g，砂仁 6g，夏枯草 15g，玳玳花 10g，佛手 10g，绿萼梅 6g。5 剂，水煎服。

【按】

胆囊息肉，中医没有与此完全相对应的独立病名。根据临床特征以肋痛为主症者，称肋痛；胃脘痞满为主症者，称痞满；胃脘疼痛为主症者，称胃脘痛或心胃痛；也有属痰瘀互结者，称癥积。

本案患者以腰肋、背、胃脘走串痛为主，故以舒肝解郁为治。正气天香散又名绀珠正气天香散，主治妇人诸气作痛、月经不调或腹中结块发则作痛。患者由于湿热遏阻中焦，致肝胆木火内郁而发生炎症，渐而形成息肉，故见腰肋、背、胃串痛。印老说"手下脉沉，必有气滞"，本案即属一例，故以理气解郁、消胀宽中之法治之。方中香附、青陈皮、乌药疏肝理气、消胀镇痛，对有情志不调，肝气郁结造成的胃痛、肋痛有效。凡是肝气郁结者，印老常选用夏枯草、绿萼梅、玳玳花、佛手开郁理气；砂仁、川芎、苍术、半夏取越鞠丸之意，意在开郁散结。

十二、胰腺功能不良

【病例】

岳某，男，36 岁，1991 年 9 月 4 日初诊。

病史：今年 6 月份出现腹部胀痛，西医诊治疑诊为"胰腺炎"。症见：寒热往来，胸肋苦满，纳呆，腹胀，脘腹郁闷，嗳气，腹泻，排气多。经省城某医院检查，血淀粉酶、尿淀粉酶、血常规、胸片、B 超均无异常，西医学认为"胰腺炎"证据不足，考虑为"胰腺功能不良"。刻诊：两肋疼痛，腹部不适，嗳气时作，纳食尚可，二便正常，口干不思饮水。舌红苔少，脉弦细。

辨证：太少合并，湿热不化。

治法：清胰通肠，和解少阳。

处方：大柴胡汤加味。

柴胡 10g，半夏 10g，黄芩 12g，枳壳 10g，赤芍 30g，川军 2g，青木香 12g，青蒿 15g，藿香 10g，佩兰 10g，茵陈 30g，金钱草 30g，鸡内金 15g，知母 12g。水煎服 7 剂。

9 月 12 日二诊：患者服药 7 剂，胸腹胀痛缓解、肋下疼痛已除，舌红少苔，脉弦细。

柴胡 10g，赤芍 30g，当归 15g，枳壳 12g，郁金 15g，香附 12g，青蒿 15g，桃仁 10g，川军 3g，蒲公英 30g，虎杖 30g，牡丹皮 10g，川楝子 12g。水煎服。

【按】

本例患者，西医考虑为"胰腺功能不良"，中医学辨证属太少合并、湿热不化。印老以大柴胡汤加味，清胰通肠、和解少阳，以内清热结。方中大量用赤芍配知母加强活血凉血、清胰通肠之力；青蒿、藿香、佩兰芳香化湿清虚热；重用茵陈、金钱草清胰利胆、退湿热；这与六腑以通为用、以降为顺相吻合。二诊时，在通下的基础上加强活血、解毒、清热之力，对病情更为有利。

十三、原发性肝癌

【病例】

赵某，女，67 岁，1993 年 8 月 16 日初诊。

病史：患者今年 5 月自觉上腹部不适，经市医院 CT、B 超等各项检查，诊为原发性肝癌。因家境困难，未施进一步治疗，仅行中西医对症治疗。刻诊：右肋胀痛，肋下癥块、胸闷不舒，生气后加重，纳呆腹胀，形体消瘦，舌边有齿痕、紫斑，苔薄白，脉沉而弦。

辨证：肝郁气滞，瘀血癥积。

治法：疏肝理气，化瘀消癥。

处方：化瘀通气方加味。

柴胡 10g，枳壳 10g，赤芍 15g，白芍 15g，当归 15g，生香附 10g，川芎 6g，郁金 12g，三棱 6g，莪术 6g，甘草 6g，生牡蛎 50g（先煎），鳖甲 30g（先煎），土鳖虫 10g，醋元胡 10g，九香虫 6g，紫菀 10g，桔梗 10g。水煎服 10 剂。

10 月 20 日二诊：上方服药 60 余剂，患者食纳尚可，右肋胀痛减轻。印老嘱上方加桃仁 10g，红花 10g，川楝子 10g，丹参 30g；去三棱、莪术、九香虫、枳壳、川芎。继服 30 余剂，病情稳定。

次年 8 月随访，患者病情平稳，生活质量较好。

【按】

该患者肝病日久，瘀血内成，血结于肝，致气滞不行。瘀血为本，气滞为标。气滞则肋胀痛，此气滞并非出自肠胃，故其胀痛不以饥饱为增减，即食前也有腹胀之感；患者以气滞为主，水湿尚不明显，故苔非厚腻、脉弦。印老治以疏肝理气、化瘀消癥之法以软坚散结、开利三焦。化瘀通气方为印老治疗肝性腹胀的自制经验方。方中以柴胡、当归、赤芍、白芍、郁金、川楝子、川芎、三棱、莪术疏肝理血；桔梗、紫菀开肺气、利三焦，以开气道、消腹胀；生牡蛎、鳖甲软坚消肿；土鳖虫、九香虫化久瘀而消积块；生香附理气；醋元胡止痛。诸药合用，共收标本同治之效。方中病机，故患者服药百余剂，病情稳定。存活 3 年，因脑溢血而病故。

三焦者，原气之别使也，主通行三气，有主持诸气、总司全身气机和气化的功能，而三焦功能的正常运行有赖于肺的宣发肃降。故针对气鼓之血瘀气滞，在治肝治血的基础上从治肺和三焦入手，以紫菀、桔梗开宣肺气，通利三焦，提壶揭盖，治疗肝性腹胀临床用之多效。

印老认为，肝癌患者如能直面现实，树立战胜病魔的信心，配合医生，积极治疗，保持良好心态，养成好的生活规律，避免长期疲劳，注意休息，以保养肝气，饮食以清淡、富有营养为主，不吃发霉食物，禁酒，少食腌制食品，则可使肝气条达，肾精充沛，脾胃健旺，可控制疾病发展的速度。

第三章　食管胃肠病证

一、慢性胃炎

【病例1】

王某，女，40岁，1993年8月2日初诊。

病史： 患者胃脘痛6年，近2月加重，无论饥饱均感不适。胃镜检查诊断：慢性浅表性胃炎。现症见：胃脘嘈杂灼热，多食尤甚，嗳气不泛酸，舌质红苔薄黄，脉弦细。

辨证： 热郁气滞，胃失和降。

治法： 健脾疏肝，苦降宣通。

处方： 小柴胡汤加减。

柴胡10g，半夏10g，黄芩10g，竹茹12g，陈皮12g，蒲公英30g，生姜6g，龙胆2g，大黄1g，元胡10g。水煎服7剂。

1993年8月10日二诊：经治后，胃脘痛、嘈杂明显减轻，纳食增加，嗳气不多，大便偏干，苔薄黄中剥，原方继效，续同前法，原方加火麻仁30g。水煎服7剂。

1993年8月18日三诊：连服上药，诸症皆减，胃纳亦增，大便质软，日解一次，仍宗前法：柴胡10g，半夏10g，黄芩12g，竹茹12g，陈皮12g，生姜6g，龙胆2g，大黄1g。水煎服7剂，症情基本消失。

【病例2】

李某，女，30岁，1991年9月1日初诊。

病史： 患者胃痛 5 年，经常胃脘胀满痞塞，近由情志郁怒而加重。现症见：胃中灼热似痛，似饥不欲食，口干不欲饮，舌辣似痛，大便干燥，2～3 日一行，倦怠乏力，纳呆，消瘦。舌质红少津，龟裂无苔，脉沉细略弦。胃镜检查：慢性萎缩性胃炎。

辨证： 中虚火郁，阴亏胃热。

治法： 养阴益胃，清中消痞。

处方： 益胃汤加减。

生地黄 15g，白芍 30g，黄精 12g，玉竹 10g，花粉 30g，沙参 15g，川贝母 10g，蜂蜜 30g（分冲），甘草 10g，乌梅 10g，丹参 15g，玫瑰花 9g，黄连 3g。水煎服。

1991 年 9 月 11 日二诊：患者服药 10 剂，灼热缓解，大便通畅，口干舌辣均减，食欲略增，仍守养阴益胃法。

沙参 15g，玉竹 10g，花粉 30g，生地黄 15g，焦山楂 30g，白芍 30g，黄精 12g，乌梅 10g，芦根 30g，玫瑰花 9g，蜂蜜 30g（分冲），佛手 15g，生甘草 6g。水煎服 10 剂。

1991 年 9 月 21 日三诊：患者脘痛灼热痞胀等症均止，舌苔新生，仍守前法，益胃养阴。

沙参 15g，石斛 15g，黄精 30g，玉竹 10g，川贝母 10g，白芍 15g，丹参 15g，芦根 30g，谷芽 30g，麦芽 30g，枇杷叶 10g，蜂蜜 30g（分冲）。水煎服 5 剂，临床症状消失。

【病例 3】

张某，男，45 岁，1991 年 9 月 5 日初诊。

病史： 患者胃痛 10 余年，畏寒喜温，胃脘压痛明显。现症见：体质瘦弱，倦怠乏力，胃脘胀痛，喜热饮食，舌质淡苔薄白，脉虚细。胃镜检查：浅表性胃炎。

辨证： 脾胃虚寒，气滞胃痛。

治法： 健脾和中，散寒止痛。

处方： 六君子汤加味。

党参 15g，白术 12g，茯苓 15g，炙甘草 10g，半夏 10g，陈皮 10g，草

豆蔻 10g，炙乌梅 15g，吴茱萸 3g，炒川椒 2g，焦三仙各 10g，灶心土 120g（煎汤代水）。共 5 剂。

1991 年 9 月 11 日二诊：患者服药 5 剂，胃脘胀闷，压痛明显缓解，效不更方，继服上方 5 剂。

1991 年 9 月 16 日三诊：患者胃脘痛基本控制，仍感身倦乏力，食后腹胀，继以益气健脾、温中和胃之法治之。

党参 15g，白术 10g，茯苓 15g，陈皮 10g，半夏 10g，木香 6g，砂仁 10g，炙乌梅 15g，炒川椒 2g，木瓜 12g，厚朴 10g，干姜 10g，焦三仙各 12g。5 剂，水煎服。患者此方前后共服 30 剂，精神饮食好，大便正常，诸症消失，面色红润，体重增加，复查胃镜并行胃黏膜活检，示胃黏膜轻度浅表性炎症。1 年后随访，其身体健康，生活工作正常。

【按】

慢性胃炎根据不同的临床表现，可归属于中医学不同的病证。胃脘痞满者，属痞满；胃脘疼痛者，属胃脘痛或心痛；泛吐酸水者，属吐酸；脘中饥嘈或作或止者，属嘈杂。

病例 1，王某，慢性浅表性胃炎，证属热郁气滞、胃失和降，印老以小柴胡汤加减。方中柴胡、半夏、黄芩疏肝理气止痛；元胡理气活血止痛；竹茹性味甘寒，善清胃热，止呕哕；蒲公英甘苦而寒、清热解毒，为清胃之要药；生姜和胃降逆；陈皮和胃化痰，其中姜、夏与黄芩配伍寓辛开苦降之意；方中龙胆、大黄用量极小却至关重要，既可健胃助消化，又能协助蒲公英、黄芩清泄胃热，全方配伍尤能明显改善痛、胀、嘈、热等临床症候。

病例 2，李某，慢性萎缩性胃炎，证属中虚火郁、胃阴不足。印教授以益胃汤加减，本方虽源于叶天士的益胃汤，但去麦冬之腻，更增白芍之量以柔肝平肝；沙参、焦山楂一补一消，益阴健脾；川贝母、黄连舒肺达胃、清中消痞；玉竹、花粉、生地黄甘凉濡润、滋胃养阴；白芍、甘草、乌梅酸甘化阴；黄精、沙参、玉竹益胃滋阴，一敛一滋，两济其阴；伍丹参养血活血，寓补于消以和胃通络；少佐理气而不伤正之玫瑰花，助胃运药且能防单纯阴柔呆滞之弊，大队滋阴药中伍入玫瑰花、丹参和血畅血、有瘀能化、无瘀防生，寓"治未病"之意；后以麦芽补脾、谷芽入胃，麦芽主升，谷芽主降，能使脾胃和合，升降有序。全方甘淡味薄，清虚灵达，滋而不腻，清而不泄，配方严谨，故疗效显著。

病例 3，张某，证属脾胃虚寒、气滞胃痛，胃镜检查示浅表性胃炎，印教授以健脾和中、散寒止痛法治疗，予六君子汤加味。方中党参、白术、茯苓、炙甘草健脾益气；陈皮、半夏理气和胃；草豆蔻、吴茱萸、炒川椒温中和胃、助脾运化；炙乌梅味酸，敛液生津；焦三仙性味平和，禀天地生发之气，开发脾胃而无升腾伤阴之弊。印老以伏龙肝煎汤取清汁代水煎药，加强温脾土、散寒止痛之效。患者服药 20 剂，胃脘痛消失；继服 10 剂，诸症告愈。

二、胆汁反流性胃炎

【病例】

李某，女，45 岁，1993 年 8 月 27 日初诊。

病史：患者胃痛、胃脘胀满、嘈杂痞闷、食后胃脘作胀，伴有嗳气、泛酸。半月前经胃镜检查：幽门开合欠佳，胃窦部黏膜粗糙、充血、散在小出血点、水肿明显，胆汁反流较多，十二指肠黏膜充血。口干，舌质红苔薄黄中剥脱。

辨证：肝胃不和，火郁化热伤阴，胃气失降。

治法：养阴柔肝，降气和胃。

处方：印氏健胃制酸方加味。

吴茱萸 6g，黄连 6g，柴胡 10g，半夏 10g，黄芩 10g，枳壳 10g，陈皮 10g，旋覆花 10g（包），延胡索 10g，苏梗 30g，煅瓦楞 30g，白芍 30g，竹茹 12g，沙参 15g。水煎服 7 剂，每日 1 剂。

1993 年 9 月 1 日二诊：患者胃脘痛减轻，嘈杂痞满吐酸亦瘥，时有脘胀嗳气，大便不爽，2 日一行。此肝胃初和，胃阴未复，仍以养阴柔肝为主，兼以通腑泻浊。

沙参 15g，神曲 15g，白芍 15g，石斛 10g，川楝子 10g，槟榔子 10g，槟榔皮 10g，竹茹 10g，枳壳 10g，大黄 6g，煅瓦楞 30g，黄连 6g，吴茱萸

6g。水煎服 7 剂。

1993 年 9 月 9 日三诊：胀满已停，腑气亦通，再以上方加诃子 10g。水煎服 5 剂，以善其后。

【按】

胆汁反流性胃炎，临床表现虽然各不相同，但均由脾胃气机升降失调所致。究其升降失常之因，除脾胃失调外，与肝胆关系密切。本例以食后胃脘作胀、嘈杂痞满、嗳气、泛酸、舌质红苔薄黄中剥脱为主症，系肝气犯胃，导致胃气失降而胆汁得以反流，上逆为病。肝木之横逆为因，胃气失降为果，肝体阴而用阳，肝火伤阴，此时不可单用疏肝理气，辛香耗阴之品，而应酸甘凉润，柔肝养胃，健胃制酸。故印教授投以"抓主症"之健胃制酸方加味。一则健胃制酸，疏肝理气止痛；二则甘平濡润，清热养阴和胃；三则缓急止痛。全方疏不伤阴，滋不碍胃，敛不恋邪。二诊时加降气润肠之槟榔子、槟榔皮、大黄，此所谓"胃气以降为和，阳明以通为用"之意。

三、萎缩性胃炎

【病例】

张某，男，45 岁，1991 年 9 月 5 日初诊。

病史：患者患萎缩性胃炎多年，经常胃脘隐痛，形体羸瘦，纳少便溏。现症见：脘腹灼痛，嗳气反酸，餐后脘胀，得按摩温暖后减轻，神疲倦怠，肢软无力，舌红少苔，脉沉细无力。

辨证：胃阴不足，脾阳虚弱。

治法：健脾温胃，制酸止呕。

处方：参苓白术散加味。

太子参 30g，白术 12g，茯苓 30g，山药 15g，白扁豆 15g，陈皮 10g，半夏 10g，砂仁 10g，炙乌梅 15g，炙甘草 10g，吴茱萸 3g，炒川椒 2g，煅瓦楞 30g，降香 10g。水煎服 7 剂。

1991 年 9 月 13 日二诊：患者服药后食欲转旺，大便成形，但脘腹胀痛依然，舌苔薄白，脉稍有力，嗳气反酸缓解，守方再进 7 剂。

1991 年 9 月 20 日三诊：患者脘腹灼痛缓解，嗳气吞酸消除，食纳如常，原方增入健脾补虚、充养胃阴之品。

太子参 30g，沙参 15g，白术 15g，白扁豆 15g，陈皮 10g，茯苓 30g，炙乌梅 15g，降香 10g，诃子 12g，白及 10g，生甘草 10g，蜂蜜 30g（冲服），石斛 15g，黄精 15g。水煎服 7 剂。

患者服药 30 余剂，形体渐丰，精神亦振，舌转淡红，仍以原方出入善后，以巩固疗效。

【按】

本例患者脾胃虚弱，饮食不消，纳少便溏，脘腹灼痛，神疲倦怠，方取参苓白术散加减，健脾温胃。方中太子参、茯苓、白术、炙甘草甘温益气、健脾益胃；山药、白扁豆、半夏、砂仁、陈皮补脾和胃、理气温中；炙乌梅养护胃阴；吴茱萸、炒川椒、煅瓦楞、降香温中散寒、健胃制酸。各药合用以补其虚，行其滞，除其湿，调其气，温其胃，制其酸，则诸症皆除，萎缩性胃炎得以治愈。

四、浅表性胃炎

【病例 1】

张某，男，38 岁，1997 年 9 月 15 日初诊。

病史：患者反复胃脘痛胀 5 年，今随我赴京求印老诊治。刻诊：胃痛，胀满，嗳气少，但不反酸，饮食尚可，遇冷胃痛加重，大便如常，舌苔薄黄，脉细涩。胃镜提示浅表性胃炎。

辨证：脾胃虚寒，气滞中满。

治法：行气温中，下气除满。

处方：厚朴温中汤加味。

厚朴 12g，青皮 10g，陈皮 10g，茯苓 12g，良姜 10g，草豆蔻 10g，草果 10g，广木香 6g，砂仁 10g，枳壳 10g，槟榔 10g，赤芍 30g，生薏苡仁

30g，木瓜 15g，苏叶 10g，7 剂，水煎服。

9 月 25 日二诊：患者服上方 7 剂，胃胀痛缓解，电话请示印老说明用药后情况。印老嘱原方加肉桂 6g，温阳纳气，再进 5 剂。

【病例 2】

王某，女，35 岁，1993 年 8 月 2 日初诊。

病史：胃脘疼痛 1 周，近因情场不遂，肝胃不和，经常胃脘疼痛，伴有烧心、吐酸、嗳气、四末冰凉、大便溏薄，日行 2 次，胃脘压痛明显，舌红苔薄黄，脉弦细。胃镜检查：浅表性胃炎。

辨证：肝胃不和。

治法：泻肝和胃。

处方：戊己丸加味。

黄连 6g，吴茱萸 6g，煅瓦楞 30g，煅牡蛎 30g，赤芍 30g，白术 10g，陈皮 10g，防风 10g，白芍 30g。5 剂，水煎服。

9 月 8 日二诊：患者服药后吐酸减少，大便较规律，胸肋苦满，舌质淡苔白，脉弦细。上方加柴胡 10g，半夏 10g，黄芩 10g。5 剂，水煎服。

9 月 23 日三诊：患者用药后诸症悉减，胃痛明显缓解，烧心、反酸、嗳气均消失，再以下方调理，巩固疗效。

柴胡 10g，半夏 10g，黄芩 10g，黄连 3g，吴茱萸 6g，防风 10g，陈皮 10g，赤芍 15g，白芍 15g，白术 15g，茯苓 15g，生薏苡仁 30g，焦三仙各 12g。5 剂，水煎服。

【按】

浅表性胃炎是临床常见病证之一。胃脘痛从临床观察，虽有虚实和寒热之分，然而脾胃属土，湿润为常，非火不生，非暖不化，所以最畏寒而喜温。临证胃寒者十居八九。而胃病多有痛象，通之则痛止，而通药多辛温，因此治胃病宜用辛温，不宜妄用寒凉。

病例 1，张某，胃脘痛 5 年，每遇冷加重，胃镜提示浅表性胃炎，证属脾胃虚寒、气滞中满，印老以厚朴温中汤加味治疗。厚朴温中汤出自李东垣《内外伤辨惑论》治"脾胃虚寒，心腹胀满，及秋冬客寒犯胃，时作疼痛"。

厚朴温中除满，凡人之气得寒则凝而行迟，故以广木香、草豆蔻之芳香辛热，入脾脏以行诸气；脾恶湿，故用陈皮以燥之，茯苓以渗之。以上诸药皆入脾胃以温中除满。方中加入砂仁、苏叶增强青皮、陈皮、广木香行气之功；槟榔、枳壳助厚朴行气除满；赤芍理血止痛；生薏苡仁、木瓜缓急舒挛止痛。全方合用以温中除胀、健胃止痛。

病例 2，王某，证属肝胃不和之胃痛，印老立法泻肝和胃，取戊己丸加味。《太平惠民和剂局方》之戊己丸（黄连、吴茱萸、白芍）具有泻肝火、和脾胃之作用，印老之戊己丸加味方，在原方的基础上加赤药、煅瓦楞而成，为治疗腹痛、腹泻及胃痛，伴胃酸过多的经验方。本案中赤白芍并用，止痛利小便以泻肝火；煅瓦楞性味咸平，有消痰化瘀、制酸止痛之功；陈皮、白术、防风为痛泻要方，功能舒肝健脾、祛湿止泻；二诊加柴胡、黄芩、半夏以舒肝和胃，加强祛邪扶正而用之；茯苓、生薏苡仁健脾利湿，使肝脾调和而胃痛止。

印老经验，凡治疗肝脾不调，一般用痛泻要方就很有效；但如有吐酸、烧心、嘈杂之肝经郁火之象，所谓"肝经郁火吐吞酸"，即可用戊己丸加味治疗，效果良好。

五、十二指肠壅积症

【病例】

陈某，男，50 岁，1988 年 9 月 5 日初诊。

胃脘近心窝处常感疼痛和饱胀，脘中饥嘈、反酸，多在进食后发生恶心、呕吐胆汁样物，吐后即舒，空腹胃脘有烧灼感，喜甜饮食，大便干结。素以吗丁啉、奥美拉唑为治，病情稳定。经检查诊为十二指肠壅积症，伴轻度溃疡，舌质红薄白苔，脉弦。

辨证：胃阴不足，寒温失调。

治法：敛溃生肌，制酸止痛。

处方：消溃汤加味。

诃子 15g，白及 15g，生甘草 12g，海螵蛸 30g，煅瓦楞 30g，石斛 15g，煅牡蛎 30g，白芍 15g，制香附 10g，蜂蜜 30g（分冲）。水煎服 5 剂，每日 1 剂，分 2 次服。

9 月 10 日二诊：胃脘痛缓解，上方加蒲公英 15g。5 剂，水煎服。

9 月 16 日三诊：胃脘疼痛已止，脘中嘈杂、反酸、恶心、呕吐未再发生，大便稀软适中。继服 5 剂，诸症消失。

【按】

十二指肠壅积症是指各种原因引起的十二指肠阻塞，以致十二指肠阻塞部位的近端扩张，食糜壅积而产生的临床综合征。主要表现为腹部疼痛和饱胀症状，多在进食过程中或进食后发生恶心、呕吐胆汁样物，有时因上腹饱胀而自行设法呕吐以缓解症状。

本案患者陈某胃脘胀痛、反酸、胃脘灼热感多在进食过程中或进食后发生，恶心、呕吐胆汁样物，此症呈周期性反复发作，常伴有便秘等体征。舌红少苔，证属胃阴不足、寒温失调。本方药味虽少，但配伍得当。诃子味苦酸涩，白及甘苦，药性黏涩，两药合用敛溃生肌，促使溃疡愈合；海螵蛸、煅牡蛎、煅瓦楞收敛止血，且能制酸止痛，对胃脘痛伴吞酸、嗳气者颇有功效；蜂蜜、生甘草甘缓调中，相辅可用；白芍、生甘草酸甘化阴、缓急止痛，与理气之制香附相伍，既疏肝气，又缓肝急，一散一收，相辅相成，切中治肝要旨，故收效甚捷。由于患者寒热错杂，故加性偏寒凉的蒲公英，与属温性的香附，寒温并用而专理气血；石斛甘寒，益胃生津、养阴清热，因而服药 15 剂而痊愈。

六、胃下垂

【病例 1】

柳某，女，34 岁，1991 年 9 月 2 日初诊。

病史：患胃下垂 4 年，形体消瘦。X 线检查示胃体已坠入盆腔。现症见：食谷不香，嗳气吐酸，肋下有水流声，食后脐部胀满，气短，大便偏干，舌白，脉虚细无力。

辨证：脾气下陷。

治法：升降脾胃。

处方：补中益气加枳实方。

黄芪 30g，党参 30g，白术 12g，陈皮 10g，升麻 6g，柴胡 10g，当归 15g，煅瓦楞 30g（先煎），炙甘草 6g，枳实 30g，海螵蛸 15g，生姜 9g，大枣 5 枚。水煎服 30 剂。

1991 年 10 月 3 日二诊：患者服药后无不良反应，嗳气吐酸已消失。故减去煅瓦楞、海螵蛸；加黄芪为 50g，当归为 30g。水煎服 20 剂。

1991 年 10 月 25 日三诊：患者共服药 50 剂，症状基本消失，食欲增加。X 线检查：胃体上升，但未达正常位置。继以上方制丸药继服 2 个月。

患者用药后体重日增，睡眠好，复查胃体已恢复正常位置，脾升胃降，功能正常。

【按】

患者纳少腹胀、嗳气吐酸，这是脾胃虚弱的表现，土不生金，肺失所养则乏力气短；食后脐部胀满，是由于胃已下垂，胃体下移所致；胃体下垂，三焦水道的定位有所改变，水停不化，故出现肋腹有水流声；胃体下移，影响其纳谷和运化功能，故形体消瘦。法以升降脾胃，取补中益气汤升阳举陷、补益中焦脾土。枳实破气消痞，亦可增强平滑肌张力，以大剂量用之于补中益气汤中，对于胃下垂者可起升阳举陷之作用。这是印老"抓主症"思想之体现。凡遇胃下垂病人，一般连服此方 50 剂以上，多可获效。

【病例 2】

徐氏，女，45 岁，1988 年 9 月 5 日初诊。

病史：胃下垂合并脱肛已 5 年。X 线照片示胃体已陷入盆腔。患者食少便干，每次大便肛体脱出，总以深吸气、手指顶托方可进入肛门，并伴有嗳气吞酸，肋下在转侧时有震水声，纳少腹胀，食后腹部及脐下胀满，少苔脉细。

辨证：中气下陷，脾胃虚弱。

治法：补中益气，升提脾胃。

处方： 补中益气加枳实方。

黄芪 60g，党参 15g，白术 12g，升麻 6g，柴胡 6g，甘草 10g，当归 15g，枳实 30g，陈皮 10g。水煎服，每日 1 剂。

印老嘱患者说："脏器下垂者，不是朝夕所能见效。补中益气加枳实方要坚持服 50 余剂才可获效。"

11 月 25 日二诊：患者服中药 2 月后，症状基本消退，但 X 线示胃体上升未达正常位置。若过度疲劳或久居湿地，则脱肛复现。经电话请示印老，指示："加入补益肾经之药，对多脏器下垂有治疗作用。"

黄芪 60g，党参 15g，升麻 6g，柴胡 9g，白术 30g，陈皮 10g，当归 10g，枳实 30g，鹿角霜 15g（先煎），菟丝子 15g，炙甘草 10g。日服 1 剂，分 2 次服，每餐后 2 小时服药，连服 1 个月。

用药后，患者体质日增，精神食欲转佳，半年后胃下垂诸症完全恢复正常。

【按】

补中益气加枳实方是印老用于胃下垂的经验方，具有补中益气、升阳举陷之功。内脏下垂为肌肉组织松弛所致，故用有收缩平滑肌作用的枳实治疗。胃，降则和；脾，升则健。印老认为，治脾之方不失升运，治胃之方不离通降。补中益气汤加大量枳实，使气机升降有因，升中有降，降中寓升，如此脾胃和调、中阳健运，脏器升举有力，故下垂诸症可愈。

根据印老经验，临床中凡遇胃下垂病人，可用补中益气汤加枳实方调治，效果明显。另外，此方也可广泛用于治疗子宫脱垂、脱肛、尿失禁、低血压属气虚下陷者，均有良效。治疗后期加补肾之品，还可用于治疗多脏器下垂之病证。

七、胃溃疡

【病例 1】

韩某，女，41 岁，1991 年 9 月 10 日初诊。

病史： 十二指肠球部溃疡 2 年，今年 2 月以来胃脘疼痛加重。现症见：

胃痛喜暖喜按，脘腹痞满，身体消瘦，精神不振，乏力纳差，二便尚调，面色晦暗。舌苔白腻，脉沉细。

辨证：中焦虚寒，气滞痰饮。

治法：温胃散寒，理气化饮。

处方：正气天香散合平胃散加味。

生香附 12g，干姜 10g，苏叶 10g，青皮 10g，陈皮 10g，乌药 10g，半夏 10g，厚朴 10g，茯苓 15g，川芎 12g，苍术 12g，砂仁 6g，玳玳花 10g，炒莱菔子 15g。5 剂，水煎服。

1991 年 9 月 15 日二诊：患者上药进 5 剂，胃脘痛缓解，精神好转，仍感胃部堵闷，但已无胀感，加焦槟榔 10g。5 剂，水煎服。

1991 年 9 月 21 日三诊：患者胃已不痛，去川芎，加生薏苡仁 30g。5 剂，水煎服。

【病例 2】

贺某，女，33 岁，1991 年 9 月 9 日初诊。

病史：肝胃不和，胃脘灼痛。现症见：胃痛，烧心，呃逆，胃酸多，口干苦，大便干，苔少脉弦，胃镜检查，诊为十二指肠球部溃疡。

辨证：肝胃不和，胃热灼痛。

治法：疏肝理气，健胃制酸。

处方：印氏健胃制酸方。

柴胡 10g，半夏 10g，黄芩 10g，枳壳 10g，赤芍 30g，大黄 5g，煅瓦楞 30g（先煎），吴茱萸 3g，黄连 6g，陈皮 10g，竹茹 12g，诃子 12g，白及 10g，生甘草 10g，蜂蜜 30g（冲服），生姜 6g，大枣 5 枚。5 剂，水煎服。

1991 年 9 月 14 日二诊：患者胃痛减轻，少吐酸水，喜酸甜食，守方再进 5 剂。

1991 年 9 月 19 日三诊：患者常饭前隐痛，口干，舌红少苔，脉细。

诃子 12g，白及 10g，生甘草 10g，蜂蜜 30g（冲服），赤芍 15g，白芍 15g，当归 15g，川楝子 12g，沙参 15g，麦冬 12g，生薏苡仁 30g，冬瓜子 30g（打），五味子 10g。5 剂，水煎服。

1991 年 9 月 24 日四诊：胃痛诸症消失，苔薄白，脉细。

诃子 12g, 白及 10g, 生甘草 10g, 蜂蜜 30g（分冲服）, 赤芍 15g, 白芍 15g, 当归 15g, 丹参 30, 黄连 6g, 沙参 15g, 麦冬 12g, 降香 10g。水煎服 5 剂, 以巩固疗效。

【按】

病例 1, 韩某, 胃痛喜温喜按, 痞满胀闷, 舌淡苔白滑腻, 脉沉细, 均为中焦虚寒, 痰饮内阻所致, 证属本虚标实之候, 宗《金匮要略》"病痰饮者, 当以温药和之"之法, 故以正气天香散合平胃散加味。方中生香附开郁散气; 川芎为血中气药, 行气活血; 苍术燥湿运脾; 乌药辛开温通, 长于行气散寒止痛; 厚朴擅破脘腹内留之滞, 以消胀除满; 陈皮、青皮伍用, 增强芳香化浊、理气宽中、开胃止痛之力; 砂仁长于化湿健脾、通达三焦; 半夏燥湿化痰、消痞散结; 干姜温中散寒、温化寒饮; 茯苓健脾燥湿; 苏叶发表散寒、行气宽中; 莱菔子消食行滞、祛痰降气、和中止痛; 玫瑰花甘香微苦, 理气和胃。全方配伍, 共奏理气和胃、散寒化饮、消胀止痛之功。

病例 2, 贺某, 证属少阳郁热所致, 邪热入于少阳经脉, 经气不利, 循经上犯则口苦, 火性上炎, 津液被灼, 胆热犯胃, 胃失和降, 故见胃脘灼痛、吐酸、呃逆、烧心, 治以和解为法。方中柴胡轻清外散、和解少阳; 黄芩清少阳之郁热; 半夏和胃降逆、散结消痞; 生姜、大枣和胃止呕; 生甘草扶正祛邪, 使上焦得通, 津液得下, 胃气得和; 黄连、吴茱萸泻火、舒肝、和胃止痛, 配合煅瓦楞以健胃制酸; 诃子、白及收敛消肿, 直接作用十二指肠溃疡面的修复愈合; 陈皮、枳壳理气宽中; 赤芍活血止痛; 大黄清热泻火, 加强了黄芩、黄连清热和胃之功; 竹茹清热除烦; 蜂蜜润肠通便, 补中润肺。三诊时, 胃痛泛酸已止, 大有胃阴不足之势, 故去左金丸（吴茱萸、黄连）及煅瓦楞, 加入滋阴益气之剂而病除。

八、胃肠功能紊乱

【病例】

霍某, 男, 35 岁, 1993 年 8 月 16 日初诊。

病史：患者喜食肥甘厚味，喜饮酒，体型肥胖，脘腹胀满，口淡纳少，时有呕恶，嗜睡困倦，大便黏滞不爽，小便浑浊，舌苔白腻而厚，脉濡缓。

辨证：湿困脾胃，气机阻滞。

治法：燥湿运脾，行气和胃。

处方：平胃散加味。

苍术 15g，厚朴 10g，陈皮 12g，茯苓 30g，半夏 10g，泽泻 30g，木香 10g，砂仁 10g，生薏苡仁 30g，莱菔子 15g，草果 12g，甘草 6g，白术 15g。5 剂，水煎服。

8 月 21 日二诊：患者服上方 5 剂，脘腹胀满之感消失，头晕嗜睡已除，唯口淡食少、大便溏薄。苔薄白，脉缓。仍守上法，巩固疗效。

陈皮 15g，半夏 12g，茯苓 15g，甘草 10g，木香 10g，降香 15g，砂仁 10g，苍术 12g，白术 10g，泽泻 30g，煨肉豆蔻 12g，赤石脂 15g，禹余粮 15g，生薏苡仁 30g。水煎服 5 剂而愈。

【按】

本案患者属脾胃不和，湿阻中焦胃肠，而成湿困脾胃、气机阻滞。由于湿滞中焦，脾阳不适，故治以燥湿运脾为主，兼以行气和胃，以祛其湿滞，理其脾胃，使中焦健运而脘腹胀满消除。方以平胃散为主方，重用苍术、白术以增强燥湿运脾之力；辅以二陈汤燥湿化痰、理气和中；湿与痰同类，均为湿困脾阳而致，患者饮食不节，嗜食肥甘饮酒，损伤脾胃，以致中阳不适，脾不能为胃行其津液，湿困中焦，阻滞气机，则脘腹胀满，故配以厚朴燥湿行气、导滞除满；砂仁芳香化浊、燥湿醒脾、辛散温通；生薏苡仁功专渗湿健脾，配茯苓增强渗湿健脾之功；木香芳香浓烈，芳香化湿，辛散苦降，尤以善行脾胃滞气，长于消肿止痛，配伍白术专主脾胃经，长于补脾气、升脾阳、燥湿利水，二味伍用，升清降浊，健脾利湿功著而脘腹胀满诸症得解；配莱菔子、草果可增强醒脾消胀、理气除满之功。二诊时脘腹胀满消除，唯口淡、便溏，故在原方的基础上加入煨肉豆蔻、赤石脂、禹余粮，增强了收涩止泻的功效。印老认为，湿为阴邪，其性黏腻重浊，最能阻滞气机，脾喜燥而恶湿，湿困脾胃，诸症由生。全方燥湿运脾，气机调畅，胃肠功能复健而脘腹胀满得消，诸症自愈。

九、胃酸过多性胃痛

【病例】

李某，男，34 岁，1988 年 9 月 6 日初诊。

病史： 3 个月来，患者胃脘痛且有烧灼感，反酸，或胃中嘈杂，进酸苦甘食物后尤甚，伴有心烦易怒、口苦便干、舌红苔黄脉弦数。

辨证： 肝火内蕴。

治法： 健胃制酸。

处方： 大柴胡汤加减。

柴胡 10g，半夏 15g，黄芩 12g，赤芍 30g，枳壳 10g，煅瓦楞 30g（先煎），煅牡蛎 30g（先煎），吴茱萸 3g，黄连 6g。5 剂，水煎服。

9 月 11 日二诊：患者服药后反酸缓解。上方去赤芍；加白芍 15g，陈皮 12g，竹茹 12g，生姜 6g，以健脾开胃、止呕降逆。

【按】

大柴胡汤为里热较甚结于胃中者而用，胃酸多属于胃热，胃火较盛，故见胃脘痛且有烧灼感、反酸；其心烦便干，均一派热象。方中柴胡、黄芩之苦折减里热；芍药、枳壳苦、微寒，又入脾胃经能行气宽中除胀；选用煅瓦楞、煅牡蛎以取其制胃酸、止胃痛之功；黄连苦以清火；吴茱萸辛以散郁；郁散则火随之得泄，对于肝胃郁热之反酸较佳。诸药合用切中热逆之病机。对于恶心、食少有湿者，可加陈皮、竹茹、生姜，以健脾开胃、止呕降逆；另外，印老对于大便不干、不欲饮食者，常配大黄 1g，龙胆 2g，意在配合他药清热制酸，健胃进食。

十、胃酸过少性胃痛

【病例 1】

白某，1991 年 9 月 2 日初诊。

病史：患者胃脘隐隐作痛，胃酸少已3年。现症见：胃痛，食后胃脘饱胀，得甜、酸食物后则感舒适，无反酸，口干舌燥，不喜饮水，舌苔少而乏津，脉细。

辨证：胃阴不足。

治法：益胃生津。

处方：益胃汤加减。

沙参15g，麦冬10g，石斛12g，玉竹10g，黄精12g，赤芍15g，白芍15g，川贝母10g，玄参15g，当归10g，枇杷叶10g，芦根30g，川楝子12g，延胡索10g，丹参30g，生牡蛎60g（先煎），蜂蜜30g（冲服）。水煎服5剂，每日1剂，分2次服。

【病例2】

王某，男，57岁，1993年9月1日初诊。

病史：患者腹胀，胃脘隐痛，大便日行2次，质稀，排气较多，纳食不佳，动则气短苔少脉细。

辨证：脾气不足。

治法：健脾益气。

处方：健脾丸加味。

党参15g，白术12g，陈皮10g，枳实10g，生山楂15g，炒麦芽30g，神曲15g，焦山楂15g，炒莱菔子10g，荷叶6g，乌梅炭10g，焦槟榔10g，灶心土120g（煎汤代水）。煎服5剂。

9月6日二诊：患者药后腹胀，胃痛减轻，大便质稀而成形，纳食有味，效不更方，原方去焦槟榔，继服10剂而诸症缓解，身体较前有力。

【按】

病例1，患者胃阴不足，胃不能腐熟水谷故食后饱胀，且由于津液不能敷布则见口干，下则肠燥便秘，苔少乏津、脉细，皆为一派阴伤之象。印老认为病例白某之胃痛是由消化不良引起，而胃酸之乏是由于胃阴不足所致，故治以益胃生津。方中石斛、黄精、白芍养胃益阴，此外白芍可缓急止痛，黄精既补中益气又滋养柔润，补虚而不燥、滋养而不腻；川贝母、玄参、当归配用可以软坚散结，另外，三药之性也为滋润养阴之品，与前面诸药配用更助功力；枇杷叶加强生津之功；川楝子、延胡索理气止痛；重用生牡蛎取软坚散结之功；沙参、麦冬、玉竹养阴生津止渴。胃酸少喜甜食者，印老喜配蜂蜜冲服，取其补中滋润之意。

病例2，患者脾胃虚弱，饮食内停，食少难消，故脘腹痞闷，大便日行2次，排气较多。健脾丸出自《证治准绳》，其可治一切脾胃不和，饮食劳倦。《医方集解》中写道："此足太阴、阳明药也。脾胃者，仓廪之官，胃虚则不能容受，故不嗜食；脾胃则不能运化，而胃强矣。生山楂消肉食、炒麦芽消谷食，脾气不足，故以二药助之使化；枳实力猛，能消积化痞；佐以参、术则为功更捷而不致伤气也。""夫脾胃受伤，则须补益，饮食难化，则宜消导，合斯二者，所以健脾也。"本案加焦槟榔、炒莱菔子、陈皮，下气除满消胀；荷叶升发清阳、健脾止泻；乌梅炭涩肠止泻。印老用灶心土煎汤代水熬药，取其辛散温通、健脾助消化、以土补土胜湿消导。患者胃脘不适、腹胀、便稀皆为消化不良之症，本方诸药合用，脾气得健、腹气得降、饮食得化，则诸症可除。

十一、胃癌术后发热

【病例】

杨某，女，60岁，1991年9月5日初诊。

病史：患者既往慢性浅表萎缩性胃炎病史15年，1990年3月出现呕血、胃痛，经全面检查诊断为胃癌，随之施行手术治疗，继以化疗而病情逐渐缓解。近1年来，患者多次出现发热，均自行消退，旬日来又出现周期性发热，其热不能自退。现症见：体温39℃，形体消瘦，面泽不华，气短乏力，胃纳欠佳，经检查未发现转移病灶。舌质红苔薄白，脉细数。

辨证：气阴两虚，阴津耗伤。

治法：益气清热，养阴和胃。

处方：补中益气合秦艽鳖甲汤加味。

黄芪30g，西洋参6g，冬虫夏草3g，炒白术12g，陈皮10g，生石膏30g，青蒿12g，秦艽10g，鳖甲24g（先煎），地骨皮15g，白薇10g，鸡内金 15g，百合 12g，知母 10g。水煎服 5 剂，每日 1 剂。

1991 年 9 月 11 日二诊：高热已退，仍口干不饮，去秦艽，加阿胶 10g，鲜芦根 30g。水煎服 10 剂。

患者用药后，发热之症已控制，纳食日增，睡眠尚可，精神好转，半年随访，发热之症再未出现。

【按】

此案属气阴两虚之发热，以补中益气汤、秦艽鳖甲汤加减。方中黄芪入脾、肺经，一则补中益气，二则补肺实卫，固表止汗以清热；炒白术、西洋参、冬虫夏草甘温补中，寓甘温除大热之意；陈皮调理气机，以助升降之复，使清浊之气各行其道，补而不滞；生石膏辛甘大寒，入肺胃经，其取辛能达表、解肌退热，甘能止渴生津，寒能清泄气分之实热之义；配以苦寒质润之知母，青蒿、白薇、秦艽以助石膏清热，协百合、鳖甲滋阴生津；另外，鳖甲咸寒入阴、滋阴以退热，青蒿可以引邪外出，两药配伍，有先入后出之妙。全方共凑益气养阴，透邪退热之效。

十二、慢性结肠炎

【病例 1】

孙某，男，60 岁，1993 年 8 月 20 日初诊。

病史：患者自诉泄泻 8 年，近 2 年加重，每年冬重夏轻，大便不成形，完谷不化，晨起即泻，常年服四神丸，虽然有效，但始终不能痊愈。刻诊：晨起即脐腹作痛，肠鸣泄泻，日行 3～4 次，形寒肢冷，精神疲倦，体重下降，明显消瘦，舌淡苔薄白，脉沉细。

辨证：脾肾阳虚，命门火衰。

治法：温阳健脾，涩肠止泻。

处方：四神丸合附子理中汤加味。

补骨脂 15g，吴茱萸 10g，肉豆蔻 10g，五味子 10g，党参 15g，焦白术 15g，炮姜 10g，熟附子 12g，罂粟壳 6g，炙甘草 10g，灶心土 120g（煎汤代水）。每日 1 剂。

8月25日二诊：患者服药5剂，脐周痛缓解。上方加石榴皮10g，茯苓15g。5剂，水煎服。

8月30日三诊：患者大便日行2次，成形。上方减罂粟壳为3g。继服5剂。

患者服药后，泄泻日1～2次，后以参苓白术散益气健脾、燥湿止泻而收功。

【按】

患者孙某腹泻8年之久，冬重夏轻，形寒肢冷，证属脾肾阳虚，命门火衰。印老投以四神丸合附子理中汤，温阳健脾、涩肠止泻。本方是印老治疗五更泄或久泻的经验方，即四神丸合附子理中汤加灶心土而成补脾温肾之良方。方中补骨脂辛苦大温，补命门之火以温养脾土，兼能收涩，治肾虚泄泻；肉豆蔻辛温，温脾暖胃，涩肠止泻，配合补骨脂则温肾暖脾，涩肠止泻之功更佳；吴茱萸暖脾胃而散寒除湿；五味子温涩收敛。附子理中汤，温阳祛寒，益气健脾，正如程应旄所说："若水寒互胜，即当脾肾双补，加以附子，则命门益，土母温矣。"方中取罂粟壳敛肺涩肠，治久泻久痢；需特别指出的是，全方以灶心土120g煎汤代水熬药，这种用法很妙，灶心土即伏龙肝，气味辛温，对虚寒性呕吐、脾虚久泻者，治疗时和他药相配有很好的协同作用，临床中慢性结肠炎、肠结核等，凡见五更泄泻或久泻而完谷不化、无热象者，应用皆效验。

【病例2】

张某，男，35岁，1993年9月2日初诊。

病史：患者久泻5年，水谷混杂不化而下，一经肉食、油腻，大便次数增多而排出大量黏液，便前腹痛。现症见：阵发性腹痛频作，痛则腹泻，里急后重，腰困如折，腹冷喜温。大便常规：黏液（++），脓球（++）；乙状肠镜检查：乙状结肠有节段性局限性片状充血。诊为慢性结肠炎。观其面色萎黄消瘦，舌淡苔白，脉沉细。

辨证：脾肾阳虚。

治法：温补脾肾。

处方：四神丸合附子理中汤加味。

补骨脂 10g，吴茱萸 9g，肉豆蔻 10g，五味子 10g，制附子 15g，党参 15g，焦白术 15g，炮姜 6g，焦三仙各 10g，禹余粮 15g，赤石脂 15g，陈皮 6g，炒防风 6g，白芍 10g，灶心土 120g（煎汤代水）。煎服 5 剂，每日 1 剂。

1993 年 9 月 7 日二诊：患者服药后大便成形，腹痛缓解，效不更方，再进 5 剂。

1993 年 9 月 13 日三诊：患者腹痛消失，大便成形。前方去陈皮、炒防风、焦白术；改白芍为赤芍；加肉桂 6g，以温肾厚肠。

1993 年 9 月 18 日四诊：患者又服 5 剂，化验大便常规，无黏液及脓球。原方加生薏苡仁 30g。水煎 5 剂，隔日 1 剂，以巩固疗效。

2 个月后，患者行乙状结肠镜检，示水肿充血吸收愈合。

【按】

"暴泻属脾，久泻属肾"，患者年轻，久泻 5 年，便中完谷不化，常由脾阳虚而导致肾阳虚，肾阳即元阳，此阳一虚，全身各处之阳无不悉虚，大便完谷不化，黏液混杂，是肾阳不能蒸化水谷，脾阳不运的一个重要见症；腹痛、腹冷喜温均为脾肾阳虚、阴寒内盛所引起的"阴无阳无以化"的见症。方中四神丸温脾暖胃、固肠止泄；附子理中健脾散寒，温补肾阳以缓急止泻；焦三仙消食健胃和中；赤石脂、禹余粮涩肠止泻，取痛泻要方以疏肝补脾、祛湿止泻；灶心土煎汤代水熬药，是取其温中涩肠、缓急止泻，全方共奏温补脾胃、固脱涩肠之效，多年痼疾而获痊愈。

十三、溃疡性结肠炎

【病例】

刘某，男，35 岁，1988 年 9 月 4 日初诊。

病史：患者泻下不规律、大便不成形 5 年，便中经常带有大量黏垢或少量脓血。后经结肠镜检查，发现结肠部位水肿充血，远端有溃疡，诊为溃疡性结肠炎。现症：右下腹隐痛，频发便垢不爽，里急后重，肛门有下坠感，便中有白黏冻样物，舌苔白腻而厚，脉弦。

辨证：湿热壅滞大肠。

治法：清利肠道。

处方：清理肠道方加味。

桃仁 10g，杏仁 10g，生薏苡仁 30g，冬瓜子 30g（打），黄芩 15g，黄连 6g，赤芍 30g，马齿苋 30g，败酱草 30g，广木香 10g，槟榔 15g，牡丹皮 12g。5 剂，水煎服。

1988 年 9 月 10 日二诊：患者药后大便日行 3 次，少黏液，纳少腹胀。上方加焦三仙各 15g，上肉桂 1g，炒莱菔子 15g。5 剂，水煎服。

1988 年 9 月 16 日三诊：患者便垢脓血均除，便即通畅，效不更方，再进 5 剂。

1988 年 9 月 21 日四诊：患者便垢下附均除，大便日一行，舌淡苔白，脉弦。以参苓白术散加减，健脾利湿，巩固疗效。

党参 10g，白术 10g，茯苓 10g，炒扁豆 10g，陈皮 10g，山药 15g，炒薏苡仁 30g，炙甘草 10g，马齿苋 30g，炒乌梅 10g，炮姜 10g。5 剂，水煎服。观察半年，病未复发。

【按】

此方是印教授在临床经常使用的"抓主症"之方，即清利肠道方加减，凡便垢而不爽者，率先用此，效果良好。本例患者便垢不爽，出现脓血便及腹痛，这是湿热停蓄于大肠的表现。由于湿热在肠，虽已引起气滞，但血瘀未甚，故多见肠鸣后重。方中桃仁、杏仁开利肺与大肠之气血；生薏苡仁、冬瓜子、黄芩、黄连入肺与大肠经而燥湿清热；赤芍、牡丹皮引血脓便自愈；马齿苋、败酱草清大肠之热而解毒；用少量肉桂以其厚肠止泻；槟榔、广木香、炒莱菔子理气消胀；焦三仙健胃助脾运。该患者服药 5 剂，即痛泻皆轻；服 20 剂后，便中黏液基本消失，便通畅，便垢脓血均除，观察半年，病未复发。

十四、非特异性溃疡性结肠炎

【病例】

患者王某，男，52 岁，初诊日期 1993 年 8 月 2 日。

病史：患者患非特异性溃疡性结肠炎 10 余年，反复发作，经多种中西药物治疗无效。曾白天大便 5 次不等，且腹痛即泻，甚则失禁，以四神丸与真人养脏汤合方治疗，后效果佳。正遇印老第三次来保德义诊带学，故前来印老处就诊。刻下症见：每日大便 2 次，略成形，腹中冷痛，喜温喜按，夏日炎炎也需喝热水，患者形体瘦，面色萎黄，苔白，脉细。

辨证：脾肾虚寒。

治法：涩肠固脏，温补脾肾。

处方：真人养脏汤加味。

诃子肉 15g，肉豆蔻 10g，当归 15g，上肉桂 2g，广木香 6g，炙罂粟壳 6g，白术 15g，炒白芍 18g，党参 15g，炙甘草 10g，石榴皮 15g。水煎服 7 剂。

8 月 10 日二诊：患者服药 7 剂，每日大便 1 次或 2 次，腹中冷痛缓解，纳食尚可，苔白，脉细。守法继服。

诃子肉 15g，肉豆蔻 10g，当归 15g，上肉桂 2g，广木香 6g，白术 15g，炒白芍 18g，党参 15g，炙甘草 10g，石榴皮 15g，赤石脂 30g。水煎服 7 剂。

8 月 18 日三诊：患者药后大便日一行，软而成形，腹中温和，以上方加山柰 10g，制附子 10g。3 倍量蜜制丸药，每丸 10g，日 2 次，以加强温中补肾，养脏补虚而巩固疗效。

【按】

真人养脏汤（《太平惠民和剂局方》）功能温中补虚、涩肠止泻，可治泻痢日久，脾肾虚寒，症见大便不禁、腹痛、喜温喜按，或脱肛不收、舌淡苔白润、脉沉迟，可用于慢性肠炎、慢性痢疾之久泻不止、身体虚弱。非特异性溃病性结肠炎是一种非特异性炎症性疾病，临床上以腹痛、腹泻、黏液脓血便为特点。此患者王某发病10余年之久，虚寒表现十分明显，属于久痢，腑病中虚证者，故可以从脏治，即腑虚治脏，真人养脏汤是也。吴氏《医方考》有云："下痢日久赤白已尽，虚寒脱肛者，此方主之。甘可补虚，故用人参、白术、甘草；温可以养脏，故用肉桂、豆蔻、木香；酸可以吸收，故用芍药；涩平以固脱，故用粟壳、诃子。是方也，但可以治虚寒气弱之脱肛者。"

久泻久痢，积滞虽去，但脾胃虚寒，肠失固摄，以致大便频繁、不禁，脾肾虚寒，气血不和，故腹痛喜温喜按；病以脾胃虚寒为本，症见大便失禁，非固涩则泻痢不能止，治当涩肠固脱治标为主，温补脾肾为本为辅。故以真人养脏汤加石榴皮酸温以涩肠固下。二诊加赤石脂涩肠止泻。印老说："罂粟壳敛肺涩肠，止痛疗效颇佳，但本品含有阿片，故不宜多服、久服。"

患者服前两方后取效十分明显，考虑到其久痢虚寒，印老三诊时以原方加山奈、制附子温中补肾，制蜜丸以缓图取效。

十五、食道外良性肿物

【病例】

陈某，男，51岁，1999年5月3日初诊。

病史：患者进食时作噎已3个月，经省某医院CT检查，发现食道中段外围有一杏仁大小肿物，西医诊为食道外良性肿物，建议手术治疗。故患者远道赴京，求治于印教授。现症见：胸口堵闷，吃干硬食物则噎堵难下，甚则呕吐，泛酸水，胃脘不舒，嗳气恶心，大便干结。舌质淡苔薄白，脉沉弦而滑。

辨证：气滞血瘀，瘀热凝结。

治法：理气化痰，化瘀散结。

处方：疏肝散结方加减。

柴胡10g，丹参30g，蒲公英30g，山慈菇10g，玄参10g，生牡蛎60g（先煎），海藻15g，昆布15g，海浮石18g（先煎），夏枯草15g，川贝母10g，代赭石15g（先煎），瓜蒌30g，橘叶10g，旋覆花10g（包），牛蒡子

10g。水煎服7剂。

1999年5月16日二诊：患者从北京归来，服药7剂，胸口闷胀消失，嗳气泛酸减轻，大便仍干，苔白脉沉，上方去牛蒡子，加火麻仁30g。水煎服7剂。

1999年5月25日三诊：进食作噎感缓解，吃干硬食物也能咽下。电话请示印教授，指示仍以理气化痰、解毒散结之法治疗。

柴胡10g，丹参30g，赤芍30g，当归15g，生牡蛎60g（先煎），川贝母10g，玄参15g，夏枯草15g，海藻15g，昆布5g，海浮石15g（先煎），半边莲30g，白花蛇舌草30g，桔梗10g。水煎服7剂。

患者连续服药30余剂，自觉病已治愈，食道肿物已消，进食作噎感若去，纳食正常。

【按】

患者进食噎堵难下，经西医检查，已排除恶性肿瘤，根据其食道中段外围有一杏仁大肿物之症，诊为癥积，由痰、气、血、热凝聚而成。印老投以"抓主症"之疏肝散结方加减。方中重用丹参、赤芍、生牡蛎活血通络、散结消癥；柴胡疏肝解郁、和解透邪；海藻、昆布、夏枯草散结消瘿、化痰清热；瓜蒌、玄参、半边莲、白花蛇舌草清热解毒、散结消肿；旋覆花、代赭石、橘叶可以下气消痰、散瘀除积、降逆和胃；桔梗一者载药上行，直达病所，二者可祛痰利咽。方中理气化痰、清热解毒、化瘀散结之法并用，使肿物散而咽喉诸症消失。

十六、习惯性便秘

【病例】

孙某，男，82岁，1993年8月10日初诊。

病史：患者大便干结燥实，甚则1周不行，服麻仁润肠丸，大便2日一行，伴口干、唾液极少。舌质红苔薄白少津，脉弦细。

辨证：津亏便秘。

治法：滋阴润肠。

处方：五仁橘皮汤加味。

郁李仁 12g，柏子仁 12g，瓜蒌仁 15g，天冬 15g，肉苁蓉 30g，当归 15g，炒决明子 30g，枇杷叶 10g，芦根 30g，火麻仁 30g。5 剂，水煎服。

8 月 15 日二诊：（家属代诉）老者大便已通，但仍干结如羊屎。上方加天花粉 24g，以加强生津之功，且天花粉可以活血，无论活血还是生津，对该患者均有益。

8 月 20 日三诊：患者大便 2 日一行，纳食无味，无饥饿感，予以开胃润肠法。

郁李仁 15g，瓜蒌仁 30g，当归 15g，肉苁蓉 30g，炒决明子 30g，生薏苡仁 30g，牡丹皮 10g，苏叶 9g，龙胆 2g，大黄 1g。5 剂，水煎服。

【按】

该患者耄耋之年，津液亏于上，见口干无唾液；津液亏于下则肠燥而大便秘结。治宜滋阴、生津、润燥，不可轻易用泻下法。方中郁李仁、柏子仁、瓜蒌仁、火麻仁润肠通便；天冬、肉苁蓉、炒决明子、当归清肝热、滋阴液、补肾通便，可谓一药多能；枇杷叶、芦根是肺经药，印老取其"肺朝百脉，而散津液于周身"的作用和肺与大肠相表里的特点，泻肺即可通大便之能，上可以润肺而治咽干口燥之症，在下而又利于肠燥便秘；方中加龙胆、大黄，虽用量极轻，但可取其苦味而健胃之意。诸药合用，共奏滋阴润肠通便之功，恰似"增水行舟"之增液承气汤，有异曲同工之妙。但其与增液承气汤有所不同：此方以润为主；而增液承气多用于热结伤阴腑实之症，起急下存阴之作用，其方中生地黄、玄参、麦冬、天冬增液，厚朴、枳实、大黄通腑泻下，药力较猛，对本案耄耋之老人并不适宜。

十七、中毒性痢疾

【病例】

李某，男，26 岁，1993 年 8 月 4 日初诊。

病史： 近 3 天突然腹痛、腹泻，下痢脓血。现症见：日下痢 10 余次，赤多白少，肛门灼热，里急后重，口渴欲饮，烦躁不安。舌红苔黄腻，脉弦数。西医诊断为中毒性菌痢。

辨证： 热毒灼甚，深陷血分。

治法： 清热解毒，凉血止痢。

处方： 自制清利肠道方合白头翁汤。

黄芩 15g，赤芍 30g，广木香 10g，生薏苡仁 30g，冬瓜子 30g，桃仁 10g，槟榔 10g，马齿苋 30g，败酱草 30g，白头翁 15g，枳壳 10g，黄连 6g，秦皮 10g，生甘草 10g。5 剂，水煎服。

1993 年 8 月 10 日二诊： 患者服药后里急后重明显减轻，日下痢次数减少，肛门灼热感缓解，口渴欲饮，小便短赤，下痢赤白相兼，以赤为多，舌红苔黄，脉弦数。仍守凉血解毒、清利湿热法。

黄芩 15g，赤芍 30g，地榆炭 10g，广木香 10g，焦槟榔 10g，生薏苡仁 30g，冬瓜子 30g，桃仁 10g，败酱草 30g，马齿苋 30g，白头翁 12g，黄连 6g，秦皮 10g，焦三仙各 10g，甘草 10g。5 剂，水煎服。

1993 年 8 月 16 日三诊： 患者服药后痢疾痊愈，腹痛消失，饮食欠佳，舌淡苔薄黄，脉滑数。使以保和丸消食和胃，调理善后。

【按】

痢疾以腹痛、里急后重、泻下赤白为主症，本案系热毒血痢，是湿热痢的一种变症。表现为热毒内陷血分，治以清热解毒、凉血止痢。方取印氏自制清利肠道方合白头翁汤。方中白头翁、黄连、黄芩、秦皮清热燥湿、泻火解毒，以止泻痢；赤芍入血分，行血瘀而散恶血，为凉血散瘀之要药；广木香、槟榔苦辛而温，行肠胃滞气而除里急后重，且能芳香化湿；马齿苋清泄不伤正，凉血而不峻，以凉血利湿解毒，为治热毒血痢之要药；败酱草既清气分之邪热，更解血分之火毒，善清肠泄热；地榆炭凉血止血、泻火解毒；枳壳长于理气宽中，配槟榔、广木香可增强行气导滞之力；冬瓜子、生薏苡仁入肺与大肠而燥湿清热；桃仁配赤芍，活血凉血，通利大肠之气血。诸药相合，清热解毒，意在行气导滞，调气和血，"行血则脓便自愈，调气则后重自除"，达到凉血止痢之功，尔后佐以保和丸消食和胃，以善其后。

十八、暑湿腹泻

【病例】

周某，男，9岁，1993年8月7日初诊。

病史：患儿前2天过食肥甘厚腻，加之汗后乘凉而中暑湿急性发病，呕吐泄泻，腹痛。苔薄白，脉濡或沉紧。

辨证：暑湿犯胃。

治法：芳香辟秽。

处方：六和汤加味。

藿香9g，厚朴9g，砂仁9g，半夏6g，木瓜12g，茯苓10g，丁香6g，生薏苡仁12g，草果9g，苏叶6g，焦三仙各12g，香薷9g。5剂，水煎服。

8月12日二诊：患者服药5剂，呕吐泄泻止，加扁豆9g以健脾化湿、消暑止泻。继服5剂腹泻痊愈。

【按】

本案患者周某，为中暑湿而泻，症见突然发病、呕吐泄泻、腹痛等症，此病证临床多见于小儿。小儿具有"肝常有余，脾常不足"的生理特点，夏秋季感受寒湿、湿热之邪，引起脾胃功能失调，肝气往往乘机横逆，运化失司、清浊不分，则发为暑湿泄泻。投《局方别裁》之六和汤化湿和中、理气降逆、祛暑止泻。加丁香、草果、苏叶芳香化湿；生薏苡仁健脾燥湿止泻；焦三仙开胃进食，使中焦运而暑湿化，吐泻即止。

十九、腹泻

【病例1】

姜某，女，30岁，1993年8月18日初诊。

病史：患者因反复腹泻，经西医治疗效果不佳，近期大便不成形，每日

2～3行，右下腹时有疼痛，舌红少苔脉细。印老考虑到患者病程较久，应用多方治疗仍有腹泻，卒以真人养脏汤加减。

辨证：脾肾虚寒。

治法：涩肠固脱，温肾补脾。

处方：真人养脏汤加减。

诃子 15g，炙罂粟壳 10g，肉豆蔻 10g，当归 15g，肉桂 3g，广木香 6g，白芍 30g，白术 30g，党参 15g，炙甘草 10g，白茯苓 15g，灶心土 120g（煎汤代水）。煎服 5 剂。

8 月 23 日二诊：药后大便偏干，已成形，无腹痛，时有胀气。印老以上方加炮生姜 10g，炒莱菔子 15g 调理。

【病例 2】

郭某，女，49 岁，1993 年 8 月 16 日初诊。

病史：患者情志抑郁，胸闷气短，胃脘不适，偶有嗳气，纳呆食少，易发生腹泻，常感疲困乏力，有时受寒亦腹泻，嗜睡，大便常规检查无异常。舌质淡少苔，脉弦细。

辨证：脾胃虚弱。

治法：健脾益胃。

处方：香砂理中汤加味。

砂仁 10g，木香 10g，炮姜 10g，焦白术 30g，党参 15g，炙甘草 10g，煅牡蛎 30g（先煎），诃子 15g，煨肉豆蔻 12g，生姜 6g，大枣 5 枚。5 剂，水煎服。

8 月 21 日二诊：患者胃脘舒适，腹泻日一作。原方去煅牡蛎；加枳实 10g。继服 7 剂，而腹泻已止。

【按】

腹泻由多种原因引起，表现为大便次数增多，粪便不成形，呈稀、溏、水、浊改变，或完谷不化，夹有黏液、脓血等。

病例 1，患者腹泻已久，脾肾虚寒，不能固摄，故印老投以真人养脏汤加味，方中重用炙罂粟壳涩肠止泻；同温肾暖脾之肉桂引火归原；肉豆蔻温肾暖脾而涩肠；诃子涩肠止泻，党参、白术健脾益气；由于患者久泻，伤及阴血，故以当归养血和营；白芍、炙甘草缓急止痛；广木香调气、导滞、止痛；白茯苓健脾利湿；用灶心土 120g 煎汤熬药，取其以土补土、健脾涩肠之义，加强止泻和脾胃之功。

病例 2，患者腹泻伴有诸多不适主诉，但治疗上要抓住主要矛盾。本案主症为脾胃虚弱之纳差、腹泻，因此治疗将调理脾胃放在首要位置。理中汤温中祛寒、补气健脾；木香、砂仁理气和胃；重用焦白术健脾安中；煨肉豆蔻、诃子、煅牡蛎温中固涩止泻。对腹泻较重，经久不愈，属脾肾虚者，印老以四神丸合理中汤调理，每收良效。

二十、干呕呃逆

【病例】

郝某，男，28 岁，1988 年 9 月 15 日初诊。

病史：患者平素刷牙时干呃欲吐，近 3 个月症状加重，性善肥甘厚腻，胃脘时胀，偶有嗳气，大便溏泻，失眠多梦，易醒。舌淡苔白腻，脉弦细。胃镜、腹部 B 超未见异常。

辨证：脾虚湿困，胃气上逆。

治法：健脾化湿，和胃降逆。

处方：平陈汤加味。

陈皮 10g，半夏 10g，茯苓 15g，苍术 12g，厚朴 12g，枳壳 10g，竹茹 12g，藿香 10g，苏叶 10g，夜交藤 30g，合欢花 12g，绿萼梅 10g。5 剂，水煎服。

9 月 20 日二诊：患者服药 5 剂后，倍感舒适，干呕止，呃逆缓解，睡眠质量改善。故去夜交藤、合欢花。

患者继服 5 剂，临床诸症消失。

【按】

呃逆，是气郁逆行，冲动横膈，使其挛缩，造成气吸入肺，而声门突然闭拢，发生的一种特殊的声响。本例患者查肝功、胃镜、B超未见异常，可以证明无器质性改变。而其平素食肥甘厚腻，呃逆以酒后为甚，大便溏薄，夜眠欠安，属中医脾虚失健、痰湿内蕴、胃气上逆之证，故以健脾化湿，和胃降逆为法治疗。印教授说，引起呃逆的原因很多，轻者易治。常用突然的惊、喜、悲、怒等情志方法阻止呃逆，也可采用呼气后尽量停息的方法加以治疗。另外，按压咽后壁及纸条刺鼻取嚏的方法亦可缓解。本案病例干呕呃逆，同为胃气上逆。方取平陈汤健脾化湿、和胃降逆。藿香、苏叶醒脾和胃；竹茹清化热痰；夜交藤、合欢花养血安神、解郁活络；配伍绿萼梅开郁和中、醒脾化痰。由于脾虚运化失司，水湿停聚，影响脾升胃降，气化不利而痰湿内生，故抓住"湿"为主症，健脾化湿，胃和则逆气降。印老示人以法，值得临床观察。

二十一、呕吐

【病例】

王某，女，30岁，1993年9月2日初诊。

病史：受凉感冒后，寒热虽退，但发呕吐。症见：食欲不振，胃脘部痞寒不舒，呕吐清水或痰涎，尤以饮水或食后呕吐加重，头昏乏力。舌淡苔白，脉缓。

印老认为此乃痰浊中阻，气逆使然。

辨证：痰浊中阻，胃气上逆。

治法：降气化痰，和胃止呕。

处方：苏子降气汤加味。

苏子10g，陈皮10g，法半夏10g，厚朴10g，旋覆花10g（包），苏叶6g，枇杷叶10g，甘草6g，生姜3片。5剂，水煎服。

9月8日二诊：患者服3剂后，呕吐缓解；5剂尽呕吐即止。但其仍感食纳欠佳。上方与参苓白术散合方调理脾胃。

苏子10g，陈皮10g，法半夏10g，厚朴10g，旋覆花10g（包），苏叶6g，党参12g，白术10g，炒扁豆10g，山药10g，砂仁10g，生薏苡仁30g，焦三仙各 15g，桔梗 6g，甘草 6g。5 剂，水煎服。

服上药后，患者纳增症除。

【按】

呕吐是由于胃失和降，胃气上逆所致食物及痰涎从口吐出的病证，是多种急慢性疾病常见的症状之一。中医学以有声有物谓之"呕"，有物无声谓之"吐"，有声无物谓之"哕"。实际生活中呕与吐是很难截然分开的，故一般称为呕吐。

患者王某，受凉后遂发呕吐，印老辨证为痰浊中阻、胃气上逆之证，投以苏子降气汤加味，降气化痰、和胃止呕。印老认为，本方可能是通过祛痰、解痉、强心、镇静、抗菌等药理作用达到降气平喘目的。二诊时呕吐止，但食纳欠佳，故以苏子降气汤合参苓白术散调理脾胃而纳增病除。

苏子降气汤对诸多气逆之证均适用，并非仅限于肺气上逆之咳喘的治疗。故临床中，苏子降气汤除对治疗慢性支气管炎、肺气肿、肺源性心脏病、心源性哮喘等有效外，对呕吐、衄血等属气逆所致者亦验之。

二十二、上消化道出血

【病例】

陈某，男，60 岁，1988 年 8 月 4 日初诊。

病史：其患慢性肝炎 6 年，胃溃疡 3 年。近因土地承包之事与人恼怒生气致胃痛增剧，昨起突然呕血 2 次，约 150mL，即赴县医院急诊治疗，应用静脉补液和止血剂后病情得以缓解。刻诊：自觉右胁和胃脘部疼痛，嘈杂易饥，时有泛酸，伴精神疲乏、口干咽燥、手足心热、大便呈柏油样。舌质红有裂纹，脉弦细。

印老说："此乃久病肝胃阴亏，肝阴虚则藏血失职，胃阴虚则胃失和降，更因恼怒触动肝火，气火上逆，使胃络受伤，故吐血所由作也。"

辨证：肝胃阴亏，气火冲逆。

治法：滋养肝胃，降气潜火。

处方：一贯煎加味。

生地黄 15g，沙参 15g，枸杞子 12g，麦冬 12g，川楝子 10g，怀牛膝 30g，牡丹皮 10g，降香 10g，桑叶 10g，郁金 10g，茜草炭 12g，藕节 10g，炙甘草 6g，海螵蛸 30g。5 剂，水煎服。

8 月 10 日二诊：胃脘部疼痛已止，反酸止，呕血未作，诸恙悉减。舌质红，脉弦细。再拟原方去降香、茜草炭，加石斛 10g。继服 5 剂，巩固疗效。

【按】

一贯煎是清·魏之琇《柳州医话》方，功能滋阴疏肝、柔肝以理气止痛。患者陈某患慢性肝炎、胃溃疡多年，近因恼怒致胃痛加剧而呕血发作。其肝胃阴亏，肝气不舒，郁而化热，胃络受灼，引起胃脘疼痛、口苦、泛酸，甚则呕血。方中生地黄滋阴养血、补肝；沙参、麦冬、枸杞子养血生津、滋阴柔肝；川楝子疏肝泄气；牡丹皮、茜草炭、藕节凉血止血；郁金、降香理气舒肝、降逆止呕；海螵蛸制酸和胃、收敛止血，用以加强上消化道出血的治疗。

印老方中配桑叶寓其妙意：桑叶轻清宣肺，甘寒清泄，主入肺经疏散风热而清宣肺金。桑叶虽为甘寒之品，却非濡养之药，与沙参、麦冬、枸杞子、生地黄相伍，增强了养血生津、滋阴柔肝之效。印老认为："桑叶质轻气寒，轻清发散，散风热，凉血润燥，全方宣散相伍、升降相使，滋而不腻，敛不碍邪，共奏滋阴、柔肝、疏肝之功。"

二十三、嗳气

【病例】

吴某，女，50 岁，1993 年 8 月 20 日初诊。

病史：患者反复嗳气已 5 年之久，几经治疗仍嗳气频频，甚则恶心欲吐，伴有腰部酸痛不适，最近出现 2 次睡中遗尿。苔白，脉细。

辨证：肾不纳气。

治法：补肾纳气。

处方：桂附都气丸加味。

熟附子 15g，熟地黄 12g，山药 12g，山茱萸 10g，泽泻 30g，茯苓 30g，牡丹皮 15g，上肉桂 3g，五味子 10g，桑螵蛸 30g，益智仁 10g。5 剂，水煎服。

8 月 25 日二诊：药后嗳气缓解，发作不定时，腰困痛减，胃气已和，精神振作。上方加核桃肉 15g，以补肾固精。

患者继服 5 剂而愈。

【按】

嗳气一般是肝胃不和、胃气上逆而然。而本案患者吴某反复嗳气已 5 年之久，症状渐重，伴有腰部酸冷不适。印老考虑，此患者已用过诸多调肝和胃之品不效，故另拟新方，以桂附都气丸补肾纳气为法。中医学认为，肾阴、肾阳为一身阴阳之根本，肾气不足，肾不纳气，故嗳气频频，气上行而不下降。桂附都气丸，即桂附地黄丸加五味子，印老再加桑螵蛸、益智仁补肾助阳、温脾固精。诸药合用，阴阳并调，肾气补足，能够摄纳，嗳气得以缓解。

二十四、阑尾炎

【病例】

何某，男，40 岁，1993 年 8 月 25 日初诊。

病史：患者近 3 个月来反复出现右下腹疼痛，因平时疼痛不重，能参加劳动，故未予治疗。近几天，患者病情加重，腰不得转侧，咳嗽及深呼吸或用力时疼痛加重，大便正常，体温正常。服藿香正气胶囊无效。其来院检查，麦氏点压痛、反跳痛明显。血常规正常。苔黄，脉弦。患者既往有慢性阑尾炎病史。

辨证：痰热蕴结。

治法：通肠消瘀。

处方：三仁汤合阑尾清化汤。

桃仁 10g，杏仁 10g，生薏苡仁 30g，冬瓜子 30g，大黄 3g，赤芍 30g，丹参 30g，马齿苋 30g，败酱草 30g，紫花地丁 30g，红藤 30g，蒲公英 30g，木瓜 15g，木香 10g，生甘草 10g。5 剂，水煎服。

9 月 1 日二诊：患者服药后，下腹痛缓解，麦氏点仍有压痛。原方加川楝子 10g。

患者继服 5 剂，诸症消失。

【按】

印老临床治疗肠痈以泻法为多，加入活血药，疗效显著。

本案方中桃仁、生薏苡仁、冬瓜子、马齿苋、败酱草、杏仁消痈排脓、清利肠道；因瘀血内阻，"不通则痛"，故以赤芍、丹参、桃仁活血消瘀，以阻止其进一步成痈成脓；大黄泄热通肠、荡涤浊邪；紫花地丁、红藤、蒲公英清热解毒、消炎止痛；木香理气消脓；赤芍、生薏苡仁、生甘草、木瓜相伍舒挛定痛。

第四章　肾系病证

一、慢性肾炎

【病例】

张某，男，30岁，1991年9月4日初诊。

病史： 其患慢性肾小球肾炎半年余，曾用中西药物治疗未能完全缓解。现症见：眼睑浮肿，尿色淡黄，腰困，周身乏力，纳谷不香，口干。舌淡苔黄腻，脉弦细。尿常规：蛋白（+++），每高倍视野红细胞10～20个、颗粒管型0～1个。

辨证： 湿热毒盛，血热瘀阻。

治法： 凉血解毒，利尿消肿。

处方： 益肾汤加味。

当归30g，赤芍30g，丹参30g，川芎6g，桃仁10g，红花10g，益母草30g，蒲公英30g，白茅根30g，地丁30g，土茯苓30g，川牛膝10g。7剂，水煎服。

1991年9月15日二诊：患者腰痛、乏力均减轻。舌淡红苔薄黄，脉滑。尿常规：蛋白（++），每高倍视野红细胞3～6个。继服上方7剂。

1991年9月23日三诊：患者腰痛消失，眼睑浮肿亦退，精神好。尿常规未见异常。原方加益母草30g，生黄芪30g。嘱其连服7剂，以巩固疗效。

【按】

患者为湿热毒盛、血热瘀阻之证。印老说："湿热不除，蛋白难消。"蛋白尿似清气不升而下流，而浊阴不降而留滞，致使水道堵塞，蛋白外漏。方取"抓主症"之益肾汤加味。当归、赤芍、丹参、川芎、桃仁、红花、川牛膝、益母草瘀化而血行、气通而血和，活血化瘀改善了患者血液高黏、高凝的状态，可进一步改善肾功能，消除尿蛋白；以蒲公英、地丁、土茯苓、白茅根清热解毒、清利湿热，使升降有序，有利于蛋白尿的治疗。

二、泌尿系结石

【病例】

张某，男，30 岁，1988 年 9 月 5 日初诊。

病史：1 周前，患者左侧腰部疼痛，向少腹前阴部放射，小便淋沥涩痛，出现一次少量血尿。现症见：尿频尿急，小便涩痛不畅，大便干结，时有恶心，不欲饮食，口干苦，不欲饮水。患者呈急性痛苦病容，舌边尖发红苔黄腻。X 线腹部平片：左侧腰部第 3 腰椎横突处有 0.8cm×0.6cm 结石 1 块。又经 B 超检查，诊断为左侧输尿管结石。

辨证：湿热下注，水结为石。

治法：利尿排石。

处方：三金排石汤加味。

海金沙 60g（包），大叶金钱草 60g，鸡内金 15g，石韦 12g，冬葵子10g，硝石 15g（包），车前子 15g（包），煅鱼脑石 30g，广木香 6g，琥珀末 3g（冲服）。5 剂，水煎服。

1988 年 9 月 10 日二诊：上药服 5 剂，症状无变化，继服上方 5 剂。

1988 年 9 月 16 日三诊：患者腰及少腹部已不疼痛，尿量增多，但排尿后尿道仍痛。舌脉无大变化。仍守上方加生甘草梢 10g。5 剂，水煎服。

1988 年 9 月 22 日四诊：患者昨天一宿未排尿，现在少腹胀满疼痛，立即行 X 线拍片检查，发现原输尿管之结石，已下移至膀胱下口、尿道上口处。

急煎中药：海金沙 30g（包），大叶金钱草 60g，鸡内金 15g，石韦 12g，滑石 15g（包），冬葵子 15g，硝石 15g（包），车前子 15g（包），煅鱼脑石

30g，川牛膝 6g，生甘草梢 10g。5 剂，水煎服。

1988 年 9 月 28 日五诊：患者服药后，少腹疼痛缓解，小便通畅。此时，印教授已结束义诊回到北京。患者继服上方 3 剂，于 10 月 1 日晨，从尿道排出结石 1 块，长圆形，褐色之中带有微黄。经 X 线拍片检查，结石阴影已消失，膀胱、尿道均正常。

【按】

患者年轻力壮，身体结实，故印教授予以大剂量海金沙、大叶金钱草之类，服药共 23 剂，结石排出。三金排石汤是印老自制之"抓主症"方。方中海金沙、大叶金钱草、石韦清热利湿、活血化瘀，为治结石之佳品；鸡内金、硝石善化结石；车前子、冬葵子通淋利尿；广木香行气排石；煅鱼脑石化瘀排石；琥珀化瘀止痛，增强排石之力；生甘草梢、川牛膝引药下行，利尿排石。

三、乳糜尿

【病例】

杨某，男，54 岁，1993 年 8 月 9 日初诊。

病史：患乳糜尿 2 年，每食油腻、厚味或疲劳后发作。现症见：近日小便浑浊，白如米泔，尿时无痛感，舌红苔黄腻，脉滑数。西医诊断为乳糜尿。

辨证：湿热下注。

治法：清利湿浊。

处方：萆薢分清饮加味。

萆薢 15g，苍术 10g，土茯苓 30g，石菖蒲 10g，升麻 3g，乌药 10g，滑石 15g（包），通草 10g，生薏苡仁 30g，芡实 12g，车前子 10g（包），生甘草 10g。7 剂，水煎服。

1993 年 8 月 16 日二诊：患者服药后，尿液不混，尿色淡黄，困倦乏力，腰膝酸软。舌淡苔黄腻，脉沉。治以清利湿浊，兼以补肾。上方加益智仁 10g，菟丝子 15g，补骨脂 15g。7 剂，水煎服。

1993 年 8 月 24 日三诊：患者尿浊痊愈，小便乙醚试验 2 次均为阴性，为巩固疗效，守方继服 10 剂。

【按】

本案乳糜尿为湿热下注、清浊相混之尿浊症，属脾肾两虚，清阳不升，本虚标实。先以治标，予萆薢分清饮加味。方中萆薢利湿化浊、土茯苓利湿解毒，两药合用，增强分清利浊之功；苍术、生薏苡仁运脾而清下焦湿热；滑石长于利尿通淋；车前子滑利降泄；通草清利湿热而无伤阴之弊；乌药温肾气而固膀胱；石菖蒲化湿浊而通窍；升麻长于升阳举陷，配合诸药有升阳利水之效，即清阳升、浊阴降，升清降浊，增强分利泄浊之效。二诊时加菟丝子平补肝肾，固精止遗益；智仁补肾固涩；芡实、补骨脂固摄止泄，标本兼治而乳糜尿痊愈。

四、尿路感染

【病例】

温某，男，72 岁，1993 年 9 月 2 日初诊。

病史：患者素有高血压史，近来小便淋沥不尽，少腹隐痛 3 天，伴有尿急、尿频、尿黄量少，小便时茎中作痛，大便干结，2 日一行。现症见：脐下腹部压痛，尿检白细胞（+）。西医诊断：尿路感染。

辨证：膀胱湿热。

治法：清热利湿，通淋止痛。

处方：八正散加味。

木通 10g，车前子 12g（包煎），萹蓄 10g，瞿麦 10g，滑石 15g（包），生甘草 10g，大黄 6g，石韦 10g，冬葵子 30g，黄柏 15g，柴胡 30g，五味子 10g，栀子 10g。7 剂，水煎服，每日 1 剂，分 2 次服。

1993 年 9 月 10 日二诊：服药后，患者腹痛止，尿频、尿急症状缓解。继服上方 5 剂，巩固疗效。

【按】

尿路感染以尿前疼痛为主，严重时可有脓状物外流，亦可发生终末血尿或全血尿。本病主要见症包括尿急、尿频、尿前痛甚、阴中有急迫及胀痛感，尿检可见大量红细胞及少量蛋白，严重时可见寒热甚盛，大便闭结，日久不愈，可使尿道狭窄而使排尿困难。

本例患者温某，证属膀胱湿热下注，治以清热利湿、通淋止痛，取八正散加味治之。八正散加味是印老治疗尿路感染而见小便时阴中涩痛的经验方。方以八正散为基本方，加黄柏、柴胡、五味子而成；滑石、木通滑利窍道、清热渗湿、利水通淋；木通苦寒，上清心火，下利湿热，使湿热从小便而去；萹蓄、瞿麦、石韦清热利水通淋；栀子清泄三焦、通利水道；大黄行瘀泄热，使湿热从大便而去；生甘草清热解毒、缓急而治阴中作痛；冬葵子利水通淋。印老衷中参西，谓"尿路感染"是尿道受到细菌等感染而发生的炎症，主要由于大肠杆菌逆行感染所致。有报道证实，柴胡、五味子二药合用，对大肠杆菌之尿路感染者有良好的抑菌作用。

五、遗精症

【病例】

刘某，男，28岁，1993年8月4日初诊。

病史：患者近2周梦遗频作，头晕耳鸣，心烦少寐，腰酸腿软，咽干口燥，恶梦易惊，大便干结。舌苔薄黄，脉弦滑。

辨证：痰气郁结为标，肾阴亏损为本。

治法：除痰降火治其标。

处方：除痰降火方加味。

柴胡10g，半夏10g，黄芩10g，栀子12g，珍珠母50g（先煎），礞石30g（先煎），夜交藤30g，合欢花12g，石菖蒲6g，远志6g，青皮10g，竹茹12g，桑螵蛸15g，枳壳10g，天竺黄6g，大黄6g。

8月9日二诊：患者服上方5剂后，睡眠尚可，乱梦未作，眩晕减轻，二便正常，遗精减少。但腰膝酸软，口干不欲饮。舌红少苔，脉细数。此痰消气开，证属阴虚火旺、心肾不交，治宜除痰降火治其标。

知柏地黄丸加味。

生地黄 18g，山药 12g，山茱萸 10g，牡丹皮 12g，泽泻 15g，茯苓 15g，知母 10g，黄柏 10g，天冬 10g，麦冬 10g，桑螵蛸 30g，莲须 6g，上肉桂 1g，熟地黄 15g，黄连 3g。10 剂，水煎服。

8 月 20 日三诊：患者服上方 10 剂，遗精未作，诸症消除。舌淡红苔薄白，脉细缓。改以中成药理其善后。

六味地黄丸，晨起服 1 丸，每日 1 次；锁阳固精丸，每晚服 1 丸，每日 1 次、以上两药交替分服。

【按】

遗精因梦而作者，称梦遗。本案患者刘某遗精之疾症情复杂，印老抓住痰火内结之标，紧扣失眠乱梦、心烦易怒、大便干结之主症，先以除痰降火方加味除痰降火，开郁散结，服药 5 剂，遗精次数减少，乱梦不作，睡眠稍好，眩晕较前减轻。患者腰酸腿软、咽干口燥、舌红少苔，一派肾阴不足、相火妄动之象。据此症情，印老辨证为阴虚火旺，心肾不交，遂处以知柏地黄丸加味。中医学认为，肾主封藏，主藏精而不"泻"，藏真阴而寓真阳。肾阴不足，肾水不能上济于心，心火偏亢，扰乱心神，则心烦少寐；心火上炎，则口舌尖痛；心火下移于小肠，灼伤津液，则小便短黄；心火不能下交于肾，肾阴不足，虚火内炽，扰动精室，故梦遗频作；虚火上扰，则头晕耳鸣；腰为肾之府，阴精亏损，肾不藏精，故见腰酸腿软；舌红少苔，脉细数均为阴虚火旺之象。故以六味丸为主方，重在滋阴补肾，方中重用生地黄滋阴清热；伍熟地黄增强滋阴补肾、生津润燥之力；黄柏善泻肾家之火，与知母伍用，滋阴降火功效显著；天冬、麦冬同用，既增强滋阴清热润燥之效，又有金水相生之意；黄连、肉桂，寒热并用，上清心火，交通心肾，引火归原；桑螵蛸、莲须益肾固精止遗。诸药合用，肾阴得补，虚火得降，心肾交通，梦遗诸症自可痊愈。

综观全案立法用药，急则治其标，首先抓住失眠乱梦、心烦易怒、大便干结之主症，除痰降火而症消。二诊以六味地黄丸为主方，集知柏地黄、大补阴丸于一体，重在增强滋阴降火之力；佐以交泰丸交通心肾，水火既济，则梦遗之症得以消除。

六、遗尿症

【病例】

张某，女，13 岁，1991 年 9 月 5 日初诊。

病史： 夜尿床多年，近 2 年常因夜梦而遗尿，羞于齿口，常悄悄晒晾被褥，恐不能适应即将到来的住校生活，故前来就诊。症见：心烦眠差，腰膝酸软，形寒肢冷。舌淡苔白脉细。

辨证： 营卫不调，心神失养，肾不纳气。

治法： 调和营卫，养心安神，纳气固涩。

处方： 桂枝龙骨牡蛎汤加味。

桂枝 10g，白芍 15g，煅龙骨 30g（先煎），煅牡蛎 30g（先煎），桑螵蛸 30g，益智仁 10g，远志 10g，石菖蒲 10g，生姜 10g，大枣 5 枚。7 剂，水煎服。嘱每晚临睡前服金匮肾气丸 1 丸。

1991 年 9 月 13 日二诊：患者服药后，夜梦减少，有尿意即醒。继服上方 7 剂。

1991 年 9 月 21 日三诊：患者梦中遗尿即止。继服 10 剂，此疾未再复发。

【按】

患者肾气未充，心神浮越，神不内守而因梦遗尿。方取桂枝龙骨牡蛎汤加味合金匮肾气丸，安神养肾。方中桂枝、白芍、生姜、大枣调和营卫；石菖蒲、远志安神益智、开窍豁痰、和中辟秽，增强了桂枝汤养心安神之力，以治因梦遗尿；桑螵蛸补肾助阳、固精缩尿，益智仁善于温肾助阳、温下焦而固肾气、缩尿止遗，两药同入肾经，相须为用，助阳固涩之力倍增；煅龙骨、煅牡蛎亦相须为用，可增强涩中寓补之力，强肾而无燥热之偏，共收补肾止遗之功；配合金匮肾气丸，每晚临睡前服 1 丸，加强补肾气、助膀胱、固摄小便之力，全方补肾纳气、养心安神以治梦遗。

本方经反复临床使用，已为印老"抓主症"之常用方，凡因梦遗尿者，率先用此，疗效甚好。

七、脊髓空洞症

【病例】

郭某，男，45岁，1993年8月8日初诊。

病史：患者右上肢及第1～4腰椎两侧呈现节段性麻木不仁已3年，经某医院诊为脊髓空洞症。现症见：右臂运动无力，肌肉轻度萎缩，脊柱弯曲，步行摇晃不稳，手握不固，患肢肌肤有麻木感，或为闪电样痛，偶有言语不利，体胖乏力，食纳尚可。舌淡质红，有齿痕、瘀斑，苔薄白，脉沉细、尺小无力。

辨证：肝肾阳虚，精髓不充，气虚血瘀。

治法：温补肝肾，益髓健脑，益气活血。

处方：河间地黄饮子加味。

熟地黄15g，山药10g，山茱萸10g，麦冬10g，石斛15g，远志6g，石菖蒲10g，茯苓10g，五味子10g，肉苁蓉10g，巴戟天10g，肉桂3g，熟附子9g，龟甲胶30g（炖），鹿角胶30g（炖），丹参30g。7剂，水煎服，每日1剂。

1993年8月16日二诊：患者服药7剂，诸症同前。继服上方30剂。

1993年9月18日三诊：患者服药37剂，痛已缓解，感觉稍复，步态有所好转，上肢麻而不木。舌淡，瘀点消失，脉弦细。

电话请示印教授，印老指示："脊髓空洞症属难治病，眼下治疗已见效，应守方重用补肝肾、填精益气之品，可酌加西洋参、鹿角霜、紫河车粉，共研细末，炼蜜为丸，每丸重9g，每次1丸，日服2次。"

故此处方如下：熟地黄60g，山药30g，山茱萸30g，麦冬30g，石斛45g，远志20g，石菖蒲30g，茯苓30g，五味子30g，肉苁蓉30g，巴戟天30g，肉桂10g，熟附子30g，龟甲胶30g，鹿角胶30g，丹参90g，西洋参50g，鹿角霜50g，紫河车粉60g，黑蚂蚁30g，共为细末，炼蜜为丸。

1994年1月10日四诊：患者服药3月余，行动自如，言语可辨，经太原某医院检查：节段性感觉分离、节段性肌肉萎缩等症状消失，大脑思维能力及记忆力均可，诸症悉除，基本恢复健康。

此后18年，患者虽少有外出活动，但生活可自理。

【按】

脊髓空洞症，是脊髓神经受到损害而出现的疾病，常和上下肢的活动有关。本案以温补肝肾之河间地黄饮子加味。方中熟地黄、肉苁蓉、肉桂、熟附子补肾壮阳；山茱萸、巴戟天、五味子养肝敛气；石斛、麦冬生津液以防止湿热药助火伤津；远志、石菖蒲、茯苓益心气以治语言不利；龟鹿二仙胶滋阴补肾、益髓填精；丹参养血活血通络，实属寓消于补之法也。

在印教授指导下，患者服汤药37剂，临床症状大有改善。宗"精不足补之以味"之旨，加入血肉有情之品紫河车粉、黑蚂蚁滋肾阳、益阴精、充骨髓、健筋骨；鹿角霜壮元阳、益精血、强筋骨、通血脉；"形不足温之以气"，故以西洋参大补元阳之气。如此"抓主症"，定方、定药，甚至定量，制以丸药缓中求效。诸药合用，则为阴阳气血交补之剂，共具填补精髓、益气壮阳之功，尤其方中之补肾药，具有益精填髓、促进生长和发育的作用，能促进萎缩的肌肉功能恢复。

八、嗜酸细胞肉芽肿

【病例】

赵某，女，51岁，1993年8月25日初诊。

病史：患者2个月前，无明显诱因头部出现一包块，局部仅有轻微酸痛，但经常头晕头痛，脑中鸣响，几经求医治疗，未见效果。刻诊：头颅左侧可见一直径约5cm、高约2cm包块，边界清楚，按之质硬，无明显压痛，推之不移，不冷不热。X线片提示骨质损坏。舌质淡苔薄白，脉弦。经某医院检查，诊断为嗜酸细胞肉芽肿。

辨证：肾虚髓空。

治法：补肾填精。

处方：熟地黄 15g，杜仲 15g，骨碎补 15g，桑寄生 15g，生牡蛎 30g，玄参 12g，夏枯草 15g，川断 15g，连翘 12g，当归 15g，半枝莲 15g，枸杞子 12g，茺蔚子 30g，海浮石 15g（先煎）。水煎服。

8 月 30 日二诊：脉证同前，上方加鹿角霜 15g（先煎）。7 剂，水煎服。

【按】

患者赵某，头部出现一包块，印老说："西医治此，一是外科手术，二是放射疗法。中医外科有一句名言：'内之症或不及其外，外之症则必根于其内。'这种慢性病，决非简单的外因所致。"印老沉思很久，忽然兴奋地说："X 线片提示骨质损坏，是否可以认为是肾虚髓消，据此可改用补肾方法治疗。"印老将西医的诊断方法用于中医辨证，这也是"抓主症"的重要方法之一。故补肾填精守法治疗以缓中求效。

这则病例使我们清楚地认识到人体是一个有机整体。内与外，可分而不可离，内科要辨外在的证候，外科宜求内在之根源，而中医与西医也可以相互印证、相互为用。

九、足跟痛

【病例】

张某，男，50 岁，1991 年 9 月 5 日初诊。

病史：腰困乏力，足跟痛 2 年，曾服六味地黄丸、健步虎潜丸，其效不显。半年来，患者两足跟疼痛症状加重。X 线摄片足跟骨质完好，未见异常。旬日来，患者足跟痛不能着地行走，疼痛难忍，足跟烘热，腰困乏力，终日卧床。舌质淡苔白而厚腻，脉弦。

辨证：湿热壅滞，络脉不通。

治法：清热燥湿，活络止痛。

处方：四妙散加味。

苍术 12g，黄柏 15g，生薏苡仁 30g，川牛膝 10g，萆薢 15g，泽泻 30g，车前子 12g（包），滑石 15g（包），佩兰 15g，藿香 10g，青黛 6g（包），木瓜 15g，薄荷 3g，蚕沙 30g（包）。5 剂，水煎服。

1991 年 9 月 10 日二诊：患者服药后，足跟烘热感消失，痛状如常。守方 7 剂，水煎服。

1991 年 9 月 18 日三诊：患者足跟痛缓解，腰困乏力减轻，能自行来院就诊。舌苔稍腻，守方再进 7 剂。

患者服药后，足跟痛消失，舌淡苔薄白，脉弦。

【按】

秦伯未先生在《中医临证备要》中指出："足跟疼痛，不肿不红，不能多立、多走，属肝肾阴血不足，虽系小病，治宜峻补，用鹿角胶丸治之。"但该患者，前以滋阴补肾疗效不显，反之疼痛加重。印教授察舌按脉，抓住"湿热"的主症，清热燥湿、活络止痛而效捷。湿热互结，如油入面，难分难解。而苔白厚腻微黄，这是典型的湿热指征。根据经络学说，足厥阴肝经在足部经过内踝前面，交叉于足少阴肾经的后方；足少阴肾经出于舟骨粗隆下，沿内踝后进入足跟。由于湿热重着黏腻肝经而下注，肝肾同源，故交于足跟，以致湿热为患。处方取黄柏苦寒沉降，寒以清热，苦以燥，直达下焦，善清下焦湿热；苍术辛苦而湿，以辛主散，苦温燥湿运脾；生薏苡仁甘淡微寒，为健脾利湿之要药，又有疏利筋骨关节之功；川牛膝长于引行血脉、通经络、利关节、起痿废、通痹止痛。四味合用共成湿热痿痹之良剂。此外，萆薢功专利湿化浊；藿香芳香化浊、醒脾和中；泽泻甘淡渗湿，长于泻肾经之热；车前子长于利水通淋而不伤阴，且有久服无弊之特点；佩兰芳香化湿；滑石甘淡微寒，利尿通淋，可协助他药使湿热从小便而解；木瓜酸温气香，敛中有散，以温香为用、化湿为功，长于舒筋活络，善祛风湿；青黛咸寒，清热凉血，与木瓜合用有专治足跟痛之功；蚕沙祛风除湿、和胃化浊。全方清热燥湿，筋脉舒利，血络通畅而足跟痛消失。

十、肾病综合征

【病例】

刘某，女，35 岁，1993 年 8 月 7 日初诊。

病史： 患者既往有慢性肾炎 5 年，此次因感冒而病情加重。刻诊：全身浮肿，恶心呕吐，小便短涩，大便秘结。西医诊为慢性肾炎急性发作，尿毒症。患者面色暗滞，纳呆食少。舌质暗淡，有齿痕，苔黑厚腻，脉象细弱，尺小无力。血压 160/100mmHg。

辨证： 脾肾俱虚，湿浊内泛。

治法： 通阳益气化浊，和胃降逆止呕。

处方： 附子 10g，桂枝 10g，茯苓 30g，半夏 10g，枳实 10g，木瓜 15g，大黄 10g，萆薢 15g，大腹皮 15g，黄芪 30g，苏叶 15g，丹参 30g，泽泻 30g。5 剂，水煎服。

8 月 13 日二诊：患者服上方 5 剂，恶心呕吐停止，浮肿始消，再以"抓主症"之益肾汤加味。

当归 15g，赤芍 15g，川芎 9g，丹参 30g，桃仁 9g，红花 9g，蒲公英 30g，紫花地丁 30g，山豆根 10g，土茯苓 30g，白茅根 30g，黄芪 30g，大腹皮 15g。5 剂，水煎服。

8 月 18 日三诊：患者全身浮肿消退，血压 130/90mmHg。以益肾汤合参苓白术散调理。

丹参 30g，当归 10g，赤芍 15g，川芎 6g，桃仁 10g，红花 10g，蒲公英 30g，土茯苓 30g，益母草 30g，党参 15g，白术 10g，炒扁豆 10g，山药 12g，生薏苡仁 30g，桔梗 10g，黄芪 30g，泽泻 30g。15 剂，水煎服。

【按】

慢性肾炎急性发作，兼有尿毒症，为肾病综合征之重症，中医学认为，肾病综合征病人水、血、毒互结，印老治以通阳益气化浊、和胃降逆止呕之法，解决了患者严重的体液潴留问题，疗效极佳。患者服药 5 剂恶心呕吐止，浮肿也开始消散。印老认为，血瘀内停，则水道不利，致水泛周身，水湿内停；血、水湿凝聚，致使毒浊积于体内，不得排除，当理血、利水、解毒。益肾汤方中，桃仁、红花、赤芍、当归、川芎、丹参理血为主，取"治风先治血，血行风自灭"之意；紫花地丁、蒲公英、山豆根清热解毒；土茯苓、白茅根、大腹皮利水消肿；黄芪益气以利扶正消水。当浮肿消退后，以益肾汤合参苓白术散加减，扶正祛邪、标本兼顾，故患者身体恢复正常。

十一、肾结石

【病例】

王某，男，32岁，1988年9月7日初诊。

病史：旬日来，患者间歇性阵发性腰痛，向会阴部放射，并伴有血尿。县医院腹部X线片诊为肾结石。刻诊：右肾区有压痛及叩击痛。静脉肾盂造影诊为右肾输尿管下段结石并肾盂轻度积水。舌红苔薄白，脉沉弦。

辨证：气机闭塞，阻滞下焦，膀胱气化失调。

治法：通淋排石。

处方：三金排石汤加味。

大叶金钱草30g，海金沙30g（包），石韦10g，泽泻30g，鸡内金15g，郁金12g，川牛膝10g，滑石15g（包），乌药10g，萆薢15g，川军10g，车前子15g（包），白茅根30g。10剂，水煎服，每日1剂。

9月17日二诊：患者服药10剂，血尿止，阵发性腰痛缓解，右肾区有压痛。上方加冬葵子10g，琥珀2g（冲服）。水煎服20剂。

10月10日三诊：患者服上方20剂，一般情况尚好。遵印老大法，配制成丸药，继服3个月。

次年春节后，患者于县医院行B超检查，未发现结石，准备外出打工。

【按】

肾、输尿管结石称为上尿路结石，其结石大多来自肾，由于输尿管内径自上而下变窄，并有3处生理狭窄，故结石易停留在狭窄处。患者王某主要表现为阵发性腰部疼痛，向会阴部放射，同时出现血尿、感染和梗阻引起的肾积水。三金排石汤是专为治疗石淋而设，本方既有清热利水之效，又具排石化石之功，标本皆治。方以石韦散为基本方，加海金沙、大叶金钱草、鸡内金而成。海金沙性味甘、咸、寒，归膀胱、小肠经，其性下降、善清小肠、膀胱湿热，尤善止尿道疼痛，为治诸淋涩痛之要药。印老有时用一味海金沙大剂量煎汤，用于治疗砂淋，亦有效；大叶金钱草利尿通淋，善消结石，为治泌尿系结石之要药；鸡内金有消磨结石的作用。三金合用，通淋排石化石。方中更合冬葵子、滑石、车前子、泽泻，共奏清热利水通淋之效；乌药、郁金行气排石；琥珀化瘀止痛，增强排石之力；川牛膝、川军、草薢引药下行、利尿排石；白茅根凉血止血，以利血尿的治疗。

对于砂石较小者，此方效果明显；而肾与膀胱之间砂石过大者，则疗效欠佳，必须采取中西医结合方法治疗。

十二、肾绞痛

【病例】

吕某，男，50岁，1991年9月10日初诊。

病史：今年6月，患者突然出现腰腹部绞痛、呕吐，以"急性胃肠炎"为治，注射阿托品并输液，略见好转。时过1周，又发剧痛，并伴有血尿，某医院急诊诊为肾结石所致肾绞痛，建议手术治疗。患者畏惧，不愿手术，要求服中药治疗。刻诊：患者腰腹部绞痛发作无定时，腰腹困重，疼痛发作时面色苍白、汗出如洗，小便短涩欠利。体温38℃。舌苔黄腻，脉弦细而数。尿检：红细胞（+++），白细胞少许，蛋白（+）。

辨证：湿热蕴结，煎液成石。

治法：渗泄湿热，利水通淋。

处方：三金排石汤加味。

川金钱草60g，海金沙60g（包），川牛膝10g，鸡内金12g，石韦12g，冬葵子15g，泽泻30g，滑石15g（包），车前子12g（包），石见穿30g，土茯苓30g，乌药10g，小蓟30g，生甘草10g。7剂，水煎服，每日1剂，分

2 次服。

9 月 17 日二诊：患者服药 7 剂后，腰胀痛明显减轻，排尿已通畅。舌红苔微黄，脉细数。应上方有效，印老嘱患者连续服用 1 个月，并注意观察小便时有无砂石排出。1 个月后复查 B 超，以观察结石变化。

【按】

三金排石汤为印老治疗泌尿系结石的自制方。

病例吕某，水湿与热互结而成石淋，故治以渗泄湿热、利水通淋。印老自制三金排石汤既有清热利水之效，又具排石化石之功。方中药用鸡内金、金钱草为对，一以化石、一以排石，张锡纯谓"鸡内金，鸡之脾胃也，中有瓷、石、铜、铁皆能化之，其善化瘀积可知"，临床证实重用鸡内金，确有化石之殊功；川金钱草清热利尿、消肿排石、破积止血，印师大剂量使用，对泌尿系结石的排出尤有殊效；海金沙、石见穿为对，海金沙甘、淡、寒，淡能利窍，甘能补脾，寒能清热；石见穿苦、辛、平，善健脾胃、消积滞，能助鸡内金攻坚化石，亦助金钱草通淋排石；石韦、冬葵子为对，一为利水通淋止血、泄水而消瘀，一为甘寒滑利、通淋而排石。三金合用，通淋排石化石。更合石韦、冬葵子、滑石、车前子、石见穿共奏清热利水通淋之效。配小蓟凉血止血，土茯苓清热解毒、利湿，有助于排石。

印老指出，中草药治疗尿石症可取得较好疗效，不仅能促进排石，而且有溶解结石的作用。结石排出后，还需滋益肝肾、善后调理。总之要辨证与辨病相结合，因证制宜。

十三、水肿

【病例】

白某，女，72 岁，1993 年 9 月 1 日初诊。

病史：旬日来患者眼睑浮肿，下肢腿肿，尿频尿急，夜尿次数多，伴有腹胀、纳差、心悸、咳嗽，动则气促，失眠多梦。面色不华，精神不振，眼睑及下肢浮肿。舌苔黄，脉细数。于县医院行尿常规检查无异常。患者既往血压偏高。

辨证：气滞水停。

治法：下气利水。

处方：五皮散加味。

大腹皮 15g，大腹子 15g，茯苓皮 15g，五加皮 10g，桑白皮 15g，青皮 10g，陈皮 10g，车前子 12g（包），夏枯草 15g，生薏苡仁 30g，桑椹 30g，炒酸枣仁 30g，泽泻 30g，莱菔子 15g，丹参 30g，赤芍 30g。5 剂，水煎服。

9 月 6 日二诊：患者服药后小便清长，眼睑浮肿明显减退。继以上方加青葙子 30g。水煎服。

9 月 12 日三诊：患者浮肿消退大半，睡眠尚可。原方去青皮、五加皮；加紫菀 10g，桔梗 6g，以开肺气、利三焦，使咳喘止、水肿消。

【按】

水肿指以头面、四肢的浮肿症状为主的病证，是由肺、脾、肾的气化功能失调或三焦不利引起。本案患者白某年事已高，常有下肢或眼睑浮肿，但尿常规检查无异常，实属脾虚湿盛，气滞水停，运化失常，水湿泛滥，泛溢肌肤故一身悉肿。方用青皮、陈皮、大腹皮、桑白皮、五加皮以祛除皮水；方中茯苓皮利水渗湿，兼以补脾助运化；桑白皮肃降肺气，以通调水道；大腹皮行水气消胀满；陈皮和胃气、化湿浊；五加皮，辛、苦、温，辛以顺气而化痰，苦以坚骨而益精，温以祛风而胜湿，肾得其养，则妄水去而骨壮；生薏苡仁、泽泻健脾利水；大腹皮、莱菔子、车前子下气利水；丹参、赤芍取"血行气畅，方可使水湿运行通畅"之意；炒酸枣仁养心安神以利睡眠；青葙子、夏枯草清肝降压；桑椹酸、甘、微寒，滋阴补血，生津润肠，以防淡渗利水之剂太过而伤脾肾。

十四、半身冷痛

【病例】

吴某，男，56 岁，1988 年 9 月 9 日初诊。

病史： 患者腰腿隐痛已 10 年，今年夏至后自觉下半身畏冷，肢体痛加重。刻诊：神疲体乏，脘闷不欲饮食，食则呕逆，夜不能寐，便溏不爽，虽天气炎热，患者亦需坐垫棉褥，否则冷痛彻骨。舌苔白厚而腻，诊脉濡缓。印老认为，此案肾阳不足为本，寒湿内停、中阳失运为标，急则治其标，以缓其急。

辨证： 寒湿内停，中阳失运。

治法： 辛温宣利，化湿和中。

处方： 香砂平胃散加味。

苍术 10g，厚朴 10g，陈皮 10g，砂仁 10g，丁香 10g，干姜 10g，苏叶 10g，茯苓 15g，白豆蔻 10g，佩兰 10g，黑附子 10g。5 剂，水煎服。

9 月 15 日二诊：患者药服 5 剂后，呕逆止，胀闷消，肢体冷痛如前。拟健脾温阳、补肾强督之法。

党参 15g，白术 12g，茯苓 30g，生薏苡仁 30g，良姜 12g，川断 15g，桑寄生 15g，杜仲 15g，木瓜 15g，川牛膝 10g，鹿角霜 15g（先煎），黑附子 12g，狗脊 30g，独活 12g。7 剂，水煎服。

印老嘱又方：制附子 12g，羊肉 50g。水炖，本方自立冬之日起至次年惊蛰止，每日服 1 剂。

【按】

病案吴某，久患腰腿作痛，下半身畏冷，虽天气炎热，亦需坐垫棉褥，否则寒冷彻骨，此脾阳不足，肾阳亦衰，精气亏损，又加感受寒湿所致。印老说："形不足者温之以气，精不足者补之以味，药需甘温，法宜缓图。"因肾阳不足为本，中阳失运为标，故以辛温宣利、化湿和中。方以香砂平胃散加苏叶、干姜、茯苓、白豆蔻、佩兰、黑附子宣散寒湿，使寒湿去、中阳得运。因此，脘闷呕逆、便溏不寐诸症得以缓解。二诊时，印老抓住脾肾阳虚之本，以自制补肾强腰方补肾强腰治半身冷痛。方中杜仲、川断、狗脊、川牛膝、桑寄生强腰膝、益精气；木瓜、独活祛风舒挛定痛；四君子汤健脾益气；黑附子、良姜、生薏苡仁、鹿角霜温中健脾。综合全方，可使肾阳足、中气健、经络通，对缓解消除腰腿下半身冷痛大有裨益。

印老对食疗保健也很重视，他嘱患者取附子熬羊肉以食补缓图。附子辛、甘、有毒，大热纯阳，其性浮而下沉，其用走而不守，通行十二经，故引补气药以复散失之元阳，引补血药以滋不足之真阴，引发散药开腠理以逐在表之风寒，引温热药至下焦以祛在里之寒湿；配精羊肉，甘、热、属火，祛虚劳、益气血、壮阳道、开胃健力。由于病为体虚痼冷，日久年深，故用此二味坚持常服，以冀除根。本案作为食疗保健除疾，可示人一法矣。

十五、腰肌劳损

【病例】

崔某，男，48岁，1988年9月2日初诊。

病史：患者从事文秘工作，长时间坐办公室，今年春节后感腰痛不举，但无压痛及敲击痛，喜温喜按，气短乏力，尿无力。腰椎X线检查未发现器质性改变。现症见：腰痛突发，不能俯仰，行动困难，畏寒怕风，左足跟痛。舌淡少苔，脉弦细。根据腰痛可按且敲击时反有轻松之感觉，诊为肾虚腰痛。

辨证：肾虚督滞。

治法：补肾强腰。

处方：补肾强腰方。

狗脊30g，川断15g，桑寄生30g，杜仲15g，牛膝10g，木瓜15g，生薏苡仁30g，淫羊藿10g，补骨脂15g，青黛5g（包）。取猪肾1个（亦可用羊肾代），切开，去肾盂白色部分，洗净、先煎，取汤煎药，每日1剂，分2次服。

9月9日二诊：患者服药7剂，腰痛减轻。再以上方加胡桃肉10g。水煎服7剂。

【按】

病例崔某之腰痛如折，疼处喜温喜按，实属久坐之疾。印老以补肾强腰法治疗。补肾强腰方是印老治疗肾虚腰痛而自制的"抓主症"经验方。印老认为瘀血腰痛，固定不移，按之痛甚；肾虚腰痛而不举，得按及敲击而痛缓。方中狗脊、川断、杜仲、牛膝、桑寄生、淫羊藿、补骨脂，均有强腰膝、益精气、治腰痛之功；生薏苡仁健脾渗湿以利腰缓急；取木瓜配青黛舒筋利湿，专治足跟痛；猪肾煮汤煎药，一者补肾虚劳损诸症，一者为引导之意，取以腰补腰矣。印老说："凡痛，因按而减轻者，必宜于补。"补肾强腰方平补肾中阴阳，实为肾虚腰痛之良方。

第五章 心脑病证

一、病毒性心肌炎

【病例】

翟某，女，35 岁，1991 年 9 月 2 日初诊。

病史： 患者今年 5 月患上呼吸道感染，经治而愈，继而出现心悸乏力，胸闷气急，动则气短，心动过速。X 线胸片示心脏扩大；心电图检查示室性早搏，脉率 100 次 / 分。症见：胸闷心悸，发热头晕，气急咳嗽，咽痛恶心，心律不齐。舌苔白腻，脉滑数而结代。

辨证： 素体肥胖，痰湿内阻。

治法： 止咳化痰，活血化瘀。

处方： 旋覆花汤加味。

橘红 10g，清半夏 10g，紫菀 10g，款冬花 10g，白前 10g，丹参 30g，旋覆花 15g（包），茜草 10g，枇杷叶 10g，鱼腥草 30g，芦根 30g，桔梗 10g，生甘草 10g。5 剂，水煎服。

1991 年 9 月 7 日二诊：患者咳嗽好转，吐痰清利，咽痛缓解，仍胸闷心悸，气短乏力。苔根黄腻，脉细。仍宗前法。

桑白皮 15g，杏仁 10g，丹参 30g，茜草 10g，旋覆草 15g（包），橘红 10g，清半夏 10g，生甘草 10g，桔梗 10g，紫菀 10g，款冬花 10g，前胡 10g，鱼腥草 30g，山豆根 30g，川芎 6g，枇杷叶 10g，芦根 10g。5 剂，水煎服。

1991 年 9 月 13 日三诊：患者咳嗽消失，凡心悸则胸闷、心慌气短减轻、困倦乏力。苔薄腻，脉弦涩结代。以养阴清热、活血宽胸为法。

旋覆花 15g（包），茜草 10g，丹参 30g，红花 10g，川芎 10g，茯苓 30g，杏仁 10g，生薏苡仁 30g，沙参 15g，麦冬 10g，五味子 10g，枇杷叶 10g，甘草 10g，芦根 30g。5 剂，水煎服。

1991 年 9 月 19 日四诊：近日又感气短、心悸，再以上方加泽泻 30g，生牡蛎 30g，薤白 10g。5 剂，水煎服。

1991 年 9 月 25 日五诊：诸症均改善，舌红苔薄白。

旋覆花 15g（包），茜草 10g，红花 10g，薤白 10g，川芎 15g，麦冬 10g，五味子 10g，杏仁 10g，生薏苡仁 30g，茯苓 30g，沙参 15g，生牡蛎 30g（先煎），川贝母 10g，丝瓜络 10g，甘草 10g。5 剂，水煎服，以善其后，巩固疗效。

【按】

热毒之邪伤肺，宣降失司，故发热咳嗽；热毒之邪侵心，心阴受损则心悸、气短。本案患者素为痰湿之体，胖人多湿，湿聚生痰，加之邪毒侵心，痰湿内阻，胸闷气憋，头晕且胀；痰湿内阻，水气凌心射肺，则气急咳嗽，故首诊以养阴润肺，化痰止咳，佐以活血通络。芦根滋阴润肺止咳；紫菀、款冬花、白前宣肺化痰、醒脾燥湿；桔梗甘草汤配枇杷叶、鱼腥草利咽解毒；旋覆花、茜草活血化瘀通络以利血行，特别是旋覆花能消痰行水、降逆止呕；后又加茯苓、生薏苡仁健脾利湿；生牡蛎、川贝母、丝瓜络助活血化痰、散结通络。肺主气，心主血，故通过宣肺利气、活血宽胸之法治之，症除而愈。

二、心肌炎

【病例】

瞿某，女，32 岁，1991 年 9 月 2 日初诊。

病史： 患者胸闷心悸，失眠多梦，五心烦热，咳嗽吐黄痰已 5 月，西医诊断：心肌炎。先前以活血化瘀、益气生津法（旋覆花 15g，茜草 10g，红花 10g，丹参 30g，川芎 12g，太子参 30g，麦冬 12g，五味子 10g，茯苓 30g，杏仁 10g，生薏苡仁 30g，炙甘草 10g，鲜葱管 15g。水煎服，每日 1 剂。）治疗，服 7 剂而症状改善不显。刻诊：胸闷咳嗽，动则少气，倦怠乏力。舌淡苔白，脉弦涩、结代。

辨证：肺燥咳嗽。

治法：生津润肺。

处方：旋覆花汤加味。

生甘草 10g，桔梗 10g，橘红 6g，清半夏 6g，紫菀 10g，款冬花 10g，白前 10g，前胡 10g，丹参 30g，旋覆花 15g，茜草 10g，鱼腥草 30g，枇杷叶 10g，芦根 30g。5 剂，水煎服。

9 月 8 日二诊：患者咳嗽减轻，吐痰清利，心悸气短，平卧则气不升。舌根黄腻，脉细涩。仍守前法。

桑白皮 15g，杏仁 10g，丹参 30g，茜草 10g，旋覆花 15g（包），橘红 10g，清半夏 6g，生甘草 10g，桔梗 10g，紫菀 10g，款冬花 10g，前胡 10g，白前 10g，鱼腥草 30g，川芎 10g，枇杷叶 10g，芦根 30g。5 剂，水煎服。

9 月 14 日三诊：患者咳嗽已止，仍心悸、胸闷、气短。舌苔黄腻，脉弦涩、结代。此时，印老认为，治疗应主抓胸痹之症。治以活血宽胸除痹之法。处方以生脉饮合旋覆花汤加减。

沙参 15g，麦冬 15g，五味子 10g，丹参 30g，红花 10g，旋覆花 15g（包），茜草 10g，薤白 10g，川芎 10g，生薏苡仁 30g，茯苓 30g，杏仁 10g，川贝母 10g，生牡蛎 30g，枳壳 10g。5 剂，水煎服。

9 月 19 日四诊：患者心悸、胸闷缓解，脉结代。

旋覆花 15（包），茜草 10g，红花 10g，丹参 30g，川芎 15g，茯苓 30g，杏仁 10g，生薏苡仁 30g，甘草 10g，沙参 15g，麦冬 10g，五味子 10g，枇杷叶 10g，芦根 30g。5 剂，水煎服。

9 月 24 日五诊：患者诸症同前，故仍守前法。

旋覆花 15g（包），茜草 10g，红花 10g，丹参 30g，川芎 15g，茯苓 30g，杏仁 10g，生薏苡仁 30g，甘草 10g，沙参 15g，麦冬 10g，五味子 10g，川贝母 10g，泽泻 30g，丝瓜络 10g，鲜葱管 15g。5 剂，水煎服。

患者服药后，诸症已平，心电图复查Ⅱ、Ⅲ、aVF 导联均改善，心电图正常。

【按】

心肌炎属中医学"胸痹"范畴；伴头面、四肢、腹部，甚至全身浮肿者，称水肿或水气；水液停积、不得输化，喘而不能平卧者，称痰饮；自觉心动数疾，不能自主者，称怔忡；呼吸急促，甚至张口抬肩者，称咳喘。

本案病例，证属痰饮，因心悸、气短、咳嗽、吐黄痰，西医诊为心肌炎。首诊，我曾予印老治疗冠心病胸痹疼痛的经验方旋覆花汤加味，服药 7 剂，效果不显而且咳嗽加重。印教授接诊后，我汇报了前阶段的治疗情况，印老说："患者心络瘀阻为本，肺燥咳嗽为标；急则治其标，应先从痰饮着手。"拟以生津润肺法。方中橘红、清半夏降气化痰；紫菀、款冬花、白前、前胡止咳化痰；桔梗、生甘草、枇杷叶、芦根生津润肺；旋覆花、杏仁消痰行水，善治咳喘多痰；鱼腥草宣肺利咽，治热痰咳嗽。患者前后服药 10 剂，咳嗽平，气短缓解。此后，印老以开胸祛痹、养心活血之法治之，予生脉饮合旋覆花汤加减。服药 30 余剂，患者诸症悉平，心电图亦正常。20 多年过去了，此患者现在已 57 岁，经营个体粮油店，其身体健康，始终与我保持联系，并常与我探讨服药与锻炼的心得。

三、冠心病心绞痛

【病例】

高某，男，64 岁，1991 年 9 月 3 日初诊。

病史：患者 1980 年突发心肌梗死，经治临床症状改善，每当劳累或情绪不稳则断续有心绞痛发作。今年夏天心前区疼痛每日发作，于县人民医院住院治疗而缓解。现症见：心痛彻背，痛时向左臂放射，劳累或情绪不佳而加重，伴有胸闷气憋、动则自汗、口干咽燥、大便干结、4～5 天一行、倦怠乏力。舌体大，质暗红，苔微腻，舌下络脉青紫怒张，脉沉弦而涩。

辨证：心脉瘀阻，气阴两虚。

治法：益气生津，活血通络。

处方：生脉饮合旋覆花汤加味。

西洋参6g（冲服），旋覆花15g（包），天冬12g，麦冬12g，五味子10g，丹参30g，川芎15g，生薏苡仁30g，茜草10g，红花10g，杏仁10g，茯苓15g，三七粉3g（冲服），橘络6g，瓜蒌30g，薤白10g，生甘草10g。水煎服7剂，每日1剂，分2次服。

1991年9月10日二诊：患者服药后，心痛次数、程度明显减轻，大便通畅，唯在上坡或快行时胸前憋闷。守方再进7剂。

1991年9月18日三诊：患者心绞痛控制，胸闷气憋消失。上方去瓜蒌、薤白、杏仁，改生甘草为炙甘草；加鲜葱管15g。7剂，水煎服。患者精神、气色明显改善，晨起劲走活动也不觉胸憋。时过9年，患者始终身心舒爽，且尚未发作心绞痛。

【按】

心绞痛是一种虚实夹杂的复杂症候，对于本案的发生，临床多以"心、肺、脾、肾为内虚之本，血、气、痰壅为辨证之要"的观点辨治。本案患者，证属心脉瘀阻、气阴两虚。方中西洋参、天冬、麦冬益气护阴；五味子酸敛心气；丹参、茜草、三七粉、红花、川芎活血凉血、化瘀通脉；茯苓、生薏苡仁、杏仁健脾利水、燥湿化痰，以开胸除痹；旋覆花降气宽中；瓜蒌、薤白宽胸利气；妙用鲜葱管辛微温通，以助化瘀通脉，温通心阳。

四、冠心病病窦综合征

【病例】

翟某，男，46岁，1988年9月5日初诊。

病史：近年来频发心悸气短，胸中闷痛，烦躁眩晕，心律不齐。舌红苔白微腻，脉弦滑而涩。心电图示：心动过速，完全性右束支传导阻滞。西医诊为冠心病病窦综合征。

辨证：气阴两虚，痰湿交阻，络脉不通。

治法：益气生津，活血化瘀，祛痰宽胸。

处方：生脉饮加味。

太子参 30g，麦冬 12g，五味子 12g，旋覆花 15g（包），茜草 10g，红花 10g，丹参 30g，川芎 10g，茯苓 30g，杏仁 10g，生薏苡仁 30g，三七 3g（冲服），橘络 6g，鲜葱管 15g。15 剂，水煎服，每日 1 剂。

9 月 20 日二诊：患者服药 15 剂，烦躁眩晕消除，睡眠尚可。改太子参为西洋参 6g，守方再服 15 剂。心电图示：窦性心律不齐，临床诸症均愈。

【按】

本案病例翟某，由于长期从事脑力劳动，劳伤心脾而起病，印老治以益气养阴以缓图其本。方中首推生脉散益气生津、养阴清肺，由于患者心气不足，可致肺乘脾侮，故清泻肺胃有利于心气的恢复，亦为治未病之良法。方中丹参、川芎、三七、红花、茜草活血通络，祛瘀生新以除痹痛；茯苓、生薏苡仁、杏仁、橘络、旋覆花健脾利湿，化痰降气，宽胸通痹；印老善用鲜葱管温通心阳，补而不滞，使阴阳建立新的平衡。治疗未病，不仅要求医者从五脏着手，已病防变，而且还要求充分重视摄生和调养，未病先防，若能起居有时，饮食有节，豁达乐观，适当锻炼，不仅可起到未病先防之效，而且也不失为是一种积极而有效的治疗手段。

另外，患者坚持以苦丁茶、银杏叶、三七泡水代茶饮，多年来体力较好，精力旺盛，冠心病症状未再出现。

五、脑血栓形成

【病例】

王某，男，62 岁，1988 年 9 月 1 日初诊。

病史：患者既往有高血压病史，服西药血压控制尚可。1 个月前，其因恼怒生气，血压突然升高至 180/110mmHg。CT 检查诊断为脑血栓形成。患者经住院治疗，血压降至 140/100mmHg，其余诸症无明显改善。现症见：眩晕面赤，头重脚轻，半身麻木，肢体左侧活动不灵，吐字不清，口角流涩。舌红苔黄腻，脉弦滑有力。

辨证：肝风上扰，痰火郁结。

治法：平肝通络，除痰降火。

处方：天麻钩藤饮加味。

天麻 10g，钩藤 30g（后下），珍珠母 60g（先煎），川牛膝 10g，丹参 30g，赤芍 30g，地龙 10g，桑寄生 12g，丝瓜络 10g，夏枯草 15g，天竺黄 6g，胆南星 6g，苦丁茶 10g，黄芩 12g，僵蚕 10g。7 剂，水煎服。

1988 年 9 月 8 日二诊：患者服药后，眩晕面赤减轻，口角流涎减少，血压 140/90mmHg。宗上法再进 7 剂。

1988 年 9 月 16 日三诊：上方患者连服 14 剂，血压 130/90mmHg，眩晕面赤消失，走路平稳，肢体活动改善，言语较清楚，口角流涎明显好转。苔黄腻，脉弦滑。仍宗上法，原方进退。

丹参 30g，赤芍 30g，桃仁 10g，地龙 10g，生代赭石 30g，生石决明 15g，夏枯草 15g，僵蚕 10g，川芎 10g，胆南星 6g，川贝母 10g，羚羊角粉 1g（冲服），当归 15g。7 剂，水煎服。

1988 年 9 月 23 日四诊：患者走路平稳，肢体活动较灵便，言语清楚。舌红苔薄，脉弦缓。宗上法，改汤为丸，巩固疗效。

黄芪 50g，赤芍 30g，川芎 15g，当归 30g，地龙 12g，桃仁 10g，红花 10g，水蛭 10g，天麻 10g，钩藤 30g（后下），僵蚕 10g，川贝母 10g，生麦芽 30g，丹参 30g，黄芩 12g，乌梢蛇 30g，川楝子 12g，土鳖虫 10g，配 3 剂药量，共研细末，炼蜜共制丸药，每日 2 次，每次 9g。

【按】

本例患者素体阳亢，有高血压病史，加之恼怒生气而诱发中风，但其神志清，病位较浅，当属风中经络无疑。风阳上扰则眩晕面赤、头重脚轻、走路不稳；痰瘀阻滞经络则半身麻木、肢体活动不灵；肝阳化风，痰涎入络则口角流涎、语言欠清；舌红苔黄腻为痰火之症。故治宜平肝通络、除痰降火。以天麻钩藤饮加味。方中珍珠母长于清肝热、潜肝阳、镇肝息风；天麻、钩藤相须为用，可增强平肝息风之功；夏枯草、苦丁茶清肝火，散肝结能降血压；天竺黄、胆南星清热化痰、息风通络；僵蚕、地龙息风化痰通络；丹参、赤芍补血而通经络，具有养血而不滞、行血而不破之特点；黄芩清上彻下能降血压。全方清肝热、息肝风、化痰火、通络脉，而中风得愈。后以补阳还五汤加味，活血通络，重用黄芪，通过补气来加强活血行血的作用。

六、脑外伤继发癫痫

【病例】

杨某，女，30岁，1993年9月2日初诊。

病史：患者1980年因脑外伤头痛，以后逐渐出现癫痫，发作时不省人事，两目上视，四肢抽搐，肌肉强直，呼吸困难，口唇青紫，每月发作2次，发作最长持续2分钟。脑电图检查中度异常；CT扫描、磁共振检查：右额后顶病变，蛛网膜囊肿。现症见：恶心头晕，食欲日减，并出现步态不稳，面色萎黄，精神呆滞，大便干结。舌质暗苔白微腻，脉弦而涩。

辨证：因外伤络脉受阻，病久成瘀，腑气不通。

治法：活血化瘀，通络定痉。

处方：抵当汤加味。

水蛭12g，虻虫10g，僵蚕10g，桃仁10g，大黄10g，地龙10g，柴胡10g，川贝母10g，昆布15g，全蝎6g，钩藤30g（后下），炒谷芽30g，生牡蛎60g（先煎），海浮石15g（先煎），夏枯草15g，花蕊石30g，蜈蚣2条。30剂，水煎服，每日1剂。

1993年10月2日二诊：患者服药期间癫痫未发作。舌质暗，苔白脉弦。继以化瘀散结法治疗。

水蛭10g，虻虫6g，桃仁12g，川军5g，土鳖虫12g，赤芍30g，丹参30g，当归30g，生牡蛎60g（先煎），川贝母10g，玄参15g，夏枯草15g，海藻15g，昆布15g，海浮石18g（先煎），花蕊石15g，钩藤30g（后下），羚羊角粉2g（分冲）。30剂。水煎服。

患者服药后，癫痫得以康复。随访10余年，再未发病。

【按】

前人有"十痫九痰"之说，故癫痫多从风痰论治，此患者为继发于脑外伤，器质性改变而致。外伤常产生瘀血，由于瘀血而导致"风象"的发生，故见昏倒、抽搐、强直；大便干结常为瘀血内阻，腑气不通所致。方中水蛭、虻虫、地龙、全蝎、僵蚕、蜈蚣、钩藤化久瘀以定风；桃仁、大黄行瘀通便；花蕊石、生牡蛎、海藻、昆布、海浮石、夏枯草、川贝母以化痰镇痉；炒谷芽调中和胃。本方屡用获效，已作为印老"抓主症"的常用方，故凡外伤癫痫即用此方，大多数患者疗效肯定。

七、乙脑后遗症

【病例】

芦某，男，19岁，1988年9月1日初诊。

病史：患者去年春3月突然高热；继而头晕、项强，剧烈头痛，频繁呕吐，烦躁不安，阵阵惊厥，时有谵语。西医诊为流行性乙型脑炎，急诊住院治疗而康复。现症见：经常低热，午后热甚，盗汗，头晕耳聋，手足蠕动。舌质红绛苔花剥，脉细数。

辨证：热伤阴血，虚风内动。

治法：滋阴潜阳，养阴透热。

处方：大定风珠加味。

龟甲30g（先煎），鳖甲30g（先煎），生牡蛎60g（先煎），生地黄15g，麦冬15g，赤芍30g，火麻仁30g，阿胶珠10g，五味子10g，夏枯草15g，炙甘草10g，鸡子黄2枚（冲服），知母10g。5剂，水煎服。

1988年9月7日二诊：患者低热已退，手足蠕动明显减轻，余症同前。继服上方5剂。

1988年9月13日三诊：患者低热退，盗汗亦除，头晕缓解，唯耳聋，口干咽燥，尿黄便干。舌红少苔，脉细数。仍守滋阴潜阳法。

生牡蛎60g（先煎），鳖甲30g（先煎），龟甲30g（先煎），赤芍15g，白芍15g，麦冬12g，阿胶珠10g，生地黄15g，夏枯草15g，升麻6g，石菖蒲 10g，土鳖虫 10g，葛根 30g，火麻仁 15g。5 剂，水煎服。

1988 年 9 月 19 日四诊：诸症同前，继服上方 10 剂，以巩固疗效。

【按】

流行性乙型脑炎，中医学没有与此相对应的独立病名，但可归属于"暑温"范畴；伴抽搐者称暑风；但热不寒，入夜尤甚者，称为伏暑。

本案外感温毒时邪而发病，恢复期热伏阴分，则低热盗汗；邪热深入下焦，灼伤肝肾之阴，则水不涵木，肝阳偏亢，虚风时动而手足蠕动；邪热久留，灼伤真阴则舌绛少苔而干；头晕耳聋系肝肾阴虚，脑失所养而致。大定风珠加味可育阴潜阳。方中鳖甲直入阴分，咸寒滋阴，以退虚热；龟甲、生牡蛎取育阴、潜阳、息风之力；生地黄、麦冬相合，共收滋阴清热、生津润燥之功，有增水行舟之意；阿胶珠、知母、五味子配赤芍凉血化瘀，以收滋阴不敛邪之效；火麻仁润肠通便以泻实；夏枯草清肝热、泻肝火、平肝阳、疏通气结；鸡子黄清热育阴，加强柔肝息风之力。三诊时加石菖蒲、葛根、升麻，以健脑益智，治耳聋；土鳖虫，活血通络，使滋阴不恋邪，全方共奏滋阴潜阳、养心醒脑之效，使乙脑后遗症得以缓解消除。

八、脑震荡后遗症

【病例 1】

高某，女，34 岁，农民，1988 年 9 月 8 日初诊。

病史：患者 3 年前被人用铜器砸伤后脑枕部，当时有短暂昏迷，随后出现头痛、眩晕、脑鸣、肢体麻木、记忆力减退，曾长时间静脉注射甘露醇、维生素、葡萄糖等（具体不详），均获效甚微。其正在为难之时，悉听从北京来的大教授印会河老中医在县医院义诊，遂前来就诊。刻症：患者时而神志欠清，精神差，常感悲痛，表情呆痴，头晕，头痛，痛以午后为甚，思维、行动不够敏捷，自称看太阳为一片黄色模糊影，肢体时而麻木，胸闷，多虑，睡眠不安，口略干，大便质中。舌暗苔根黄腻，脉弦细。

辨证：外伤瘀血。

治法：理伤活血。

处方：复元活血汤加味。

柴胡10g，天花粉30g，当归30g，炮穿山甲10g（先煎），王不留行10g，桃仁10g，红花10g，大黄6g，生甘草10g，土鳖虫12g，川断10g，骨碎补10g，自然铜15g（先煎），花蕊石15g，桔梗10g。水煎服，每日1剂，分2次服。

患者家属问印老："该服多少剂？"印老说："要多服，缓图取效。"患者家属又问："服100剂？"印老答："对，对。"深得大师亲手诊治，患者信心十足，准备认真服药。

【病例2】

贾某，女，47岁，1991年9月1日初诊。

病史：头痛眩晕3月余。患者5月中旬骑车跌伤，头部触地，遂至头鸣胀痛，昏沉眩晕，眼胀，视物模糊，记忆力下降，口干不欲饮，大便干结，腰酸困。舌颤少苔，脉弦细。头颅X线片：颅骨轻度骨折。磁共振：左侧额顶、颞部慢性硬膜下血肿。

辨证：外伤瘀血。

治法：理伤活血。

处方：复元活血汤加味。

柴胡10g，天花粉30g，当归30g，炮穿山甲10g(先煎)，桃仁10g，红花10g，生大黄6g，生甘草10g，土鳖虫12g，花蕊石15g，丹参30g，赤芍30g，水蛭10g，川断12g。10剂，水煎服。

9月11日二诊：患者服药2剂，头痛呈针刺样，下午加重；3剂服后，药效显，诸恙得减；服药10剂，头胀痛减轻，眼胀消失，但站立虽稳，身体却仍不能保持平衡，走路时前倾，纳增眠安，余症较前已显好转，舌暗仍显，脉弦细。药已中病，继服前方。

9月21日三诊：患者头痛已止，头晕显减，已能独立行走，脉沉弦细，前方效显，守法继服。

12月5日四诊：患者因感冒，咳嗽前来就诊，谈及脑伤头痛时说，印老教授的方疗效很好，服至15剂，头痛已止，但唯恐治疗不彻底，前后服中药 75 剂，复查头颅 X 线片示颅骨轻度骨折已恢复，额顶慢性硬膜下血肿亦消失，临床之症痊愈，精神、体力完全恢复如常，足以证明其药的神奇功效。

【按】

头痛、眩晕是临床上最常见的症状之一，几乎人的一生中都有不同程度的头痛、眩晕体验，其原因繁多，机制复杂，涉及多学科，且病情轻重不一，表现各异。以上两则病案均系脑外伤引起的较长时间的头痛、头晕，属脑震荡后遗症。

病案 1 患者高某的家属，保德县南河沟乡张先生，2014 年 9 月 8 日走入我的诊室说："您是韩仲成大夫吗？26 年前的今天令我终生难忘。我老婆患脑震荡后遗症，3 年求医花费 3 万多元未愈。后来，一个非常偶然的机会得知，名医印会河教授在保德县医院义诊。就在 1988 年 9 月 8 日这一天，经印会河教授检查诊治，我老婆连服中药 70 剂，头痛、眩晕、脑鸣、肢体麻木诸症痊愈，至今再未复发。我不懂中医，但我知道'有是病用是药'，多年来我将此方推荐给 8 名脑震荡后遗症者，其头痛、眩晕无有不效，这确实是一首好方。"张先生接着说："当初您几位围着印老抄方做笔记，我们的病历和处方就是您写的，我一直珍藏着，今还您一视，可留为资料，凡治脑震荡后遗症，疗效非常满意。"张先生还介绍，当年患者在印教授指导下认真服药，服药 2 剂悉感头脑清晰；服药 6 剂头痛减轻，情绪稳定，精神好转；服药 20 剂，诸症均已消失。由于印会河教授嘱咐多服药，加之患者总担心治疗不彻底，所以"一口气"连服 70 剂，治愈。时至 26 年后的今天，患者虽已步入花甲之年，但红光满面，精力充沛，身体健康壮实，仍能打工劳动。医患之间真诚的一席谈话，反映了患者质朴的心声，更是对印老"抓主症"治疗效果的肯定。

复元活血汤加味方是印老治疗外伤血瘀头痛、腰痛的经验方。印老认为，"外伤之证，其本在伤，伤必致瘀，瘀则必痛"，因而重用活血之品。方中柴胡疏肝调气；大黄荡涤留瘀败血；当归、桃仁、红花活血祛瘀、消肿止痛；天花粉用量尤大，以续筋骨、生津润燥，对于瘀血停留，阻滞津液布化而出现口干咽燥等症状有较好的疗效；炮穿山甲走窜，专能行散、通经络、达病所；自然铜辛平，散瘀、接骨、止痛，《本草经疏》载有"自然铜乃入血行血，续接筋骨之药也。凡折伤则血瘀而作痛，辛能散瘀滞之血、破积聚之气，则痛止而伤自和也"；土鳖虫性寒有小毒，入心、肝、脾三经，印老认为其为活血而化久瘀、能行能和之良药，凡见症为癥积聚、跌打损伤、血瘀闭经、瘀血凝痛者，均宜选用；王不留行辛甘平，可活血通经而止痛；花蕊石酸涩性平，化瘀止痛；甘草缓急止痛，调和诸药。诸药合用，使瘀祛新生，气行络通，则诸症自平。故张秉成说："去者去，生者生，痛自舒而元自复。"印老鉴于临床，如遇大便不干者，大黄改用熟大黄3g；腰痛者，加牛膝10g；头痛者，加桔梗10g；水蛭、蛀虫，皆为破瘀血、消坚积的主要药物；头痛剧烈或伴有癫痫发作者，宜加水蛭、蛀虫各10g；积块肿痛者，加生牡蛎30g，夏枯草15g，软坚散结以消肿。

病例2，贾某骑车撞伤，出现头痛、昏沉眩晕、眼胀等症，检查发现左侧额顶、颞部慢性硬膜下血肿及颅骨轻度骨折，故印教授以复元活血汤加味方施治。丹参、赤芍、水蛭加强了活血化瘀、凉血通络、舒挛定痛之效。患者服前2剂药后，头痛加重，但很快就如释重负，头脑清楚了很多。其前后服药75剂，诸症消失而愈。

九、脑萎缩

【病例】

李某，女，65岁，1991年9月5日初诊。

病史：患者1年来头晕目眩，性格偏执，常为日常琐事而烦恼生气，记忆力减退，反应迟钝，视物昏花，两目少神，少言不语，词不答意，口角流涎，时而哭笑无常。心电图：冠状动脉硬化，供血不足；颈椎X线片：颈椎退行性病变；脑电图：血流缓慢，供血不足。症见：心悸气短，失眠多梦，口干渴，大便干结。苔少微黄腻，脉弦细而数。

辨证：痰热上蒙，清阳不升，津液不足，脑失所养。

治法：豁痰降火，醒脑健智。

处方：除痰降火方加味。

柴胡 10g，半夏 10g，黄芩 10g，栀子 10g，枳壳 10g，石菖蒲 10g，郁金 10g，制南星 6g，夜交藤 30g，合欢皮 15g，瓜蒌 30g，珍珠母 50g（先煎），青礞石 30g（先煎），竹茹 12g，葛根 30g。7 剂，水煎服，每日 1 剂。

1991 年 9 月 13 日二诊：患者睡眠尚可，眩晕缓解。上方去瓜蒌、郁金；加菊花 15g，薄荷 3g。7 剂，水煎服。

1991 年 9 月 20 日三诊：患者记忆力增强，视物好转，说话偶尔吐字不清，守方再进 7 剂。后以紫河粉 200g，鹿角霜 150g，共研细末，每次服 8g，每日 1 次，淡盐汤送下，以补肾填精，健脑益智。

患者服药 2 月，能生活自理，独自散步。

【按】

本例患者症情复杂，五脏受损而病本在心、肝、肾。病机为肝肾阴亏、脑海失养而成痼疾；其标为痰热壅盛，故首选"抓主症"之除痰降火方以治其标，继而以紫河车配鹿角霜，补肾填精以治其本。患者邪去而正安，自然神清而智健。

十、高血压

【病例 1】

王某，男，56 岁，1988 年 9 月 2 日初诊。

病史：患者近半年来，血压偏高，不稳定，头胀闷，眩晕如登云雾、如坐舟车，每当发作需即闭目默坐。现症见：眩晕每天发作 2～3 次，头重脚轻，面赤而热，足冷无力，夜尿频多，睡眠不佳，血压 180/120mmHg。舌红苔黄，脉弦而有力。

辨证：肝阳上亢，血菀于上。

治法：平肝潜阳，息风降压。

处方：天麻钩藤饮加减。

天麻 10g，钩藤 10g（后下），珍珠母 50g（先煎），菊花 10g，龙胆 10g，赤芍 30g，夏枯草 15g，青葙子 15g，川断 10g，苦丁茶 10g，栀子 10g。

5剂，水煎服。

1988年9月8日二诊：患者服药后眩晕耳鸣、头胀痛明显减轻，血压降至140/90mmHg，时有烦躁。舌红苔黄，脉弦小滑。上方加白蒺藜15g。10剂，水煎服。

1988年9月18日三诊：患者上方连服15剂，诸症皆除，精神明显好转，偶有不耐劳累之感，血压正常120/80mmHg。舌淡红苔薄白，脉缓。继服上方5剂。

【按】

本例患者高血压以眩晕为主。肝阳上亢，气血逆乱于上，则见眩晕头胀、面色红润；由于肝火内郁，耗液夺津，症见睡眠不佳；肝阳上亢，导致气血皆逆于上，造成上实下虚之象，故见尿频、足冷无力等下虚见症。方中天麻独入肝经，长于平肝息风，定眩止晕；钩藤、菊花、夏枯草、龙胆、苦丁茶、青葙子平肝、疏肝、息风三者并举；珍珠母质沉，有镇肝、安神、定风之效，用以治疗眩晕；川断补肾，引气血下行；赤芍凉血散瘀，配合诸药，增强平肝潜阳，凉肝镇肝之力，肝阳平则血压亦降矣。

本方为印老"抓主症"之代表方，凡高血压见有头热足凉、头重脚轻、面赤心烦者，用此方多效果良好。

【病例2】

高某，女，50岁。1991年9月1日初诊。

病史：患者血压偏高3年，对西药降压不敏感，头晕，耳鸣，且血压越高耳鸣愈甚，听力下降，头重脚轻，步履不稳，夜尿多，睡眠不佳，大便干。舌红苔黄，脉弦而有力。血压160/110mmHg。

辨证：肝火上炎。

治法：清肝泻火。

处方：龙胆泻肝汤加减。

龙胆10g，栀子10g，黄芩10g，柴胡10g，车前子12g（包），泽泻15g，木通10g，夏枯草15g，苦丁茶10g，川断10g，炒决明子30g，大黄6g。7剂，水煎服。

1991年9月8日二诊：患者服药后，血压降至140/90mmHg，头晕缓解，耳鸣亦退，听觉稍有恢复，大便不干。上方去大黄，加茺蔚子30g。7剂，水煎服。

1991年9月16日三诊：患者头昏、耳鸣消退，睡眠亦好转。继续服药5剂。

此后，患者注意劳逸结合，饮食有节，坚持劲走、晨练，半年来，基本停服中西药物。

【按】

龙胆泻肝汤泻肝胆实火，清三焦湿热，本例之高血压主要是由于肝火上炎，即肝经实火所致。方中龙胆清肝胆实火；黄芩、栀子苦寒泻火；肝体阴而用阳，喜条达而恶抑郁，故又用柴胡疏肝胆之气，并能引诸药归于肝经；泽泻、车前子、木通引肝火从小便而去；夏枯草、苦丁茶清散风热、疏解郁火，可达到降血压之用；川断补肾而气血咸趋于下，可促使上下平衡；大黄、炒决明子润肠通便、降血压。

临床中凡见高血压而有耳鸣者，即用此方，不但能降低血压还可治疗耳鸣，效果甚好。

【病例3】

王某，男，56岁，1988年9月2日初诊。

病史： 患者头痛头胀、眩晕耳鸣、心烦胸闷半年，每服复方降压片而好转，停药后血压即上升。刻诊：面赤心烦，大便秘结。舌淡苔黄腻，脉弦数。血压180/120mmHg。

辨证： 肝火上炎，血菀于上。

治法： 清肝泻火，燥湿降压。

处方： 龙胆泻肝汤加味。

龙胆10g，栀子10g，黄芩12g，柴胡10g，生地黄10g，车前子12g（包），木通10g，泽泻30g，白术9g，夏枯草15g，青葙子15g，珍珠母50g，苦丁茶10g。7剂，水煎服。

9月10日二诊：患者头痛不减，食欲不振。加白蒺藜15g，川芎10g。

血压 140/90mmHg。继服上方 7 剂，诸症消失。

3 个月后随访，血压恢复至正常。

【病例 4】

李某，女，48 岁，1991 年 8 月 18 日初诊。

病史：患者血压偏高，头目沉胀，眩晕气短，心悸耳鸣。舌淡苔白微腻，脉濡滑。血压 190/110mmHg。

辨证：痰湿中阻，水饮内停。

治法：温脾化痰，通阳祛湿。

处方：苓桂术甘汤加味。

茯苓 30g，泽泻 30g，钩藤 30g（后下），桂枝 10g，白术 10g，车前子 12g（包），半夏 10g，天麻 10g，夏枯草 15g，制附子 6g，甘草 10g。10 剂，水煎服。

8 月 28 日二诊：患者服药 10 剂，血压 150/90mmHg。患者大便偏干，苔根黄腻，去制附子；加竹茹 12g，龙胆 12g，胆南星 6g，炒决明子 30g。继服上方 10 剂，以巩固疗效。

【病例 5】

张某，女，50 岁，1988 年 9 月 2 日初诊。

病史：患者头晕耳鸣，两目干涩，视物昏花，梦多盗汗，心悸乏力，口干不欲饮，腰酸腿困，舌红少苔，脉细数。月经周期紊乱，3～4 个月来潮一次，量少，心烦易怒。血压 180/100mmHg，服复方降压片，血压下降，但症状不减轻，一旦停药血压又回升。

辨证：肾阴不足，虚火上升。

治法：滋水清肝。

处方：杞菊地黄丸合二仙汤加味。

枸杞子 15g，菊花 15g，熟地黄 15g，川断 15g，山药 10g，山茱萸 10g，牡丹皮 10g，茯苓 15g，生杜仲 12g，淫羊藿 10g，仙茅 10g，夏枯草 15g，泽泻 30g，怀牛膝 10g。10 剂，水煎服。

9 月 12 日二诊：患者服药 10 剂，诸症缓解，腰困肢麻已除，心悸烦躁依然，血压 150/90mmHg。循上方增损。

黄柏 15g，生地黄 15g，青葙子 15g，夏枯草 15g，枸杞子 15g，知母 12g，山药 12g，淫羊藿 12g，仙茅 12g，山茱萸 10g，牡丹皮 10g，茯苓 30g，泽泻 30g，草决明子 30g，生龙骨 30g（先煎），生牡蛎 30g（先煎）。继服 10 剂，血压正常，诸症消失。

半年后随访，患者血压一直稳定在 120/80mmHg。

【按】

高血压病，根据临床表现的不同，分别将眼前昏黑、头晕旋转者，称眩晕；自觉头痛者，称头痛；顽麻、不知痛痒者，称麻木；心悸心烦、月经不调者，称郁证。

病例 3，王某，肝火偏旺，凡此证型者多体质壮实，性格刚躁，可见头痛、耳鸣，病程较短，其血压以收缩压升高为主。予龙胆泻肝汤，既能降压，又治耳鸣，效果甚好，配青葙子、夏枯草苦寒泄热、清肝火而降血压。高血压如见头热足凉、头重脚轻、面赤心烦、性情抑郁、病程较长，其收缩压与舒张压均持续升高，属肝阳上亢者，印老惯用天麻钩藤饮加味可取良效。

病例 4，李某，由于水湿停滞中焦、阳气不能蒸散而致血压升高。印老认为，痰湿中阻，水饮内停，多由脾阳不运，水湿不化所致。痰饮上逆，清空被扰而眩晕频作；水气凌心而心悸。印老抓住主症，采用温脾化痰、通阳祛湿法，以苓桂术甘汤健脾渗湿，温化痰饮而降压；泽泻、车前子利水渗湿、清热明目；钩藤、天麻平肝息风有助于降压；夏枯草以清肝降压；少佐制附子温阳补火，引火归原，调平阴阳而降压。二诊时去制附子，加竹茹、胆南星逐痰降压；加炒决明子以润肠通下而降压。

病例 5，患者肝肾阴虚，内热由生，又时值更年期，内分泌失调，水不涵木，肝阳偏亢，故血压升高。此证型多见舒张压明显升高。印老投以杞菊地黄丸滋肾养肝治疗高血压，二仙汤温肾阳、补肾精、泻肾火、调冲任以治疗围绝经期综合征伴血压升高之病证。若手足麻木甚者，加木瓜、青黛活络解痉。印老常说："本病不是朝夕可愈之疾，用'抓主症'的方法，咬定青山不放松，定方、定药甚至定量地加以治疗，效果才能达到满意。"

十一、高脂血症

【病例】

高某，女，45 岁，1997 年 9 月 15 日初诊。

病史：患者 5 年来经常头晕、头昏、头痛，血压偏高不稳，服药不效，故来京求治于印老先生。现症见：头昏加重，近来易忘，形体肥胖，舌质红偏暗，舌体胖且有瘀斑，舌苔薄白，脉细涩。血压 160/100mmHg，空腹血糖 6.4mmol/L，血清总胆固醇 11.2mmol/L，血清甘油三酯 8.5mmol/L，血清高密度脂蛋白胆固醇 0.6mmol/L。诊为高脂血症。

辨证：痰瘀湿浊内阻。

治法：活血化湿消痰。

处方：丹参 30g，红花 10g，决明子 30g，生山楂 30g，泽泻 30g，菊花 15g，茯苓 30g，陈皮 10g，远志 6g，地龙 10g，胆南星 6g，车前子 10g（包），茺蔚子 30g。水煎服，每日 1 剂。

1997 年 10 月 18 日二诊：守印教授立法，患者服药 30 剂，头晕头痛缓解，通过加强锻炼，体重下降。继服上方加白蒺藜 15g，何首乌 30g。水煎服 30 剂，用药后头晕头痛消失，血压 120/80mmHg，空腹血糖 5.2mmol/L，血总清胆固醇 5.2mmol/L，血清甘油三酯 1.5mmol/L，血清高密度脂蛋白胆固醇 0.9mmol/L，诸症消除。

【按】

高脂血症是高胆固醇血症或高甘油三酯血症兼见的血脂代谢紊乱性疾病。本例患者由于禀素膏粱厚味、饮食饱和、脂肪酸过高、进食过量、运动量少、肥胖而引起高脂血症。

印教授辨证属阴阳失调、痰湿瘀内阻，故治以活血行气、化湿消痰。方中丹参、红花活血化瘀；生山楂行气化瘀；决明子、菊花清热明目、通便降压；茯苓、泽泻、车前子利水渗湿；远志、胆南星、陈皮、地龙化痰息风；何首乌滋阴补肾、降血脂；茺蔚子清肝明目、降压。患者从北京返回，坚持服药，守方治疗，服药 60 剂，复查血压及血脂皆降至正常范围，诸症消除。随访 2 年，上述指标保持稳定。

十二、头痛

【病例 1】

陈某，女，38 岁，1988 年 9 月 10 日初诊。

病史：偏头痛 4 年，每次发作服正天丸、复方羊角颗粒，可缓解症状。去年在省级某医院行脑电图、脑血流图、头颅 CT 检查，排除了由他疾病引起的器质性头痛。现症见：头痛，甚则眩晕，眼胀，视物不清，面目红赤，口渴欲饮，便燥。苔白，脉弦数。

辨证：肝经郁热，络脉阻滞。

治法：清散风热，散结通络。

处方：菊花 12g，川芎 12g，夏枯草 15g，苦丁茶 10g，柴胡 10g，黄芩 12g，黄连 6g，羌活 10g，防风 10g，僵蚕 10g，赤芍 30g，生牡蛎 60 g（先煎），海藻 15g，昆布 15g，青葱管 10g。5 剂，水煎服。

1988 年 9 月 16 日二诊：患者服上方 5 剂，头痛止，守方去黄连、僵蚕，加全蝎 5g，钩藤 30g（后下），水煎 5 剂。停药观察 2 个月，头痛眩晕未再发作。

【按】

本例患者头痛眩晕主要由风热之邪循肝经上攻入头而致。肝木郁热伤津则面目红赤、口渴欲饮；便燥亦属风热伤津、水不润肠的结果；肝热阴伤，则眼胀、视物不清；气机郁滞，则脉弦。方中柴胡、黄芩、黄连清降肝胆之热；川芎、防风、赤芍理血散风；羌活温散寒湿；僵蚕、全蝎、菊花、苦丁茶清散风热而除头痛；印教授认为青葱管是通窍要药，不用青葱管皆失通窍之义，故临证中每以用之，方能奏效；生牡蛎、海藻、昆布、夏枯草疏肝散结、清肝明目、散结通络而头痛除。

【病例 2】

徐某，女，30 岁，1993 年 8 月 4 日初诊。

病史：患者左侧偏头痛 3 年，每因受风或情志不畅而加重。现症见：偏头痛，痰多色白，咳出不利，大便不爽。舌苔薄白微腻，舌暗红，舌下静脉曲张，脉弦细。

辨证：邪郁少阳，痰瘀互结。

治法：祛痰通络，理气化痰。

处方：川芎 30g，白芷 6g，羌活 6g，香附 9g，白芍 15g，白芥子 6g，白蒺藜 15g，蔓荆子 15g，火麻仁 30g，柴胡 6g，细辛 5g，防风 6g，生甘草 3g。5 剂，水煎服。

1993 年 8 月 10 日二诊：药后偏头痛明显减轻，诸症基本消除，舌淡红苔薄白，脉缓小弦。效不更方，原方继服 5 剂，病情稳定，偏头痛痊愈。

【按】

本案偏头痛为邪郁少阳，病在肝胆，久痛入血，经络瘀阻，"不通则痛"。肝为风木之脏，主疏泄，故每因受风或情志不畅而头痛加重，气郁痰结，尚未化热，故痰多色白，咳出不利；新病在气，久病在血，痰瘀互结为患，阻塞经络气血，故久痛不止；大便不爽，苔薄白稍腻，皆为痰浊阻滞之象；舌暗红，舌下静脉曲张，乃瘀血之征；痰瘀互结，少阳气机郁滞，则其脉弦细。治痰先治气，气行痰自消。方中香附辛散苦降，既行气分，又入血分，为气病之总司，善治气郁；重用川芎辛散温通、芳香上达，长于祛风止痛，为血中之气药，主治血郁；白芍化阴补血、柔肝止痛；白芷既入气分，又入血分，为治阳明头痛之要药；白芥子、细辛辛温气锐，其性走散，利气豁痰、散结止痛；火麻仁润肠通便、利水除湿；蔓荆子体轻而浮，其性升散，为治头面诸风之要药，善治偏头痛；白蒺藜长于平肝疏肝，又可行气活血；羌活主治太阳头痛；防风气薄性升、祛风止痛；柴胡和解少阳、疏肝解郁。诸药合用，共收疏肝解郁、祛风止痛、气血兼施、痰瘀并治之效。

十三、神经性头痛

【病例1】

王某，女，35岁，1988年9月2日初诊。

病史：患者上高中时出现头痛，反复发作10余年。近2个月来疼痛加重。起初为两侧太阳穴处疼痛，看书或看电视则痛加重，甚则伴有颠顶痛，情志抑郁或睡眠不佳时加重，甚则呕吐，大便偏稀，日2行。苔白，脉弦细。

辨证：肝胆郁热，清空失养。

治法：清肝祛风，舒挛止痛。

处方：清空膏加减。

白芍30g，生甘草15g，生薏苡仁30g，木瓜15g，鸡血藤30g，珍珠母30g（先煎），白蒺藜15g，钩藤30g（后下），川芎12g，黄芩10g，羌活10g，防风10g，夏枯草15g，柴胡10g，葛根30g。5剂，水煎服。

1988年9月8日二诊：患者服药5剂，头晕、头痛均有好转，虽有疼痛，但程度减轻。原方加藁本10g，白芷10g，继服5剂。

【按】

头痛一症，按中医辨证有外感与内伤之分，按西医分类，有血管性、神经性、紧张性、丛集性、外伤性、代谢性、颅内压性等不同；亦有面部、颈部疾病所致的头痛。根据临床表现，偏于一侧者，称偏头痛；阵发性剧烈，眩晕呕吐，与刮风有关者，称头风。

患者王某，头痛年久，以太阳穴处疼痛，即偏头痛为主，甚则连及颠顶。方中川芎总治一切头痛；羌活治足太阳膀胱经头痛；柴胡治足少阳胆经头痛；黄芩清肝利热，治颠顶厥阴肝经头痛；白芍、生甘草、生薏苡仁、木瓜缓急、舒挛、止痛；鸡血藤、白蒺藜、钩藤、珍珠母、防风清肝理血、定风止痛；葛根解肌升阳，缓项背强急，印老认为葛根有保护大脑的作用，有利于止头痛；配夏枯草以清肝明目，散结止痛。二诊时加藁本、白芷对头痛的治疗亦有帮助。

【病例 2】

可某，女，28 岁，1988 年 9 月 10 日初诊。

病史：患者头痛经常发作，伴咽干、牙龈肿痛，大便干结，唇干舌燥，舌红少苔，脉细。

辨证：肝火上炎。

治法：清泻肝火。

处方：泻青丸加减。

龙胆 10g，栀子 10g，川大黄 6g，羌活 10g，芦荟 10g，防风 10g，川芎 15g，当归 15g，炒决明子 30g，何首乌 30g。5 剂，水煎服。

1988 年 9 月 16 日二诊：患者大便稀软，牙龈肿痛减轻。上方加白蒺藜 15g，继服 5 剂，临床症状消失。

【按】

患者可某，头痛伴牙龈肿痛、咽干便结，属肝火上炎。方取泻青丸加味，方中龙胆、栀子清肝泻火；羌活、防风为升散之药，取"火郁发之"之意；川芎、当归理血止头痛；川大黄、何首乌、炒决明子、芦荟共奏通腑泻下之功，既解决便秘之症，又可给热邪以出路，全方清肝泻火，故可平息诸症。

【病例 3】

王某，女，35 岁，1993 年 8 月 20 日初诊。

病史：患者间断性头痛 10 年，以前额及颠顶疼痛为主，视物旋转，如坐舟车，耳鸣眩晕，头痛以胀痛为主，受凉或冷风刺激后易诱发，平素畏寒怕冷，失眠多梦。西医诊断：神经性头痛。观其面色不华，触之手足逆冷，舌淡苔白，脉细。

辨证：阳虚寒凝。

治法：补虚散寒。

处方：吴茱萸汤加味。

吴茱萸 15g，党参 15g，川芎 10g，白芥子 3g，生香附 10g，生姜 6g，大枣 5 枚。5 剂，水煎服。

1993 年 8 月 25 日二诊：患者头痛缓解，眩晕耳鸣减轻，加葛根 30g，继服 5 剂而愈。

【按】

患者王某间断性头痛 10 年，头痛以颠顶及前额胀痛为主，受凉即诱发，证属阳虚寒凝。厥阴头痛，颠顶之上惟风可到，这种无阳性指标之头痛，非风即气，寒是明显的现象，故以吴茱萸汤温之补之。方中吴茱萸为主药，故印老用吴茱萸 15g，取其味辛、性热，能温散寒邪、开郁化滞，又具有下气降浊之功；党参补元气兼能益阴；生姜温中散寒；大枣益气滋脾，以助吴茱萸温中补虚；川芎治一切头痛；白芥子温化寒痰、通络止痛；生香附舒肝理气止痛。

【病例 4】

苗某，男，45 岁，1991 年 9 月 6 日初诊。

病史：患者头痛 3 年，以前额、眉棱骨为甚，首如裹，目如蒙，痛且胀，沉重烦闷，苔多白滑，脉亦弦滑。

辨证：痰浊上蒙清窍。

治法：化痰涤饮，降浊升清。

处方：旋覆花 10g（包），半夏 10g，陈皮 10g，白术 10g，枳壳 10g，石菖蒲 10g，远志 10g，苍耳子 15g，蔓荆子 15g，茯苓 15g，厚朴 10g，代赭石 18g（先煎），生甘草 10g。5 剂，水煎服。

1991 年 9 月 12 日二诊：头痛即日止，沉闷感消失，加川芎 6g，继服 5 剂，以巩固疗效。

【按】

本案由于痰饮湿邪结聚，中焦气机失畅，清阳不升，浊阴不降，以致头痛，也称"痰厥头痛"。治宜化痰涤饮，理气降浊、升清止痛。方中半夏祛痰降浊；旋覆花消痰散痞；陈皮理气化痰；苍耳子治头痛目暗；石菖蒲消积除痰；代赭石镇逆；蔓荆子治头痛脑鸣；厚朴消痰行水；枳壳消胀化痰；生甘草调和诸药。此方乃综合二陈汤、枳术丸、旋覆代赭石汤、橘枳姜汤等方加减，取苦降辛通淡渗，以化痰涤饮、健脾祛湿、利气调中，使中焦健运、气机畅通、浊降清升，则头痛可自除。

十四、脑鸣

【病例】

许某，女，45 岁，1993 年 8 月 27 日初诊。

病史：患者半年来经常出现脑鸣，耳内有蝉鸣音，左耳听力下降，并伴有颠顶痛，舌红苔白，脉弦细。脑电图检查无异常。

辨证：清阳不升，痰浊内扰。

治法：升清降浊，除痰泄热。

处方：清震汤合益气聪明汤。

柴胡 10g，苍耳子 15g，蔓荆子 15g，黄柏 15g，黄芪 30g，葛根 30g，太子参 15g，荷叶 6g，赤芍 15g，白芍 15g，磁石 15g（先煎），珍珠母 30g（先煎），蝉蜕 12g，炙甘草 10g，升麻 3g。水煎服 7 剂，每日 1 剂，分 2 次服。

1993 年 9 月 5 日二诊：服药 7 剂，脑鸣减轻，颠顶痛缓解；继服上方 7 剂，脑鸣、头痛症状消失，睡眠亦佳。

【按】

脑鸣一证，多见于内耳眩晕、颠顶头痛或耳膜疾病中，往往不单独出现。病例许某，脑鸣伴头痛，耳内有如蝉鸣音，辨证属清阳不升、痰浊内扰所致。印老处以清震汤合益气聪明汤。方中升麻既升清气、又解百毒；荷叶升胃中清气，引辛温升散的药物上行而发散，并保护胃气，使邪不传里。诸药合用起到调和气血、镇静止痛之效。方中套入益气聪明汤。黄芪、太子参、炙甘草益气健脾；葛根、升麻、蔓荆子鼓舞胃中清阳之气上行于头目；白芍养肝平肝；赤芍理血通络；黄柏清热降火；柴胡入肝经，配蝉蜕清散肝经风热，通利耳窍，治耳病；苍耳子通鼻窍、祛风湿，止鼻渊头痛；珍珠母平肝潜阳、清肝明目、镇眩安神；磁石平肝潜阳、聪耳明目。两方合用，可使清阳上升，清窍得养，耳聪目明，脑鸣消除而头痛减轻。

十五、中风

【病例 1】

李某，男，49 岁，1993 年 8 月 7 日初诊。

病史： 患者右半身无力半年。现头晕，乏力，动作迟缓，语言迟钝，眠差，夜半易醒，二便调，纳可，口干。舌淡苔薄白，脉弦细。

辨证： 气虚血滞。

治法： 益气活血通络。

处方： 补阳还五汤加味。

生黄芪 60g，赤芍 30g，川芎 10g，当归 30g，地龙 10g，丹参 30g，桃仁 10g，红花 10g，生山楂 30g。水煎服 7 剂，每日 1 剂，分 2 次服。

1993 年 9 月 14 日二诊：患者服药 7 剂，口干喜热饮，头晕，睡眠佳，自汗，小便黄，苔黄腻，脉弦细。上方加牡丹皮 10g，栀子 10g，茯苓 30g。14 剂，水煎服，每日 1 剂，分 2 次服。

【按】

中风又名卒中，是由于阴阳失调，气血逆乱，上犯于脑所引起的以突然昏倒、不省人事、半身不遂、言语不利、偏身麻木为主要表现的疾病。

本案证属气虚血滞，投以补阳还五汤加味，补气、活血、通络。方中重用生黄芪，取其补脾胃之元气，使气旺以促血行，祛瘀而不伤正，并助诸药之力；配当归活血，有祛瘀而不伤血之妙；川芎、赤芍、桃仁、红花助当归活血祛瘀；地龙通经活络；配丹参活血凉血、除烦安神，以加强祛瘀活血的作用；方中重用生山楂以行气化瘀。诸药合用，使气旺血行，瘀祛络通，其症自可渐愈。

印老说："属于正气亏虚而致血脉不利者，黄芪用量宜重，但开始可先用小量，一般从 30～60g 开始，逐渐加大，且愈后还需继续服用，防止复发。"

【病例 2】

王某，女，42 岁，1991 年 8 月 20 日初诊。

病史： 患者既往有冠心病史，中风 1 年余。现症见：口眼㖞斜，口角流涎，言语謇涩，心悸，眠差，纳可，大便调。舌苔薄白，舌下青紫，脉弦涩。

辨证： 风痰阻络。

治法： 化痰止痉，活血通络。

处方： 牵正散合补阳还五汤。

白附子 10g，僵蚕 10g，全蝎 10g，防风 10g，生黄芪 30g，丹参 30g，赤芍 30g，川芎 6g，红花 10g，当归 10g，葛根 30g。水煎服 14 剂，每日 1 剂，分 2 次服。

印老建议配合针灸和康复治疗，并嘱其调情志，忌怒躁和劳累。

1991 年 9 月 6 日二诊：患者服药 14 剂后，自觉症状缓解。此时印教授已回北京，笔者根据效不更方原则，上方加降香 15g，继服上方。

【按】

本案辨证属风痰瘀阻头面经络，病机为风痰瘀阻、经脉不利，故印老以祛风化痰、活血通络止痉挛为基本治疗原则。方以牵正散合补阳还五汤为基本方。方中白附子祛风化痰止痉；全蝎通络；僵蚕化痰；防风祛风；生黄芪补气；丹参、赤芍、川芎、红花、当归养血通络；葛根、降香根据现代药理研究，有缓解血管痉挛的作用。诸药合用，病证结合，标本兼顾，守方坚持治疗，以求药到病所而缓图取效。

十六、阿尔茨海默病

【病例】

杨某，女，70 岁，1988 年 9 月 10 日初诊。

病史：患者素有高血压史，经常头晕，四肢麻木，近年来记忆力明显减退，头目昏眩，情绪不稳，对话不切题，出街走巷总往垃圾堆边走，凡破纸、碎袋，总往家中捡，遇人呆笑，每见熟人虽认识，但说不出姓名，四肢困倦，腰膝酸软。西医诊断为阿尔茨海默病。舌质暗尖红苔薄腻，脉弦细尺弱。

辨证：肾虚肝旺，痰瘀阻窍。

治法：补肾清肝，除痰化瘀。

处方：熟地黄 15g，枸杞子 12g，菊花 12g，丹参 30g，赤芍 30g，桃仁 10g，红花 10g，骨碎补 10g，自然铜 15g（先煎），炮甲片 10g（先煎），水蛭 10g，土鳖虫 10g，川贝母 10g，花蕊石 15g，制胆南星 6g，远志 10g。水煎服 14 剂，每日 1 剂，分 2 次服。

1988 年 9 月 16 日二诊：患者服药 7 剂，诸症同前，上方去自然铜、土鳖虫、制南星，加鹿角霜 10g（先煎），紫河车 10g，补肾益精，醒脑益智。水煎服 7 剂。

1988 年 12 月 26 日三诊：患者因感冒咳嗽来诊时诉，其守方服药 90 余剂，头昏、肢体麻木基本消除，问话能对答简单语句，但很少主动交谈，与他人没有交往，临床症状大有改善。

【按】

肾虚血瘀是老年病的病理基础，所以益肾化瘀法是老年性痴呆的治疗原则。由于补肾药是通过调节下丘脑－垂体－卵巢轴而发挥作用的，故能使脑功能得到改善和恢复。

患者杨某，系"脑血管性痴呆"之重者，印老以益肾醒脑、涤痰化瘀立法。方中熟地黄、枸杞子、骨碎补补肾益智；水蛭、土鳖虫、桃仁、红花、炮甲片活血化瘀泄浊，尤其是水蛭新鲜唾液中含水蛭素，能阻止凝血酶作用于纤维蛋白原，防止血液凝固；制胆南星、川贝母、远志息风化痰开窍，并能补心肾、宁神志、化痰滞；丹参、赤芍活血凉血，协助桃仁、红花活血化瘀；自然铜、花蕊石化瘀通络；菊花清肝平木；枸杞子配合熟地黄滋阴养血，使化瘀不伤正、滋阴不恋邪。

印老认为，重症者需耐心坚持服药，并适当运动，言语疏导，改善生活环境，消除孤独和疑虑，有益于康复。

十七、三叉神经痛

【病例】

郑某，女，35 岁，1993 年 8 月 8 日初诊。

病史：患者面部刺痛已 3 年，疼痛呈间断性发作，常因吃饭、刷牙等引起，西医诊断为三叉神经痛。刻诊：右侧面肌麻木，常因生气、精神紧张而发作，痛时不能吃饭、不能说话，其痛如针刺、电击样，口干不欲饮，疼痛常晚上加重，不得入眠。观其面色苍白，少气乏力，声音低怯，不欲饮食，舌质淡，舌体胖大，边有齿痕，苔薄白，脉沉弱。

辨证：血虚风动。

治法：养血润燥，祛风止痛。

处方：四物汤加味。

当归 15g，川芎 10g，白芍 15g，熟地黄 15g，旱莲草 15g，钩藤 30g（后下），全蝎 6g，细辛 6g，大黄 1g，龙胆 2g。5 剂，水煎服。

1993 年 8 月 13 日二诊：患者药后疼痛次数减少，疼痛程度减轻，可以吃饭、刷牙，惟困倦乏力甚。上方加黄芪 30g。5 剂，水煎服。

1993 年 8 月 19 日三诊：患者疼痛减轻，右侧牙龈肿痛，大便 3 日一行，偏干，脉沉弱无力，此气阴两虚，清阳不升。

太子参 30g，麦冬 15g，五味子 10g，生黄芪 30g，升麻 3g，僵蚕 10g，全蝎 4g，葛根 30g，火麻仁 30g，炒决明子 30g，玄参 30g，肉苁蓉 10g，石斛 15g。水煎服 5 剂，三叉神经痛未再发作。

【按】

三叉神经痛是一种原因未明而反复发作的剧烈疼痛，分为原发性和继发性两种。属于中医"头痛""头风"之范畴。此病的发作与外邪阻络，风痰阻塞，火热上攻，阴虚阳亢，瘀血阻络有关。其病机要点是络脉闭塞，"不通则痛"，病位不在面部经络，与肝、胆、胰、胃有关。患者郑某，气虚血弱，气虚则推动无力，血虚则不润，使血行不畅，经脉瘀阻，"不通则痛"。加之风为阳邪，善行头目，故多发于头面部。气血双补，祛风止痛是治本之法。方以四物汤养肝血，辅以钩藤、细辛、全蝎息风止痛；二诊时重用生黄芪用量，以补气生血，气血双补；患者出现大便干结，也是阴血虚之故，故加火麻仁、炒决明子、肉苁蓉、石斛、玄参，以养阴润肠而通便，使六腑通、经络畅，"通则不痛"。

十八、精神分裂症

【病例 1】

白某，女，50 岁，1988 年 9 月 1 日初诊。

病史： 患者患忧郁型精神分裂症 3 年，屡治不愈。现症见：精神抑郁，沉默不语或语无伦次，恶人说话，喜静卧，多愁善感，疑心重重，终日惶惶不安，总感有人伤害她，不思饮食，烦躁失眠，大便燥结，5 日一行。舌质暗淡，苔白腻中间微黄，脉象沉细而滑。

辨证： 痰郁气结。

治法： 除痰降火，解郁安神。

处方： 除痰降火汤。

柴胡 10g，半夏 10g，黄芩 10g，栀子 10g，石菖蒲 6g，远志 6g，胆南星 6g，珍珠母 50g（先煎），青礞石 30g（先煎），竹茹 12g，夜交藤 30g，合欢花 10g。水煎服 7 剂，每日 1 剂，上午口服礞石滚痰丸 10g。

1988 年 9 月 9 日二诊：患者神情略安，大便呈黏冻样、腥臭。上方加天竺黄 6g，葛根 30g，水煎服 7 剂，停服礞石滚痰丸。

1988 年 9 月 17 日三诊：患者能自诉病情，能入静看电视，可与邻居玩扑克，睡眠尚可，食欲增进。二诊方加丹参 30g，再进 7 剂，神志如常人，能坚持正常工作。

【病例 2】

郭某，男，19 岁，1991 年 9 月 2 日初诊。

病史：患者去年中专毕业，今年参加某就业招聘会，未录用，遂精神抑郁，于石家庄某医院诊为青春期精神分裂症。现症见：情绪异常，或面壁终日、愁眉不展，或目视天空、一言不语，或暴怒不休、骂詈打人，思绪混乱，夜寐易惊，不思饮食，大便 3 日未行。面色潮红，舌红苔黄腻，脉弦。

辨证：肝气怫郁，痰热上扰。

治法：镇惊安神，清热祛痰。

处方：柴胡加龙骨牡蛎汤合百合地黄汤、栀子豉汤。

柴胡 12g，黄芩 12g，半夏 10g，桂枝 6g，茯苓 15g，大黄 8g，朱砂 2g（分冲），生龙骨 30g（先煎），生牡蛎 30g（先煎），夜交藤 30g，合欢皮 15g，生姜 6g，大枣 5 枚。水煎服 7 剂，每日 1 剂。

1991 年 9 月 10 日二诊：患者药后吐出大量黏液，思虑渐清，愿与医生合作，问答基本切题，舌脉同前。上方去生姜、大枣，加栀子 10g，生磁石 20g 以清热安神，再进 7 剂。

1991 年 9 月 18 日三诊：患者神志清晰，思维正常，惟口干舌红，心烦眠差，予以养心安神、清热除烦。

炙甘草 15g，浮小麦 30g，百合 12g，生地黄 15g，栀子 10g，豆豉 10g，郁金 10g，石菖蒲 10g，远志 6g，琥珀 3g，黄连 3g，白芍 12g，阿胶 10g（炖），大枣 7 枚。水煎服 7 剂。患者服药 21 剂，配合心理疗法，诸症若失，第二年已参加工作。

【病例 3】

张某，男，18 岁，1988 年 9 月 5 日初诊。

病史：患者去年高考未被理想大学录取，入学后心情抑郁，逐渐少言寡语，疑心丛生，总认为周围同学讥笑他，继而独坐不语，双目呆滞，时有啼哭，夜多噩梦，烦躁不安，大便干结，学校令其休学治疗。常需服奋乃静、氯氮平入眠。视其舌红苔黄腻，脉弦小滑。

辨证：气郁痰结，清窍不利。

治法：除痰降火，开窍醒神。

处方：除痰降火汤。

柴胡 10g，半夏 15g，黄芩 15g，青皮 10g，枳壳 10g，制胆南星 6g，竹

茹 12g，龙胆 10g，栀子 10g，珍珠母 60g（先煎），青礞石 30g（先煎），石
菖蒲 6g，远志 6g，夜交藤 30g，合欢花 10g，葛根 30g。水煎服 7 剂，每日
1 剂。

1988 年 9 月 13 日二诊：患者症状同前，加郁金 12g。水煎服 7 剂，每
日上午 9 时服礞石滚痰丸 12g。

1988 年 9 月 20 日三诊：患者幻视、幻听消失，惟口干渴。前方去枳
壳，加麦冬 12g，百合 12g，水煎服 7 剂。患者先后服药 21 剂，诸症若失，
情绪正常，言谈举止如常人，休息 1 月，恢复学业。

【按】

精神分裂症是常见神志病之一，印老据其丰富的临床经验，归纳了治疗
本病以化痰开窍为主，养心安神为辅，运用滋阴清热、疏肝养血、解郁除
烦、通腑泄热等法，"抓主症"治疗本病的治则。

病例 1 为忧郁型精神分裂症，需抓住心烦失眠、大便干结等主症，自制
除痰降火汤，清热除痰降火、解郁安神。

病例 2 为青春期精神分裂症，以柴胡加龙骨牡蛎汤合百合地黄汤、栀子
豉汤而愈。

病例 3 为妄想型精神分裂症，以"抓主症"之除痰降火汤开郁除痰。此
类疾病印老常多法、多方合用，恒以除痰降火、解肌清热为治。

【病例 4】

温某，男，30 岁，1988 年 9 月 17 日初诊。

病史： 患者 1 年前离婚，致使心情不悦，少言寡语，每当发病则狂欢乱
跳，登高而歌，弃衣而行，骂詈不避亲疏，体质壮实。舌质红苔薄黄，脉洪
数弦急。

辨证： 肝阳上亢，痰火凝结。

治法： 平肝镇惊，化痰息风。

处方： 生铁落饮加味。

天冬 10g，麦冬 10g，川贝母 10g，胆南星 6g，橘红 10g，石菖蒲 10g，
远志 10g，茯苓 15g，茯神 15g，钩藤 30g（后下），玄参 12g，生牡蛎 30g，

生铁落 30g，丹参 30g，生甘草 6g。水煎服 10 剂。

先将生铁落、生牡蛎煎熬半小时，用此水煎上药，取汁口服。

1988 年 9 月 27 日二诊：患者上方服 10 剂，神志安定，睡眠尚可，苔黄脉弦。守法继服上方 10 剂，诸症平稳。

【按】

精神分裂症临床表现为多种形式的精神活动失调，一般以思维、情感、行为等与其所在环境相互之间的不协调为主要特点。患者温某，因夫妻离异，痰气郁结，肝阳上亢而联想散漫，情感反常，意识糊涂，行为紊乱。印老以平肝镇惊、化痰息风为法，取程钟龄《医学心悟》之生铁落饮加味，意在镇心除痰、宁神定志。印老说："中药中有些药物不常用，但功效奇特，绝不可忽视或失传。"方中生铁落，其味辛凉，平肝镇惊，有宁心神、泻妄火、坠涌痰的功效，善治心悸、易惊善怒、睡眠不宁、癫狂之疾。

十九、癔病性休克

【病例】

张某，女，30 岁，1991 年 9 月 9 日初诊。

病史： 患者 15 岁月经初潮，月事不调。1988 年春，在月经期间，因突受精神刺激而昏仆休克，而后出现严重失眠，多噩梦，烦躁易怒，大便干结，经前或经期更甚。苔根黄腻，脉弦细。脑电图检查无异常。

辨证： 痰热上蒙，气血逆乱。

治法： 除痰降火，清热定惊。

处方： 除痰降火方加味。

柴胡 10g，半夏 10g，黄芩 15g，青皮 10g，枳壳 10g，制胆南星 6g，竹茹 12g，龙胆 10g，栀子 10g，珍珠母 60g（先煎），青礞石 30g（先煎），夜交藤 30g，合欢皮 15g，葛根 30g，羚羊角粉 2g（冲服），天花粉 30g。水煎服 7 剂。

1991 年 9 月 17 日二诊：患者睡眠尚可，噩梦渐少，大便通畅，口不渴，打嗝频作，舌淡苔黄腻，脉弦。守方去天花粉、羚羊角，加苏叶10g，石菖蒲6g，远志6g。水煎服7剂。

1991年10月5日三诊：患者月经提前3天而至，经期精神好，胸闷、眩晕未发作，更未出现休克现象。患者服药14剂，临床症状已消失，守除痰降火之法，少佐化痰通络之味，以巩固疗效。

柴胡10g，半夏10g，栀子10g，竹茹12g，制胆南星6g，珍珠母30g（先煎），青礞石15g（先煎），石菖蒲10g，远志6g，桃仁10g，红花10g，赤芍30g，当归10g，川芎10g，橘络6g。5剂，水煎服，隔日1剂。

半年后随访，患者已康复，经期再未发作休克症状。

【按】

本例患者禀素月经不调，经期受惊诱发本病，每至经期，气血逆乱，风痰上扰，经络壅闭，清窍阻塞，脑失神明则突然昏仆、不省人事。

方中柴胡、黄芩、栀子、龙胆清肝降火；青皮、枳壳行气祛痰热；半夏、竹茹、制胆南星、石菖蒲、远志涤痰开窍；珍珠母、礞石除痰降火镇肝；夜交藤、合欢皮安神定志；天花粉配葛根以清热生津，且葛根具有保护大脑的作用；羚羊角粉平肝息风、清热解毒。全方除痰降火、清热定惊而病除。

每逢经期而发生休克，这类疾病实属少见。印老先生病、症结合，抓住烦躁失眠、多梦、便干之主症，投以自制除痰降火汤而效捷，体现了中医异病同治的特点。

二十、神经性脱发

【病例】

韩某，女，34岁，1988年9月16日初诊。

病史：患者平素头痛，眩晕，眼胀，眉棱骨痛，易感冒。1周前，其发现后枕部出现2处钱币大小脱发区。现症见：脱发处头皮光亮，发孔可见，呈椭圆形。患者情绪低落，睡眠欠佳，大便干燥。舌淡红苔薄腻，脉弦细。

辨证：精血不足，毛发失养。

治法：滋补肾精，养血祛风。

处方：制何首乌 30g，天冬 10g，骨碎补 10g，黑芝麻 12g，熟地黄 12g，陈皮 10g，桃仁 12g，旱莲草 15g，女贞子 12g，桑椹 30g，火麻仁 12g，赤芍 15g，牡丹皮 12g，紫草 15g。5 剂，水煎服。

1988 年 9 月 22 日二诊：患者舌脉症同前，病情无明显变化，守方加鸡血藤 30g。5 剂，水煎服。

1988 年 9 月 28 日三诊：患者头部后侧有纤细绒毛长出，其渐有信心，睡眠转好。效不更方，继服上方 20 剂。

10 月底患者电话告知，头发已逐渐再生，茂密如前。

【按】

该患者因劳累过度，肝肾亏虚，阴血不足，血虚不能荣养肌肤，发为血之余，发失所养则脱落。方中制何首乌、桑椹、旱莲草、熟地黄、骨碎补、女贞子滋阴养血、补肝肾；桃仁、紫草、赤芍、牡丹皮、鸡血藤活血凉血、宣通脉络；天冬养阴清热、润燥生津；黑芝麻、火麻仁滋养肝肾、益精血、润肠通便；陈皮理气燥湿，使诸药补而不滞。全方共奏滋阴养血、生发润燥之效。

二十一、心衰性水肿

【病例】

柳某，女，46 岁，1993 年 8 月 5 日初诊。

病史：患冠心病 10 余年，近 2 年出现心衰，曾多次住院抢救。现症见：胸闷气短，头晕心悸，不能快行，上五层楼必停 4～5 次，下肢浮肿明显，唇面青黑，肢冷畏寒。舌质青紫苔白腻，脉沉而细，结代不齐。

辨证：肾阳虚衰，气滞血瘀。

治法：温阳化水，活血化瘀。

处方：真武汤加味。

熟附子 15g，茯苓 30g，白术 12g，桂枝 10g，白芍 15g，丹参 30g，红花 10g，茜草 10g，旋覆花 10g（包），冬瓜皮 30g，甘草 10g，生姜 10g。5剂，水煎服。

1993 年 8 月 11 日二诊：患者药后心衰症状有所改善，上下楼亦不甚喘，继服上方 5 剂。

1993 年 8 月 17 日三诊：患者下肢浮肿消退，肢端不冷，唇面渐红润，诸症减轻，遂以前方加味蜜制为丸。

熟附子 30g，白茯苓 30g，白术 30g，桂枝 30g，白芍 30g，冬瓜皮 30g，泽泻 30g，丹参 30g，桃仁 30g，红花 30g，茜草 30g，旋覆花 30g（包），生姜 30g，炙甘草 30g，生薏苡仁 30g，橘红 30g，麦冬 30g，五味子 30g。共研细末，炼蜜为丸，每丸 10g，每次 1 丸，日服 2 次。

【按】

本例心力衰竭水肿，重在脐下，由于肾阳不足，不能化水而产生水肿，故多以下焦为重；肾阳不足则心悸头晕，筋惕肉瞤，小便短少，动则气喘；肾阳虚不能温布四肢，故见四肢清凉；阳虚水泛，水气内聚，心阳不得舒展，故心悸、脉结代；清阳之气不能上升入头，故头晕；气不化水，故见尿少；肾虚不能纳气，故动则气喘；久病心阳不足、胸气不利则胸闷不适。方中桂枝、熟附子温阳化水；茯苓、白术利水健脾；白芍、甘草缓中并制桂、附温热之性；生姜温胃以行水气；冬瓜皮消水利尿；丹参、红花、茜草、旋覆花活血化瘀、宽胸利气以消水肿。水肿较甚，急则治标，药后诸症减轻，再以真武汤加味配合旋覆花汤加活血化瘀之品，炼制丸药，以缓中求效，继续观察。

真武汤加味，是印老"抓主症"的常用方。凡西医诊断为心力衰竭，症以水肿为主，周身见寒象者，率先用此，虽不能尽愈诸疾，但对部分危重病人确能起到回阳救逆、纠正心衰的作用。

第六章 泌尿生殖系病证

一、前列腺肥大

【病例】

郭某，男，46 岁，1991 年 9 月 10 日初诊。

病史：患者年轻时遗精、小便白浊已 20 年，小便淋沥不尽 2 年，今春突然不能排尿，西医检查诊断为前列腺肥大，因高血压不宜手术，故作留置导尿管处理。现症见：膀胱胀痛，排尿困难，性功能低下，舌质红苔灰黑，脉细。

辨证：湿热下注，痰瘀互结。

治法：清利湿热，疏肝散结。

处方：萆薢分清饮合疏肝散结方。

萆薢 15g，石菖蒲 10g，生甘草 10g，茯苓 30g，柴胡 10g，赤芍 30g，当归 30g，丹参 30g，川牛膝 10g，生牡蛎 60g（先煎），川贝母 10g，玄参 15g，夏枯草 15g，海浮石 15g（先煎）。水煎服 5 剂，每日 1 剂。

1991 年 9 月 15 日二诊：患者膀胱胀痛减轻，余症同前，舌苔黄腻。湿热明显，故治以疏肝散结。

柴胡 10g，赤芍 30g，当归 30g，丹参 30g，生牡蛎 60g（先煎），川贝母 10g，玄参 15g，夏枯草 15g，海藻 15g，昆布 15g，海浮石 15g（先煎），怀牛膝 10g，黄柏 15g，知母 12g，石菖蒲 10g。5 剂，水煎服。

1991 年 9 月 20 日三诊：排尿通畅，去黄柏、知母，加冬葵子 15g，再进 5 剂。水煎服隔日 1 剂，以巩固疗效。

【按】

前列腺肥大病机多以湿热下注、气滞血瘀为主。印老先生认为，西医学所述的前列腺之部位正是中医足厥阴肝经循行所过之处，故将前列腺肥大归属为足厥阴肝的病证。前列腺组织不断增生肥大，压迫尿道引起癃闭等症状，可视为肝经癥积所致，治疗当针对肝经结肿疏理消散治之。本案患者首诊湿热较重，故以萆薢分清饮合疏肝散结方治之。方中萆薢、石菖蒲、茯苓分清化浊、利水通淋；当归、赤芍、丹参养血活血、疏通经脉；柴胡疏肝解郁、条达气机，引药入肝经；生牡蛎、海藻、昆布、海浮石、玄参、川贝母、夏枯草软坚散结、消除郁结肿块；怀牛膝引药下行，直达病所。故服此方后，癥积消散，尿路通畅，癃闭由此而愈。

二、尿路感染合并膀胱炎

【病例】

王某，女，19 岁，1991 年 9 月 4 日初诊。

病史：患者 1 个月来小便涩痛，尿频、尿急、尿痛，尿液浑浊，小腹急结，按之痛甚。现症见：腰酸乏力，尿痛，尿失禁，大便干结，舌红苔黄，脉数。尿检有红细胞、少量蛋白和脓细胞。

辨证：膀胱湿热，瘀结癃闭。

治法：清利湿热，祛瘀散结。

处方：八正散合当归贝母苦参丸加味。

木通 10g，车前子 10g（包），萹蓄 10g，大黄 10g，滑石 15g（包），甘草梢 10g，瞿麦 10g，栀子 10g，柴胡 30g，五味子 10g，黄柏 10g，当归15g，川贝母 10g，苦参 12g。水煎服 7 剂。

1991 年 9 月 12 日二诊：患者小腹急痛缓解，小便较前清利，上方去黄柏、瞿麦，加竹叶 9g，琥珀 2g（分冲）。水煎服 7 剂。

1991 年 9 月 20 日三诊：患者小便能自控，无尿痛。

柴胡 30g，五味子 10g，木通 10g，车前子 12g（包），萹蓄 10g，川军4g，生甘草 10g，瞿麦 10g，栀子 10g，黄柏 10g，石韦 10g，冬葵子 15g，

夏枯草 15g。水煎服 7 剂，诸症悉除，从未复发。

【按】

本案尿路感染合并膀胱炎，辨证以湿热为主，治以八正散合当归贝母苦参丸加味，取前者利水通淋、后者燥湿化瘀之功。印老认为，大量柴胡配五味子对大肠杆菌引起的尿路感染有良好的抑制作用，故常用之奏效。

三、睾丸炎、附睾炎

【病例 1】

赵某，男，69 岁，1991 年 9 月 1 日初诊。

病史： 患者睾丸结块肿痛 3 个月。西医诊为急性睾丸炎。现症见：右侧睾丸红肿而硬，若鸡子大，灼热疼痛，痛引右侧腹股沟部，心烦易怒，睡眠欠佳，尿赤便秘，舌红苔黄微腻，脉弦数。体温 37℃。血常规示白细胞总数、中性粒细胞均升高。

辨证： 肝气不舒，痰瘀互结。

治法： 疏肝解郁，化瘀散结。

处方： 疏肝散结方加味。

柴胡 15g，赤芍 30g，当归 30g，丹参 30g，生牡蛎 60g（先煎），蒲公英 30g，川贝母 10g，玄参 15g，海藻 15g，昆布 15g，海浮石 18g（先煎），夏枯草 15g，大黄 9g，川楝子 12g。5 剂，水煎服。

1991 年 9 月 6 日二诊：右侧睾丸红肿减轻，大便调畅，仍守上法。

柴胡 10g，赤芍 30g，当归 30g，丹参 30g，川贝母 10g，生牡蛎 60（先煎），玄参 15g，海藻 15g，昆布 15g，海浮石 18g（先煎），夏枯草 15g，小茴香 6g，荔核 12g，橘核 10g，怀牛膝 10g。5 剂，水煎服。

1991 年 9 月 11 日三诊：睾丸结块变软缩小，苔黄微腻，脉弦。仍守上方。

柴胡 10g，赤芍 30g，川贝母 10g，生牡蛎 60g（先煎），玄参 15g，夏枯草 15g，海藻 15g，昆布 15g，海浮石 18g（先煎），陈皮 10g，川楝子 12g，橘核 10g，荔核 12g，降香 10g。5 剂，水煎服。

1991 年 9 月 16 日四诊：睾丸肿块消散，少腹畏寒，舌红苔白，脉弦细。法以暖肝散结、缓急止痛。

川楝子 15g，小茴香 6g，广木香 9g，吴茱萸 6g，枳壳 10g，炒橘核 12g，荔核 15g，乌药 10g，怀牛膝 10g，降香 10g，水煎服 3 剂。服药后患者诸症告平，已能参加劳动。

1992 年 3 月 27 日随访，患者两侧睾丸如常，半年时间未复发。

【按】

病例 1，此案睾丸炎系气机不利、痰瘀互结下焦所致。印教授以自制疏肝散结方加味。方中柴胡、赤芍、当归、川楝子疏肝理气；重用丹参、赤芍、当归养血活血、化瘀通络；海藻、昆布、海浮石、生牡蛎、玄参、川贝母、夏枯草化痰消肿、软坚散结；蒲公英清热解毒；大黄化瘀通便。二诊时因症状改善，去大黄、蒲公英，加橘核、荔核、小茴香，加强化痰散结之力，并助降香辛散温通、活血止痛；怀牛膝引药下行，直达病所。

【病例 2】

杨某，男，30 岁，工人，1993 年 9 月 3 日初诊。

病史：患者近日突然发病，阴囊内疼痛、坠胀，睾丸不红不肿。现症见：右侧睾丸条索状肿硬，阴囊内疼痛、坠胀，并伴有发热，疼痛可放射至腹股沟、下腹部及会阴部。附睾轻度肿大、压痛，可触及硬结。舌苔薄黄，脉沉弦而滑。西医诊断为急性附睾炎。

辨证：肝郁气滞，痰热不化。

治法：理气通络，化痰散结。

处方：疏肝散结方加减。

柴胡 10g，半夏 10g，蒲公英 30g，夏枯草 15g，海藻 15g，昆布 15g，海浮石 18g（先煎），橘核 10g，荔核 10g，青皮 10g，乌药 10g，川楝子 12g，生牡蛎 30g（先煎），川贝母 10g，小茴香 3g。5 剂，水煎服。

1993 年 9 月 9 日二诊：患者症状缓解，精索肿胀明显减轻，效不更方，上方去川贝母、小茴香，加降香 10g，怀牛膝 10g。水煎服 5 剂，诸症消除。

【按】

病例 2，患者急性附睾炎多继发于尿路、前列腺或精囊感染。该案证属肝郁气滞、痰热不化，印教授仍投疏肝散结方加减，服药 10 剂，症状消失，半年后随访，未复发。

四、阴茎硬结症

【病例】

韩某，男，42 岁，1991 年 9 月 1 日初诊。

病史：患者 1990 年体检时发现阴茎右侧有杏仁大小硬结，阴茎勃起时向左轻度弯曲、微痛，性功能减退，早泄，伴有失眠多梦、烦躁、纳差，偶有排尿不畅。现症见：阴茎海绵体可触及杏仁大硬结，呈葫芦状，边缘清楚，质地较硬，表面不规则，轻度压痛，舌淡苔白微腻，脉沉弦。西医诊断为阴茎硬结症。

辨证：肝经郁滞，痰瘀互结。

治法：疏肝散结，消痰化瘀。

处方：疏肝散结方。

柴胡 10g，当归 15g，丹参 30g，赤芍 30g，生牡蛎 60g（先煎），海藻 15g，昆布 15g，海浮石 18g（先煎），玄参 12g，川贝母 10g，夏枯草 15g，牛膝 10g。5 剂，水煎服。

1991 年 9 月 6 日二诊：患者服药后自觉症状减轻，排尿通畅，守方再进 5 剂。

1991 年 9 月 11 日三诊：患者阴茎海绵体硬结变软，压痛减轻，上方加丝瓜络 10g。5 剂，水煎服。

1991 年 9 月 16 日四诊：患者睡眠可，食纳香，精神好，舌质暗红，苔稍腻。仍投前法，少佐活血化瘀之剂。

柴胡 10g，当归 15g，丹参 30g，赤芍 30g，生牡蛎 60g（先煎），海藻 15g，昆布 15g，海浮石 18g（先煎），玄参 12g，川贝母 6g，夏枯草 15g，牛膝 10g，琥珀 3g（以龙眼肉包、吞服），水红花子 10g。5 剂，水煎服。

1991 年 9 月 2¦ 日五诊：患者守方再进 5 剂，患者自述阴茎疼痛消失、勃起时无弯曲畸形，早泄、排尿不畅均消失，阴茎海绵体已无硬结。

【按】

本案属气机不畅、痰瘀凝滞之阴茎硬结症，阴茎为足厥阴肝经循行之处，所以印老首选"抓主症"之疏肝散结方。方中柴胡疏肝解郁、调畅气机，引药直入肝经；丹参、当归、赤芍养血活血、疏肝通络；海藻、昆布、海浮石、生牡蛎、玄参、川贝母、夏枯草软坚消积、化痰散结；琥珀、水红花子活血散瘀；丝瓜络通经活络；牛膝引药下行，直达病所。全方使癥积消、经脉通、尿路畅，诸症平而病愈。

五、原发性痛经

【病例】

高某，女，32 岁，1991 年 9 月 7 日初诊。

病史：患者于 16 岁月经初潮即开始经期小腹疼痛，难以忍受，甚则晕厥。近 3 年症状加重，月经周期正常，每次经至腹痛如刀绞，甚则四肢厥逆，汗出如珠，牙关紧急，经服胶艾、四物、温经、失笑散之类方，配合针灸，痛状缓解，但周而复始，不得根治。

辨证：气滞血瘀，经脉不通。

治法：行气活血，化瘀止痛。

处方：抵当汤加味。

水蛭 10g，川断 15g，怀牛膝 10g，降香 10g，土鳖虫 10g，五灵脂 15g，延胡索 10g，桃仁 10g，大黄 6g，川楝子 15g，丹参 30g，赤芍 30g。水煎服 5 剂，每日 1 剂。印老嘱患者至下次经期再服药，连服 3 个月经周期。

1991 年 9 月 20 日二诊：患者月经刚至，小腹呈针刺样腹痛，四末厥冷，面色㿠白，舌质暗苔白，脉沉，以化瘀理血法调方治之。

水蛭 10g，桃仁 10g，红花 9g，大黄 6g，土鳖虫 9g，川断 15g，怀牛膝 10g，丹参 30g，赤芍 30g，川楝子 15g，延胡索 10g，五灵脂 12g，降香

10g，花蕊石 15g（先煎），茺蔚子 30g。5 剂，水煎服。

1991 年 10 月 20 日三诊：患者仅月经首日小腹胀满不适，体倦乏力，现苔根微腻，治以调肝理脾法。

当归 30g，赤芍 15g，白芍 15g，丹参 30g，川芎 12g，白术 12g，茯苓 30g，生薏苡仁 30g，泽泻 30g，红花 10g，茺蔚子 30g，怀牛膝 10g，降香 10g。5 剂，水煎服。

患者于每月月经期服药 5 剂，连服 3 月，痛经未复发。

【按】

痛经是妇女常见病、多发病，常在经前、经后或经期出现小腹、腰部疼痛，甚则影响工作及生活。其病机复杂，证型多变。患者高某自月经初潮起即有痛经，久则血瘀寒凝，气血郁结，胞脉失养，冲任血行不畅，"不通则痛"。印老认为："若欲通之，必先化之，瘀化血行，脉道充盈，运行无阻，'通则不痛'矣。"方中丹参、赤芍、大黄长于清血分实热、散瘀行滞；桃仁、红花、延胡索、五灵脂、茺蔚子辛散血瘀，活血行气而通利血脉；水蛭、土鳖虫、降香、花蕊石破血逐瘀、软坚散结、通经止痛；川断、川楝子补益肝肾、通行血脉；怀牛膝引药下行，直达病所。全方化瘀行气，调理冲任，使血脉和畅。三诊以调理肝脾为善，则痛经自愈。

六、继发性闭经

【病例 1】

周某，女，32 岁，1993 年 8 月 28 日初诊。

病史： 患者闭经 5 个月，常感少腹隐痛、拒按，伴手凉喜暖，腰困乏力，胸闷，乳房胀痛，精神抑郁，烦躁易怒，苔少，脉细。西医检查：子宫附件未见异常。

辨证： 肾虚瘀阻。

治法： 温肾助阳，理气活血。

处方：抵当汤加味。

柴胡 10g，当归 15g，赤芍 15g，白芍 15g，红花 10g，香附 10g，淫羊藿 10g，仙茅 10g，巴戟天 10g，沙苑子 10g，菟丝子 15g，玄参 10g，川贝母 10g，夏枯草 15g，茺蔚子 30g，鹿角胶 10g（炖），7 剂。水煎服，每日 1 剂，分 2 次服。

1993 年 9 月 5 日二诊：患者仍感腰困，腹胀。

柴胡 10g，当归 15g，白芍 15g，红花 10g，香附 10g，川楝子 10g，菟丝子 15g，覆盆子 10g，牛膝 10g，巴戟天 10g，仙茅 10g，茺蔚子 30g，泽兰 15g，生地黄 15g。水煎服 7 剂。

1993 年 9 月 12 日三诊：患者药后腹胀、腰困、心烦均减轻，上方加三棱 10g，继服 5 剂。

1993 年 9 月 28 日四诊：患者 9 月 21 日月经来潮，量少，行经 4 天，诸症消失。因印老已回北京，患者守原方再进 5 剂以巩固疗效。

【按】

对不明原因的闭经，印老常以补肾益精为法，施治于临床。患者周某，半年前突然闭经，小腹隐痛，腰困乏力，这是由于肾虚精亏、冲任失调而经闭不行。同时，患者兼有胸闷，乳房胀痛，精神抑郁，少腹胀痛、拒按，烦躁易怒等症状，印老认为此为瘀血阻滞型闭经，应采用活血化瘀、通络的方法，故以抵当汤为基础方加减。观印老处方立意，用药衷中参西，其间自有道理。印老认为，二仙汤、五子衍宗丸合方均有提高卵巢激素的作用，中医称之为补益肾精；而夏枯草、川贝母、玄参则能消痰破结、疏通精道，若经络瘀阻，虽补无益也。诸活血行气药皆可鼓动肝血运行使月经畅通无阻，而腹痛自除。

【病例 2】

张某，女，36 岁，1991 年 9 月 2 日初诊。

病史：患者闭经 6 月余，末次月经为 1991 年 2 月 25 日，后再未行经。现症见：头晕健忘，心慌气短，出虚汗，睡眠不实，噩梦多，身困乏力，腰酸易抽筋，自觉阴道分泌物减少。舌质暗淡，脉沉而细。

辨证：脾虚血亏，心气不足。

治法：健脾益气，养血安神。

处方：当归15g，白芍10g，川芎6g，熟地黄15g，桃仁10g，红花10g，党参15g，山药10g，黄芪30g，远志10g，炒酸枣仁15g，牛膝10g，泽兰15g，茺蔚子30g，水煎服5剂。

1991年9月8日二诊：患者服上方5剂后，精神体力明显好转，出汗减少，原方继服5剂。

1991年9月13日三诊：患者阴道分泌物增多，月经仍未来潮。上方加肉桂3g，继服5剂。

1991年9月20日四诊：患者诉药后汗止，精神好，舌质暗淡，脉沉细。印老进一步辨证为肝肾不足，血虚经闭。拟以滋补肝肾、养血调经为法治疗，电话诉处方如下：

当归15g，川芎6g，白芍15g，熟地黄15g，菟丝子15g，覆盆子15g，枸杞子15g，淫羊藿15g，红花10g，生黄芪30g，茺蔚子30g。

上方继服15剂，后患者于10月10日月经来潮，色黑量少。后继服四诊方5剂。11月8日月经每次来潮，行经5天，血量恢复至正常量。半年后患者来诊，已正常行经3次，周期、经量均恢复正常。

【按】

患者张某，证属阴血不足、冲任精血无源之闭经。由于患者平素肝胃热盛，阳邪化燥，以致胃中燥热。阳明经本为多气多血之经，下合冲任二脉，月经能按时以下。若阳明燥热，津液枯竭，不能化生经血，甚者闭经，并伴口干舌燥、心胸烦闷、眠差多梦、头晕健忘、心悸气短。故印老以健脾益气、养血安神，佐以活血调经。服药15剂，诸症消失，唯月经未至，再以滋补肝肾、养血调经立法。月经来潮后，嘱间断服药，继续观察。

印老认为，妇科常见病，以气血病居多，因此，如果能够掌握好调理气血这一环节，是具有临床实际意义的。气以通为顺，血以调为和。所以在用药上若能抓住"通"和"调"的基本属性，对于气血的调理，寒热的辨治，可谓掌握了基本要领。正如《医宗金鉴·妇科心法》中说:"气血安和经水安,寒凝热沸风荡然。"

七、习惯性流产

【病例】

张某,女,29岁,1991年8月20日初诊。

病史:患者连续流产2胎,均于妊娠2月余,今第3次妊娠,已50余天,昨日突见阴道少量出血,腰困如折,舌淡苔白,脉弦尺弱小。

辨证:肝肾亏损,冲任不调。

治法:补益肝肾,调理冲任。

处方:四物汤加味。

当归10g,川芎6g,白芍15g,熟地黄15g,菟丝子15g,川断15g,杜仲炭15g,阿胶珠15g,苎麻根15g,黄芪30g,焦白术10g,黄芩10g,砂仁10g,藕节15g。

1991年8月26日二诊:服药5剂,出血止,嘱其卧床静养。

黄芪24g,焦白术15g,熟地黄15g,菟丝子15g,川断15g,黄芩12g,砂仁10g,苎麻根15g,当归10g,狗脊15g,肉桂3g,桑寄生15g,小茴香3g,香附10g,巴戟天15g。

印教授嘱其每周服1剂,连续服2个月为宜,以缓补保胎。印老回京后,我守其法,并嘱患者忌辛热食物,上方服至妊娠5月时方停药,后静心安养,足月生一男婴。

【按】

习惯性流产中医学称为滑胎,多因素体亏虚,不能养胎、载胎所致。此外,因病高热、跌扑撞打、强力努挣、房事触犯等亦可引起流产。

患者张某既往均于妊娠2月余流产,今第3次妊娠,亦在60天左右出现阴道下血,胎胚不稳,辨其证属肝肾亏虚,冲任不固。方以四物汤补血调血、调补冲任。黄芪、白术健脾益气；川断、菟丝子、杜仲炭补肾安胎；藕节、阿胶珠养血止血、凉血安胎；白术、砂仁、黄芩健脾安胎；特别是配伍性味甘寒、凉血止血、清热安胎的苎麻根，对热病出血、胎动不安、胎漏下血者，有很好的保胎作用。全方补益肝肾、调和冲任而安胎。印老嘱其阴道出血止后，可每周调服 1 剂，连服 2 个月为宜，以缓补保胎。

八、产后缺乳

【病例】

赵某，女，25 岁，1993 年 8 月 4 日初诊。

病史：患者产后因其母肝癌病故，精神刺激致心情抑郁，突然乳汁点滴不下，乳房按之绵软，有胀痛感，白带多味腥，阴部瘙痒，苔白，脉弦。

辨证：肝气郁结，乳络不通。

治法：疏肝解郁，调经通乳。

处方：逍遥散加味。

柴胡 10g，当归 15g，赤芍 15g，白芍 15g，丹参 15g，红花 10g，泽兰 15g，白术 10g，茯苓 15g，茺蔚子 30g，通草 10g，王不留行 15g，路路通 10g。5 剂，水煎服。

1993 年 8 月 9 日二诊：少量乳汁涌出，乳房胀痛，上方加炮穿山甲 10g（先煎）。水煎服 5 剂。乳汁下，诸症消失。

【按】

产后乳汁少或全无乳汁，乳房无胀痛感者，属气血虚弱不能生化；若乳房胀痛，按之不硬，乳汁涩少，为气结乳络不畅。患者赵某，产后气郁而致乳汁不下，故印老以解郁、调经、通乳为法。方选逍遥散疏肝解郁、健脾和营而通乳；丹参、红花、泽兰活血通络以助下乳；王不留行、通草、路路通、炮甲片通经下乳；茺蔚子、泽兰调经下乳。诸药使气郁解、经脉通而乳汁下。

九、乳房肿痛

【病例】

康某，女，27 岁，1988 年 9 月 2 日初诊。

病史： 患者哺乳期间，乳房硬块，肿胀疼痛，乳汁不畅，寒热头痛。现症见：右侧乳房红肿，胀满疼痛，恶寒发热，胸闷口苦，舌红苔薄黄，脉弦数。

辨证： 毒热壅滞，乳络不通。

治法： 解毒散结，通乳消肿。

处方： 疏肝散结方加味。

柴胡 10g，青皮 10g，瓜蒌 30g，天花粉 15g，黄芩 10g，陈皮 10g，连翘 10g，皂角刺 15g，金银花 30g，蒲公英 30g，生牡蛎 30g（先煎），王不留行 15g，牛蒡子 10g。5 剂，水煎服。

1988 年 9 月 8 日二诊：药尽热退痛减，肿块如初，上方加当归 10g，穿山甲 10g（先煎）。5 剂，水煎服。

1988 年 9 月 14 日三诊：硬块中央渐软，按之应指，肿痛缓解，苔白脉弦。治以疏肝散结、活络通乳。

柴胡 10g，青皮 10g，陈皮 10g，皂角刺 15g，夏枯草 15g，海藻 15g，昆布 15g，海浮石 15g（先煎），生牡蛎 30g（先煎），穿山甲 10g（先煎），通草 10g，瓜蒌 30g，天花粉 15g，橘叶 10g，蒲公英 15g。5 剂，水煎服。

患者服药 15 剂，乳房肿痛消退，硬块消散，乳汁通畅。

【按】

患者康某乳汁积滞，乳络壅塞，"不通则痛"。印教授以解毒散结、通乳消肿为法，方选疏肝散结方加味。柴胡、青皮、陈皮善走肝经，以疏肝理气；金银花、连翘、牛蒡子相须为用，既清气分血分之热邪火毒，又透营达气、疏风散热，为热毒疮痈之要药；蒲公英清热散结、解毒消肿；黄芩善清肺热，泄上焦火热，加强泻火解毒之功；天花粉清热生津、解毒消肿；瓜蒌、橘叶理气化痰、宽胸散结，合蒲公英、天花粉善治乳痛；王不留行其性走而不滞，功能疏通血脉，配合皂角刺通经下乳，善消肿痛；生牡蛎软坚散结，配天花粉祛邪而不伤正，清热而不留邪。全方共奏气顺痰化、肿消痛止之效。

十、宫颈糜烂

【病例】

冯某，女，31 岁，1991 年 9 月 11 日初诊。

病史：患者妇科检查诊为宫颈糜烂、慢性盆腔炎。现症见：黄带黏稠如涕，量多味臭，腰酸腿软，四肢无力，尿黄，烦热，舌苔黄腻，脉弦滑。

辨证：湿热下注。

治法：清热利湿，升清化浊。

处方：四妙丸加味。

苍术 12g，黄柏 15g，生薏苡仁 30g，怀牛膝 10g，草薢 15g，木通 10g，泽泻 30g，滑石 15g（包），车前子 12g（包），椿根皮 15g，木瓜 15g。水煎服 7 剂。

1991 年 9 月 18 日二诊：腰痛缓解，黄带明显减少，大便干。原方加草决明 30g，郁李仁 12g，水煎服 7 剂。

1991 年 9 月 29 日三诊：服药 7 剂后，症状已除，继服 5 剂，以巩固疗效。

【按】

带下病是指带下量明显改变，色、质、气味发生异常，或伴有全身或局部症状者。西医诊断为宫颈糜烂。患者冯某，黄带黏稠如涕，有腥臭味，苔黄腻，均系湿热下注、清浊不化所致。方中苍术、黄柏、生薏苡仁、怀牛膝合为四妙丸，功能清热利湿、止带下；草薢、木通、滑石、车前子、泽泻利水分清，化浊止带；椿根皮清湿热、止带下；木瓜酸温，舒筋活络、化湿止带。全方共奏清热利湿、化浊止带之效。

十一、子宫肌瘤

【病例】

郝某，女，38岁，1999年5月4日初诊。

病史： 患者子宫肌瘤大小约3.5cm×2.5cm，西医建议手术治疗，而患者要求中药治疗，故来京求治于印老。现症见：月经错后5天，经期延长，10日不净，经血紫黑有块，下腹可触及硬质积块，舌紫暗，舌下静脉曲张，脉沉涩。

辨证： 血瘀癥积。

治法： 活血化瘀，破积消癥。

处方： 穿山甲散合桂枝茯苓丸加味。

炮穿山甲10g（先煎），当归15g，赤芍30g，桃仁10g，红花10g，醋三棱6g，醋莪术6g，茯苓15g，川芎10g，桂枝9g，柴胡10g，牡丹皮10g，皂角刺10g。水煎服14剂，每日1剂。

1999年5月23日二诊：患者电话诉药后无明显反应，大便每日2次，量多，余症同前，印老宗上法加减。

丹参30g，赤芍30g，桃仁10g，红花10g，醋三棱6g，醋莪术6g，生牡蛎60g（先煎），柴胡10g，夏枯草15g，海藻15g，昆布15g，当归30g，半枝莲30g。水煎服14剂。

1999年6月10日三诊：药后月经提前1周，经量明显增加，经血紫黑有块，大便每日2次，无不适之感。舌紫暗，脉沉涩。

炮穿山甲10g（先煎），丹参30g，当归30g，柴胡10g，生牡蛎60g（先煎），桃仁10g，红花10g，海藻15g，昆布15g，皂角刺10g，黄药子10g，香附10g，怀牛膝10g。水煎服14剂。

1999年6月28四诊：月经提前3天而至，经量减少，经期5天即净，舌有瘀斑，脉沉涩。宗6月10日方配蜜丸，每次10g，每日2次，连服2个月。月经恢复正常，经西医检查子宫肌瘤已除。

【按】

子宫肌瘤属中医"癥积"范畴。妇科癥积的发生，主要因为脏腑功能失常，气机不调，气滞血凝，或因痰湿蕴结、壅阻胞宫而成。本例子宫肌瘤，下腹可扪及硬质积块，经血紫黑有块，舌下静脉曲张，脉沉涩，均为血瘀癥积之征，故治以活血化瘀、破积消癥之法，以穿山甲散为主方，辅以三棱丸、桂枝茯苓丸、疏肝散结方化裁以收全功。方中桂枝温通血脉；茯苓健脾渗湿，以治生痰之源，与穿山甲散同用，亦有痰瘀并治之意；醋三棱、醋莪术相须为用，气血同治，既增强破瘀通经之功，又有软坚散结之效；皂角刺其性锐利，直达病所，善于化瘀散结；海藻、昆布痰瘀并治、软坚散结之力更著；柴胡疏肝理气；香附既行气分又入血分，与川芎伍用，气血同治，共收行气活血之功；当归、赤芍、丹参、桃仁、红花、夏枯草、黄药子诸药合参，养血调经，祛瘀生新。然癥积有形，并非旦夕可除，故又以蜜丸服药2月余，以图缓攻其癥，攻邪而不伤正也。

十二、围绝经期综合征

【病例1】

姜某，女，50岁，1993年9月7日初诊。

病史： 患者停经已半年。现症见：急躁易怒，烘热汗出，汗后身凉怕冷，兼见心悸、失眠、烦躁、胸闷，口干不欲饮，舌淡苔薄白，脉沉。

辨证： 肝肾亏虚。

治法： 调补肝肾。

处方： 逍遥散合二仙汤加味。

淫羊藿10g，仙茅10g，黄柏15g，知母12g，女贞子15g，旱莲草15g，当归10g，柴胡10g，白芍15g，茯苓10g，薄荷3g，鹿角霜15g（先煎），栀子10g，夜交藤30g。5剂，水煎服，每日1剂。

1993年9月12日二诊：急躁易怒、心悸失眠缓解，纳差，偶有反酸，烘热汗出，忽冷忽热，苔白脉弦。诸症皆是更年期内分泌紊乱的表现，仍守原法温肾阳、补肾精、泻肾火、调冲任。

淫羊藿 10g，仙茅 10g，巴戟天 10g，黄柏 15g，知母 12g，女贞子 12g，旱莲草 15g，茺蔚子 30g，柴胡 10g，白芍 10g，当归 15g。5 剂，水煎服。

1993 年 9 月 18 日三诊：药后一切不适症状均消除，继服上方 5 剂，巩固疗效。

【病例 2】

何某，女，48 岁，1991 年 9 月 2 日初诊。

病史：患者全身浮肿 2 年。现症见：全身浮肿，体重 70kg，肢体指压凹陷，伴腰酸腿软，动则气短汗出，失眠多梦，头晕胀痛，耳鸣心悸，面部潮热，急躁易怒，四肢麻木，经期紊乱，经少有血块。舌暗有瘀斑，苔白腻，脉细涩。肝功、尿常规检查未见异常。

辨证：肝郁气滞，气化不行。

治法：开郁散结，消肿除胀。

处方：柴胡 10g，丹参 30g，三棱 10g，莪术 10g，郁金 10g，桑寄生15g，巴戟天 10g，白术 30g，茯苓 30g，泽泻 30g，肉桂 3g，茺蔚子 30g，大腹皮 15g，莱菔子 15g。10 剂，水煎服。

1991 年 9 月 14 日二诊：患者全身浮肿消退大半，睡眠尚可，余症均有改善。上方加冬葵子 10g；改茯苓为土茯苓。10 剂，水煎服。诸症向愈。

【病例 3】

杨某，女，48 岁，1988 年 9 月 5 日初诊。

病史：头晕、头痛半年。患者月经周期正常，经期头痛，眩晕，恶心，不能起床，胃脘胀闷，思冷饮，大便干，小便黄，舌质暗红少白苔，脉弦缓。血压 100 ～ 170mmHg。西医诊为更年期综合征。

辨证：阴虚肝旺。

治法：养阴清热平肝。

处方：桑叶 10g，菊花 15g，黄芩 10g，女贞子 12g，旱莲草 15g，麦冬12g，生地黄 15g，白芍 15g，生牡蛎 30g（先煎），茺蔚子 30g，蔓荆子 15g，火麻仁 30g，5 剂。水煎服。

1988年9月11日二诊：患者服上方5剂，头晕头痛消失，血压90～150mmHg。上方去蔓荆子，加珍珠母30g（先煎）。5剂，水煎服。

【按】

更年期的发病年龄属于女性肾气渐亏的时段，故发病与肾有关。妇女绝经前后，肾气渐衰，冲任亏虚，天癸将竭，精血不足，出现肾阳虚衰、经脉失于温煦等肾阴肾阳偏盛偏衰的现象。

病例1，患者姜某肝肾亏虚，血不养肝。方中淫羊藿、仙茅、鹿角霜、旱莲草、女贞子既补肾阴，又温肾阳，意在"阴中求阳，阳中求阴"；柴胡、白芍、茯苓养血调肝、开郁结、畅情志；知母、黄柏养阴清热。诸药合用，养肝血，益肾精，使阴平阳秘而诸症自除。本方印老在二仙汤中加入逍遥散，能有效治疗更年期综合征。

病例2，患者何某，出现更年期特发性水肿。方中柴胡、郁金既破有形之血瘀，又散无形之气郁；配以三棱、莪术、丹参理气和血、化瘀消积；为防攻伐太过，损伤正气，以巴戟天、桑寄生、肉桂补益命门之火，以壮元阳，温煦五脏；佐以茯苓、泽泻、大腹皮、莱菔子、白术健脾利湿消肿；柴胡疏肝理气；茺蔚子活血调经。诸药合用寓破于补，使破而不伤正，补而不滞经脉，补破结合，针对主要病证，收到调补阴阳、开郁散结、消肿除胀之功。

病例3，针对患者杨某头晕、头痛、血压高之症，印老采用养阴清热平肝的法则。兼症见恶心、脘闷、思冷饮，便干、溲黄，说明内有蕴热，故初诊加火麻仁和胃宽中、清热润肠以通便，二诊加珍珠母平肝潜阳、清肝镇静。

十三、带下疾病

【病例1】

崔某，女，40岁，1988年9月16日初诊。

病史：素体畏寒怕冷，腰困，小腹发凉，白带量多、清稀无味，四肢倦怠，纳少便溏，舌淡胖苔白，脉沉迟。

辨证：寒湿下注。

治法：温阳祛湿。

处方：肾着汤加味。

茯苓 30g，白术 15g，干姜 6g，黑荆芥 10g，炒薏苡仁 30g，香附 12g，海螵蛸 30g，山药 12g，甘草 10g，鹿角霜 15g（先煎），芡实 12g。5 剂，水煎服。

1988 年 9 月 20 日二诊：患者服药 5 剂，腰困减轻，上方加黑附子 10g，炒杜仲 15g，继服 5 剂。

1988 年 9 月 24 日三诊：患者白带正常，食纳尚可，四肢温和，继服前方 7 剂，巩固疗效。

【病例 2】

王某，女，37 岁，1991 年 9 月 14 日初诊。

病史：黄带量多色深，质黏稠呈脓性、有臭气，外阴瘙痒，小腹作痛，伴口苦口腻、胸闷纳呆，小便短赤。舌红苔黄腻，脉滑数。

辨证：湿浊下注。

治法：燥湿清热。

处方：四妙丸加味。

黄柏 15g，苍术 15g，生薏苡仁 30g，怀牛膝 10g，萆薢 15g，木通 10g，泽泻 30g，车前子 12g（包），滑石 15g（包），椿根皮 15g。5 剂，水煎服。

1991 年 9 月 19 日二诊：脉症同前，原方加茯苓 30g，继服 5 剂。

1991 年 9 月 24 日三诊：患者黄带量减，腥味去，阴痒消，继服 5 剂，诸症消失。

【按】

带下病是指妇女带下的量、色、质、味发生异常，大多数是由妇科常见的炎性疾病引起，以白带、黄带为多见。

病例 1，患者崔某，白带量多、清稀无味，伴有小腹发凉，证属脾肾不足兼有寒湿。脾阳虚则寒湿不化，寒客下焦，带下色白、清稀如水，腰酸乏力，纳食不香。印老处以肾着汤加味。方中茯苓、干姜、白术、甘草温化痰饮、健脾利湿；芡实、海螵蛸、鹿角霜健脾固肾、收涩止带；炒薏苡仁健脾利水、渗湿止带。二诊加入黑附子、炒杜仲，加强了温阳补肾之功。

病例 2，患者王某，带下色黄黏稠如涕、有腥臭味，证属湿热下注，治宜燥湿清热、祛湿止带。方以四妙丸清热利湿；萆薢、木通、泽泻、车前子、滑石加强利湿作用；椿根皮是治黄带之良药。本方寄补于散，寄消于升，使温补而不滞邪。

印老认为，带下多黄、白两种，一般色白清稀而无臭味者为白带，属寒湿，治宜温阳化湿，如肾着汤；黄带则色黄黏稠有腥臭味，尤以湿热下注型常见，治当清热燥湿，以四妙加味为宜。白带多见于宫颈炎，黄带多见于宫颈糜烂，临床应注意区别。

十四、功能性子宫出血

【病例 1】

李某，女，30 岁，1988 年 9 月 17 日初诊。

病史：患者长期月经不调。去年 10 月小产，连续 3 个月恶露淋沥不绝，经清宫治疗而止。今年 8 月份以来，阴道出血断断续续、量少、色紫红。刻诊：胃纳尚可，伴腰困如折，时轻时重，大便干结，小便正常。舌苔薄白，脉弦滑。经行刮宫术，病理诊为子宫内膜增生。

印老说："因小产后败血内停，旧瘀不去则新血不能归经，故恶露淋沥不绝，冲任功能受损，波及肝肾则腰痛如折。"

辨证：肝肾不足，经血逆乱。

治法：补益肝肾，调气化瘀。

处方：桃红四物汤加味。

当归 10g，川芎 10g，女贞子 12g，菟丝子 12g，茺蔚子 30g，益母草 15g，元胡 10g，小茴香 3g，杜仲炭 15g，川楝子 10g，赤芍 30g，红花 6g，桃仁 10g，熟地黄 15g。5 剂，水煎服。

1988 年 9 月 22 日二诊：患者腰困缓解，上方加阿胶珠 12g，5 剂，水煎服。

1988 年 9 月 28 日三诊：患者服药 10 剂，神志安定，出血止，治以养血和血、理血调经。

处方：黄芪 15g，熟地黄 12g，赤芍 15g，白芍 15g，当归 15g，川芎 10g，阿胶珠 12g，香附 12g，茺蔚子 30g，泽兰 15g，女贞子 12g，艾叶 6g，杜仲炭 15g，菟丝子 12g。水煎服 10 剂，诸症悉平。

【病例 2】

郝某，女，28 岁，1988 年 9 月 16 日初诊。

病史：患者以往月经正常，按月行经，末次月经 7 月 1 日来潮，经行 5 天，量偏少。7 月 28 日阴道出血淋沥不止，经行刮宫术后阴道出血仍淋沥不净，病理诊断为子宫内膜增生，出血持续 50 天，尿妊娠试验（－）。舌质暗淡苔薄白，脉细缓。西医诊为功能性子宫出血。

辨证：血虚瘀阻，冲任失调。

治法：养血活血，化瘀调经。

处方：生化汤加味。

当归 15g，川芎 6g，桃仁 9g，红花 3g，益母草 30g，泽兰 15g，丹参 30g，赤芍 10g，柴胡 3g，炒荆芥穗 10g，阿胶珠 12g，棕榈炭 10g，煅牡蛎 30g（先煎），蒲黄炭 10g。5 剂，水煎服。

1988 年 9 月 21 日二诊：患者服药 5 剂后出血止，精神体力渐佳。上方去蒲黄炭，加黄芪 15g。继服 5 剂，以巩固疗效。药后随访，规律行经 2 次，未见异常出血。

【按】

上述两例西医均诊断为功能性子宫出血。该病的诊断标准：一是没有任何器质性病变或全身性疾病，连续发生 3 个月以上者；二是子宫内膜病理检查为子宫内膜增生；三是基础体温呈单相型或双相型，但不典型，月经开始后体温逐渐下降，表示黄体功能不良者。

病例 1，患者李某，因小产后败血内停，瘀不去则新不生，故恶露淋沥不绝。患者月经周期不规律，行经日久，淋沥不断，色紫有块，皆因肝肾不足、经水逆乱所致。故治宜补益肝肾、调气化瘀。方中熟地黄、菟丝子、女贞子、杜仲炭补肾安冲、止血调经；桃仁、红花、赤芍、益母草、茺蔚子活血调经，兼有养血之功；当归、川芎养血活血；元胡、川楝子、小茴香理气暖宫、活血调经。服药 20 剂，诸症消失，停药观察已能规律行经。

病例 2，患者郝某，病程较短，阴道出血仅 50 多天，虽未超过 3 个月，但是诊断性刮宫示子宫内膜增生，故仍可确诊为功能性子宫出血。证属血虚血瘀，冲任失调。选用产后生化汤加味以养血化瘀。方中当归、川芎、益母草、泽兰、桃仁、红花养血活血、祛瘀生新；红花化瘀，少用则养血；丹参、赤芍凉血活血化瘀；阿胶珠、蒲黄炭、棕榈炭、煅牡蛎活血化瘀而止血；柴胡、炒荆芥穗既能升阳除湿，又能疏解血热。全方养血凉血活血，祛瘀而生新。患者 5 剂药后血止症除；服药 10 剂已规律行经 2 次。可见，病程短者疗效及预后也比较满意。

十五、女子不孕

【病例】

赵某，女，32 岁，1991 年 9 月 4 日初诊。

病史：患者结婚 8 年不孕，月经错后，伴有痛经，经血暗而有块，经行不畅，少腹部冰凉，舌质暗苔薄白，脉沉涩。

辨证：胞宫血瘀，冲任虚寒。

治法：暖宫化瘀，调经促孕。

处方：桃红四物汤加减。

当归 15g，川芎 10g，赤芍 30g，熟地黄 15g，香附 10g，桃仁 10g，红花 10g，元胡 10g，醋五灵脂 15g，艾叶 10g，茺蔚子 30g，菟丝子 15g，泽兰 15g，炮姜 10g。水煎服 7 剂。

1991 年 9 月 11 日二诊：患者少腹部渐温，原方加淫羊藿 10g，继服 7 剂。

1991 年 10 月 20 日三诊：患者服药 40 余剂，月经周期正常，未发作痛经，经血鲜红无血块，次年 9 月顺产一女婴。

【按】

女子不孕乃难治之病。临床以虚实两型多见，虚者肾虚，实者血瘀。本案症见痛经、瘀块、经色暗、少腹冰凉、脉沉涩等，为血瘀寒凝、冲任不调而不能受孕。故治疗以温通胞宫、祛瘀通络为法，方取桃红四物汤养血活血、通经逐瘀。四物汤（白芍易赤芍）重在养血活血，加桃仁、红花、醋五灵脂、元胡并入血分而逐瘀行血、调经止痛；香附、艾叶、炮姜温经散寒、暖宫以利逐瘀；淫羊藿温阳补肾，加强暖宫散寒的作用；茺蔚子、泽兰活血调经。诸药合用使胞宫得温，瘀血行而经水流通，腹痛自消。

印老说："行血逐瘀之剂，攻破力较强，有血崩之弊，得效即止，不能多服，故治法宜补肾促孕。当全身阴阳气血渐盛，子宫内环境改变，方能缓慢奏效，即所谓'补不求速效之意'。"患者服药40余剂，月经正常，次年9月顺产一女婴。印老的诊断立法思路值得学习借鉴。

十六、男性不育

【病例】

韩某，男，30岁，1991年9月3日初诊。

病史：患者结婚3年未育，妻子行妇科全面检查无明显异常。患者眼圈发黑，夜间口干不欲饮，体倦乏力，阳事能举，夫妻生活质量良好。舌苔薄白，尺脉细小。精液化验：精子总数65个，活动精子总数46个，精子活动率58.23%。

辨证：肾精不足。

治法：补肾填精。

处方：熟地黄30g，淫羊藿10g，枸杞子15g，肉苁蓉30g，太子参30g，菟丝子15g，白术15g，鹿角霜15g（先煎），覆盆子15g，桑椹30g，五味子10g，龟甲胶12g(炖)，桑螵蛸30g，盐巴戟天15g。水煎服7剂。

1991年9月11日二诊：脉症同前，原方加盐黄柏9g，继服30剂，后蜜制丸药服2月。1992年元月妻子做B超检查已妊娠。

【按】

男子生育系于肝肾，主于冲任。印老认为，男子不育是一种难治性疾病，病因十分复杂，临床在辨证、辨病的基础上，要"抓主症"，定方定药，坚持治疗，以图缓而取效。

患者韩某，精少不育，证属肾精不足。熟地黄补血滋阴、益精填髓；淫羊藿、鹿角霜、桑螵蛸、盐巴戟天、菟丝子、覆盆子、五味子补肾壮阳、固肾涩精；枸杞子、肉苁蓉、龟甲胶、桑椹滋阴补肾，养血生精；太子参、白术健脾益气，以助生肾水。

印老认为，男子不育之证多为肾阳虚弱、气化失司或湿浊下注膀胱，以致精液黏稠、清浊不分而不能正常液化，无精不育。此类患者必须坚持长时间服药，以蜜丸为首选剂型，观察精液的变化，临床可以治愈。

十七、畸胎瘤

【病例】

李某，女，24 岁，1988 年 9 月 3 日初诊。

病史：患者 18 岁时因少腹刺痛就医，确诊为右侧畸胎瘤而施手术。今年春天左少腹疼痛，痛如锥刺，B 超示左侧畸胎瘤，建议手术治疗。患者恐丧失生育能力，拒绝手术，求中医治疗。妇科检查：子宫大，左附件厚；盆腔 B 超：盆腔异常回声，考虑畸胎瘤。舌质淡红苔白少，脉弦细。

辨证：肝郁痰结，瘀阻经络。

治法：疏肝散结，化瘀通络。

处方：疏肝散结方加味。

柴胡 10g，赤芍 30g，丹参 30g，当归 15g，生牡蛎 30g（先煎），川牛膝 10g，三棱 10g，莪术 10g，炙鳖甲 30g（先煎），桃仁 10g，川贝母 10g，玄参 15g，海浮石 15g（先煎），海藻 15g，昆布 15g，夏枯草 15g，黄药子 12g。水煎服 7 剂。

1988 年 9 月 11 日二诊：患者药后少腹刺痛缓解，上方去三棱、莪术，加泽兰 15g，茺蔚子 30g。水煎服 30 剂，每日 1 剂。

次年因感冒来诊，诉服药 90 剂，腹痛止，B 超检查囊肿消失，国庆节准备结婚。

【按】

疏肝散结方是印老治疗肝经癥积的自制经验方，治疗各种良性占位性病变，均能收到良好的疗效。患者李某，6 年前施右侧畸胎瘤术，今左侧又患畸胎瘤，中医辨证为肝郁痰结、瘀阻经络，印老抓住"痰郁""血瘀"之主症施治。方中丹参、赤药、当归、三棱、莪术、桃仁活血化瘀；生牡蛎、玄参、川贝母、黄药子化痰散结；夏枯草清肝经郁热而消肿块；海藻、昆布、海浮石散结化老痰；川牛膝引药下行，直达病所。以上诸药通过柴胡疏肝解郁，引经直达肝经，达到疏肝理气、活血化瘀、消肿散结的目的。

畸胎瘤，非手术治疗实属难治，患者坚持中医治疗，遵照印老医嘱坚持服药，缓图取效。

十八、阳痿

【病例】

高某，男，28 岁，1988 年 9 月 18 日初诊。

病史：1986 年夏月，患者饮酒失度，而后性功能减退，阳事不举，时有滑精，曾服多种补肾之品，其效不显。刻诊：头晕脑涨，纳食不香，阴部湿痒，舌苔黄厚而腻。

辨证：下焦湿热，宗筋失养。

治法：清利湿热，佐以补肾。

处方：龙胆泻肝汤加味。

柴胡 10g，当归 10g，木通 10g，淫羊藿 10g，巴戟天 10g，仙茅 10g，菟丝子 10g，覆盆子 10g，龙胆 12g，栀子 12g，黄芩 12g，半夏 12g，车前子 12g，泽泻 30g，生地黄 15g，知母 15g，黄柏 15g。5 剂，水煎服。

9 月 23 日二诊：患者头晕脑涨缓解，纳食香，胃口渐增，舌苔薄黄。

柴胡 10g，龙胆 10g，栀子 10g，黄芩 10g，生地黄 15g，车前子 12g，泽泻 30g，木通 6g，当归 10g，淫羊藿 12g，巴戟天 15g，仙茅 15g，菟丝子 15g，覆盆子 15g，蛇床子 12g。5 剂，水煎服。

9 月 29 日三诊：患者服药 10 剂后，湿热大减，身轻体快，心情舒畅，晨起阴茎可勃起。因印老回京，故仍守上方，患者继服 10 剂，用药后前症悉除，身力倍增，房事正常。

【按】

阳痿之因常责之于肾，补其不足、调理阴阳为之大法。然印老认为"肝主宗筋，湿热成痿"亦常有之。患者高某因过食肥甘，嗜饮酒酪，湿热壅盛，致使肝脉不利，宗筋失养，而成阳痿。方以龙胆大苦大寒，专泻肝胆之火，善清下焦湿热，泻火除湿，两擅其功；黄芩、栀子苦寒泻火、清热燥湿，黄芩清少阳于上，栀子泻三焦于下，以助龙胆泻火燥湿；泽泻、车前子、木通渗泻湿热，使肝胆湿热从小便而出；然肝为藏血之脏，肝经实火易伤阴血，故用生地黄、当归滋阴养血以柔肝，使祛邪而不伤正；肝体阴而用阳，性喜条达而恶抑郁，故用柴胡疏肝胆之气，并引诸药归于肝经，且柴胡与黄芩相合，既解少阳之热，又加强清上之力，濡润宗筋；在利湿的同时，配伍淫羊藿补肾壮阳、强筋健骨，祛风除湿以起痿；菟丝子补肾益精，补而不峻，温而不燥，滋而不腻，为平补肝肾之要药；车前子入肝走肾，肝肾同补；覆盆子固肾涩精，起阳痿；蛇床子温肾壮阳，善治阴部湿痒；巴戟天补肾壮阳、强筋健骨、祛寒除湿；仙茅补肾壮阳、强筋骨、祛风湿；知母、黄柏清泻相火。全方清利而不伤阴，补阳而不敛邪，湿去热清，阳道通矣。

临床应用的木通主要有四种，即关木通、川木通、淮木通和白木通。关木通为马兜铃科植物，含马兜铃酸，有毒，不宜使用。临床以川木通应用为佳。

第七章 血液病证

一、血小板减少症

【病例】

杜某，女，7 岁，1993 年 8 月 20 日初诊。

病史：患者偶有鼻衄不止，无明显诱因出现下肢紫癜，查血小板 20×10^9/L，曾应用泼尼松每日 25mg，1 月后复查血小板升至 200×10^9/L，停药 1 月余，血小板又逐渐降低。今日查血小板 91×10^9/L，全身无不适。舌淡苔薄黄，脉弦数。

辨证：血热妄行。

治法：凉血止血。

处方：生地黄 10g，赤芍 15g，牡丹皮 6g，栀子 8g，茜草 9g，侧柏叶 15g，白茅根 24g，藕节 10g，紫草 10g，丹参 15g，三七粉 2g（冲服），紫珠草 10g。7 剂水煎服，每日 2 次。

1993 年 8 月 27 日二诊：患者鼻衄止，全身紫癜开始消退，五心烦热，苔少脉细。上方加地骨皮 10g，阿胶珠 10g 以增强养阴清热、凉血活血之力。水煎服 7 剂。

1993 年 9 月 5 日三诊：患者紫癜基本消退，仍守前法。

赤芍 15g，牡丹皮 9g，紫珠草 9g，栀子 8g，藕节 10g，侧柏叶 15g，白茅根 15g，生地黄 10g，小蓟 15g，黄芩 9g，紫草 10g，丹参 15g。水煎服 7 剂而愈。

【按】

患儿猝然鼻衄不止,紫癜泛出,经化验示血小板减少症。印老以养阴清热、凉血化瘀立法,止血消斑,急治其标。方中牡丹皮、紫草、赤芍、丹参、白茅根、小蓟、藕节、青蒿、侧柏叶凉血活血、止血消斑;紫珠草味苦涩,善活血凉血、除热解毒、收敛止血;黄芩、栀子、地骨皮、青蒿清肝胆湿热,并能退热止血;生地黄、阿胶珠凉血养阴止血;柴胡疏肝解郁。

"火郁发之",体现了印老在治疗血热妄行时重视解肝郁、清肝热的临床思路,而益肾气之品需慎用。

二、紫癜

【病例1】

王某,男,15岁,2002年9月23日初诊。

病史: 双下肢起红点已半月,不痛不痒,逐渐增多。现症见:双下肢皮肤有散在针尖至榆钱样大小紫红色斑疹,压之不褪色,表面光滑,口干渴,脉细数。经化验血小板计数、出血时间、凝血时间未见异常,确诊为过敏性紫癜。

辨证: 血热伤络,迫血妄行。

治法: 清热凉血,解毒消斑。

处方: 生地黄24g,牡丹皮10g,栀子10g,地榆10g,玄参10g,茜草15g,紫草10g,鸡血藤15g,白茅根30g,小蓟24g。7剂,水煎服,每日1剂。

2002年9月30日二诊:患者斑疹得到控制,下肢伸侧部分紫斑已消退,宗前法加连翘10g,藕节10g。水煎服7剂。

2002年10月10日三诊:患者斑疹全部消退,口干甚,加水牛角15g,麦冬10g,石斛10g养阴凉血,巩固疗效。

【病例2】

武某,男,18岁,2003年6月30日初诊。

病史：腹部、下肢皮肤反复出现瘀点已2年，时轻时重，曾用激素和凉血止血、解毒消斑类中药而愈，血小板由$40×10^9$/L上升至$66×10^9$/L。上周因感冒，左下肢又隐现红色斑疹。现症见：腰酸肢软，头晕乏力，口渴心烦，下肢瘀斑散在分布。舌质暗苔薄黄，脉沉细尺小软。查血小板$45×10^9$/L，诊断为血小板减少性紫癜。

辨证：肾阴亏损，络脉瘀阻。

治法：滋阴补肾，活血消斑。

处方：生地黄15g，熟地黄15g，女贞子15g，牡丹皮15g，小蓟30g，赤芍24g，茯苓10g，泽泻10g，山茱萸10g，山药15g，杜仲炭15g，蒲黄炭15g，五灵脂15g，当归15g，焦三仙各24g。水煎服7剂。

2003年7月8日二诊：紫癜大部分消退。原方加生黄芪30g，白术10g，再进7剂。

2003年7月16日三诊：紫癜消退，腰酸好转。上方加仙茅10g，淫羊藿10g，水煎服7剂。

2003年7月24日四诊：斑疹消退，上方加鹿角胶、鹿角霜、紫河车，共研细末蜜炼为丸。服丸药2个月，诸症悉平，血小板升至$80×10^9$/L。随访3年，体质壮实，紫癜未复发。

【按】

紫癜可归属"血风疮"范畴，从其临床特点来看，可分为阴斑、阳斑两类。

病例1，患者王某，过敏性紫癜，属于阳斑。因血热壅盛，感受风邪，风热与血热相搏，热迫血妄行，致血溢脉络，瘀滞凝聚而发斑。方中生地黄、白茅根清热、解毒凉血；茜草、牡丹皮、小蓟凉血止血、解毒消斑；栀子、玄参凉血活血、化瘀解毒；地榆酸苦微寒，性沉寒入下焦，对于血热症，既能清降又能固涩，然清而不泄、涩而不滞，为凉血止血的首选药；紫草、鸡血藤凉血活血，凉血而不滞，活血而不散，又能补血行血。全方共奏清热凉血、解毒消斑之功。

病例2，患者武某，血小板减少性紫癜，属于阴斑。因肝肾阴虚，脾不统血，血不归经。肾虚则精血不足，不仅直接影响造血，还可内生火热，迫血妄行，因此，肾虚精亏是导致气血不足、生血障碍的根本原因，血脉瘀阻是肾精亏虚的病理反映，治宜滋阴补肾、活血消斑。方取六味地黄丸滋肾水而清虚火，顾肾阴不足之本，消出血发斑之标；四君、四物气血双补，以资其化源；当归补血汤意在益气生血；女贞子补肝肾之阴阳；小蓟、五灵脂、蒲黄炭凉血止血、活血消斑；杜仲炭、淫羊藿补肾助阳强腰膝；鹿角胶、鹿角霜、紫河车以填精益肾，固本清源。全方滋阴补肾，健脾益气，活血凉血，祛瘀消斑，使紫癜消退，血小板计数恢复正常。

三、血栓闭塞性脉管炎

【病例】

李某，男，54岁，1993年8月5日初诊。

病史：患者从事水中作业10余年，患有静脉曲张，自觉两腿畏寒怕冷，得热则舒。3年前双小腿肿痛，坐久及阴雨天加重。查体：右腘动脉及足背动脉搏动减弱，布格征阳性，动脉描画右下肢波峰低于左侧。西医诊断：右下肢闭塞性脉管炎早期。刻诊：双小腿色素沉着，静脉怒张，有轻度浮肿，右下肢较甚，右足踇趾发黑，足背动脉弱于对侧，双侧皮温无明显差异。检查心电图、肝功、血常规、尿常规、便常规未见异常。舌苔薄白，脉沉弦。

辨证：寒湿凝滞，气血瘀阻。

治法：温经通络，活血解毒。

处方：四妙勇安汤加味。

金银花30g，玄参15g，当归60g，赤芍30g，鸡血藤30g，红花10g，黄芪15g，野菊花15g，牛膝10g，生甘草15g，伸筋草30g，土鳖虫10g。7剂，水煎服。

1993年8月11日二诊：患者服药7剂后，双侧小腿已消肿，疼痛缓解，舌脉如前。继以燥湿泄浊，化瘀通络。

金银花20g，玄参15g，当归30g，鸡血藤30g，皂角刺10g，紫花地丁30g，生薏苡仁30g，木瓜15g，生甘草12g，牛膝12g，黄芪15g，赤芍

30g，水煎服 7 剂。

1993 年 8 月 18 日三诊：患者小腿肿消，疼痛消失，太溪脉隐可触及，病足转温，患足皮肤润泽，精神日佳。继以上方加鹿角胶 10g（炖），吴茱萸 10g，水煎服 30 剂，巩固疗效。

【按】

脉管炎中医称脱疽，趺阳脉弱为据。此病案李某，由于久在水中作业，寒湿内浸，日久内郁化火，火毒内阻，血行不畅，瘀滞经脉，血不荣于肢末而成脱疽。印老以四妙勇安汤温经通络、活血解毒。当归重用 60g，既补血又活血，故称"和血"之要药，因其性甘温而润，善于行窜，故印老对下肢局限性血流障碍（如下肢静脉血栓、静脉炎、脉管炎等多种病证）皆在辨证选方基础上重用当归；脾虚便溏者，可酌情减量。方中鸡血藤、土鳖虫、红花、赤芍配合当归活血通络、养血荣筋；黄芪、生甘草健脾益气以生血，使活血不伤血、益气不敛邪；配伸筋草祛风通络以活血荣筋；野菊花配金银花解毒清热。二诊时继以燥湿泄浊，化瘀通络。症状缓解，印老嘱患者继服中药，观察疗效。

四、下肢动脉血栓

【病例】

王某，男，60 岁，1991 年 9 月 3 日初诊。

病史： 患者有糖尿病史，右下肢动脉血栓，动脉血流图：右下肢供血仅为正常的 50% 左右。近来右下肢症状加重，晨起略感寒凉则右下肢活动不利，甚则不得下床，皮温低于左侧，皮色正常，下肢肿胀按之凹陷不起，右足背动脉搏动不及，舌暗苔薄黄，脉细。西医诊断为下肢动脉血栓。

辨证： 湿瘀互阻，久病入络。

治法： 活血除湿，舒筋止痛。

处方： 当归 60g，鸡血藤 30g，丹参 30g，赤芍 30g，桃仁 10g，红花 10g，生牡蛎 30g（先煎），川贝母 10g，玄参 15g，水蛭 15g，土鳖虫 10g，

生薏苡仁 30g，木瓜 15g，牛膝 10g，苏木 12g，泽兰 15g。7 剂，水煎服。

1991 年 9 月 10 日二诊：患者疼痛明显缓解，下肢肿胀大减，继服前方 7 剂。诸症悉除。

【按】

该病例临床症情复杂。印老抓住"瘀"和"湿"的主要病机，予以活血除湿、舒筋止痛。方中当归重用以补血活血、消癥止痛；鸡血藤、丹参、赤芍、桃仁、红花、泽兰行血活血而舒筋通络；虫类药水蛭、土鳖虫化瘀通经；生牡蛎、川贝母、玄参等消积化癥；生薏苡仁、木瓜舒筋除痹。

印老说："大动脉炎（无脉症）、静脉炎、下肢肿胀均为瘀血阻滞，常用当归、大黄。当归是四物汤主药之一，重用不为过也。"重用当归活血通络时用量常达 60g，而患者无任何不适，由此见识了印老用药之魄力，可谓"艺高人胆大"。曾问道："当归性温，现为天气渐热之季，用药量大恐其温热之性乎？"印老答曰："有病来挡，药中病所。"又问"当归性润，能滑肠通便，大量用时，患者大便稀泻之事多吗？"答曰："无事。"故我心中已落实，以后只要认准主症，便可大胆用药。

五、下肢静脉炎

【病例】

郝某，男，42 岁，1993 年 9 月 3 日初诊。

病史： 患者无明显诱因出现右侧足踇趾麻木 1 月余，无间歇性跛行，久行则患趾麻木加重，皮温正常，皮色较对侧略暗，右足背趺阳脉搏动消失。舌质红苔剥脱，脉弦细。西医诊为右下肢静脉炎。

辨证： 湿瘀互阻，久病入络。

治法： 除湿活血通络。

处方： 四妙散合桂枝汤加味。

当归 60g，鸡血藤 30g，苍术 10g，黄柏 15g，生薏苡仁 30g，川牛膝

10g，木瓜 15g，桂枝 12g，葛根 30g，赤芍 30g，晚蚕沙 30g（包），泽泻 30g，生姜 6g，大枣 5 枚。水煎服 10 剂。

1993 年 9 月 13 日二诊：患者药后麻木感减轻，行走如常，前方加黄芪 30g，丝瓜络 10g，益气通络，巩固疗效。继服 10 剂。

【按】

下肢静脉炎属中医"着痹"范畴。印老对下肢局限性血流障碍，如下肢静脉血栓、静脉炎等多种病证皆在辨证选方基础上重用当归活血止痛。本案中重用当归 60g，既补血又活血，为"和血"之要药；配以鸡血藤行血而舒筋活络；再用四妙散利下焦湿热，配合活血药祛瘀除湿；木瓜配生薏苡仁解痉、舒挛定痛；晚蚕沙、泽泻利湿除痹；桂枝汤温经散寒，调和营卫。全方共奏除湿散寒、活血通络之效。临床若兼双腿肿胀、沉重、怕凉寒湿之象，可加豨莶草、老鹳草、千年健等祛寒湿、止痹痛之品；对久病者加土鳖虫；瘀滞重、脉络不通者，加紫花地丁、皂角刺等；上肢患病可用川芎、姜黄、桑枝等走上之品。

六、再生障碍性贫血

【病例】

高某，男，15 岁，1993 年 8 月 4 日初诊。

病史：患儿 10 岁时于某省级医院诊为再生障碍性贫血。刻诊：呈贫血面容，头晕，乏力，活动甚则气短，纳差，出虚汗，时有低热，皮肤黏膜间断出现出血点，化验血小板低于 20×10^9/L。舌淡苔白，脉细弱。

辨证：脾肾两虚，气血亏损。

治法：补肾填精，益气养血。

处方：四君子汤合当归补血汤加味。

黄芪 60g，当归 20g，太子参 30g，白术 10g，茯苓 10g，何首乌 10g，龟甲 30g（先煎），鳖甲 30g（先煎），旱莲草 10g，女贞子 10g，桑椹 12g，酸枣仁 12g，山茱萸 15g，阿胶 10g（烊化）。水煎服 10 剂。

8月15日二诊：上方服10剂后纳可，精神佳；患者服药30剂后，身力渐增。印老嘱上方加熟地黄、白芍、川芎、西洋参、鹿角霜、紫河车制蜜丸，缓服。患者坚持服药近1年，现步履轻健，贫血康复。

【按】

再生障碍性贫血是由多种病因引起的骨髓造血功能衰竭而出现以全血细胞减少为主要表现的一种病证。临床以青壮年多见，男性发病率高于女性，与中医的"髓劳"相似，可归属于"虚劳""血证"范畴。

印老认为，此病属诸虚百损，治当求其本源。先天之本在肾，肾藏精，精生血，以先天养后天，可获一定疗效。方中四君子汤益气健脾；重用黄芪配当归，即当归补血汤之意；何首乌、山茱萸、女贞子、桑椹、旱莲草补肾填精；龟甲、鳖甲滋阴潜阳、补肾健骨。全方补气不滞，滋阴不腻，养血活血，共奏补肾填精、益气养血之效。但此类疾病根深蒂固，获效缓而难。上方加入四物汤补血活血以养血，体现"血不行不补"的辨证思想。通过缓图滋补，气生血足，贫血康复。

七、缺铁性贫血

【病例】

孙某，女，45岁，1993年8月9日初诊。

病史：患者5年前于某省级医院确诊为缺铁性贫血。今春以来，其自服驴胶补血冲剂，精神好转，能正常上班。每于经期月经量多，淋沥不断，行经10余天，致贫血更甚，月复一月体质渐衰。刻诊：面色萎黄，疲乏无力，眩晕心悸，五心烦热，经期提前，量多色淡，失眠纳呆。舌质淡苔薄白，脉沉细。

辨证：心脾两虚。

治法：益气养血，健脾安神。

处方：归脾汤加味。

黄芪30g，党参15g，白术12g，当归10g，炙甘草10g，茯神15g，远志 10g，炒酸枣仁 15g，枸杞子 15g，何首乌 15g，木香 6g，生姜 6g，大枣 5 枚。5 剂，水煎服。

1993 年 8 月 15 日二诊：脉症同前，上方加龙眼肉 30g，继服 5 剂。

1993 年 8 月 21 日三诊：患者精神好转，眩晕心悸亦除，纳食睡眠均可。上方加紫河车 15g，鹿角霜 15g（先煎），倍药量而制丸药。服药 3 月余，精力充沛，体质壮实如常人。

【按】

缺铁性贫血归属于中医"萎黄病""虚劳"的范畴。患者孙某，呈贫血面容，属心脾两虚证。心藏神而主血，脾主思而统血，治当益气补血、健脾养心。方中党参、黄芪、白术、炙甘草、生姜甘温补脾益气；当归甘辛温养肝而生心血；茯神、酸枣仁、龙眼肉甘平养心安神；远志交通心肾而定志宁心；木香理气醒脾，以防益气补血药滋腻碍脾；枸杞子、何首乌补肝肾、滋阴养血。

印老认为缺铁性贫血是一种慢性疑难病，本案抓住心脾两虚之主症，辨证用药，缓图取效。

第八章　皮肤病证

一、荨麻疹

【病例】

王某，男，42 岁，1988 年 9 月 4 日初诊。

病史：患者荨麻疹 3 年，每年冬轻夏重，反复发作。现症见：全身红色疹块，瘙痒难忍，挠之更甚，疹块大如钱币，连接成片，伴心烦胸闷。舌质暗苔黄腻，脉沉而滑数。

辨证：风湿热邪，郁于肌肤。

治法：祛风燥湿，清热止痒。

处方：祛风燥湿方加味。

苍术 10g，黄柏 12g，萆薢 12g，紫草 15g，生薏苡仁 30g，地肤子 30g，泽泻 30g，乌梢蛇 30g，赤芍 15g。7 剂，水煎服，每日 1 剂。

1988 年 9 月 12 日二诊：患者疹块消退，瘙痒减轻，药已中病，守方加野菊花 15g，当归 15g。水煎服 7 剂。

1988 年 9 月 20 日三诊：患者疹块全退，惟手掌部有少数皮疹，舌苔白，脉弦滑，治以清热止痒。

处方：当归 15g，生地黄 15g，赤芍 30g，防风 6g，浮萍 10g，蝉衣 10g，白鲜皮 30g，地肤子 30g。水煎服 5 剂，以巩固疗效。

次年夏至随访，再未复发。

【按】

本病夏初秋末多发，瘙痒夜甚，此时气候以湿热为主，若患者体内存在类似"湿热"因素，在相应的环境气候变化或偶感风邪的情况下则易发病。本案用方紧扣病机，运脾燥湿，祛风止痒，疏散腠理，调和气血，使阴平阳秘，沉疴乃除。

二、痤疮

【病例1】

郭某，女，16岁，1991年9月5日初诊。

病史： 患者面生痤疮2年，日益严重。现症见：精神抑郁，体质瘦弱，颧骨、面额、双颊周围满布紫红色粉刺，呈丘疹、脓疮及囊肿结节，背部丘疹肿节亦多，瘙痒夜甚，大便干结，数日一行。舌红苔黄腻，脉弦滑。

辨证： 血热风燥，湿毒内壅。

治法： 理血解毒，燥湿止痒。

处方： 生薏苡仁30g，白蒺藜12g，赤芍30g，生地黄15g，当归15g，牡丹皮15g，金银花30g，蝉衣10g，全蝎6g，川芎15g，生甘草10g，大黄6g。5剂，水煎服。

1991年9月11日二诊：患者便干缓解，面部再未生新疹，唯痒甚。上方去大黄，加乌梢蛇30g，地肤子30g，白鲜皮15g。5剂，水煎服。

1991年9月17日三诊：患者面部痤疮消退，瘙痒缓解，苔黄微腻，脉弦。上方继服5剂。

1991年9月22日四诊：患者面部基本光滑，神情愉快，背部囊肿结节消退约二分之一，继以首诊方加蒲公英30g，栀子10g，玄参15g，夏枯草15g。5剂，水煎服。

1991年9月30日五诊：患者面部光滑，皮肤白润，唯背部稍有痘疹隐现。效不更方，再进5剂，以巩固疗效。随访2年再未复发。

【按】

痤疮，多发于青年，以面部多见，亦兼见于胸背部。该病与情绪、劳累、饮食、六淫、女子月事等因素有关。患者郭某体质较弱，血热毒盛。首诊以当归、生地黄、赤芍、川芎养血活血、凉血散瘀；牡丹皮清热凉血、活血散瘀，长于消斑清透阴分伏火；金银花疏散风热、清热解毒，为疮家圣药；白蒺藜祛风止痒、行气活血；全蝎、蝉衣息风通络、解毒疗疮；生薏苡仁利水渗湿，清热排脓。全方凉血解毒，祛风止痒。药后未生新疹，因痒甚，二诊时加乌梢蛇、地肤子、白鲜皮，加强祛风燥湿之功。四诊时背部囊肿未消，以首诊方加蒲公英、栀子、玄参、夏枯草加强解毒散结、凉血消斑之力。患者服药 25 剂后，面部光滑，肤色白润，体质较以前强健。

【病例 2】

周某，女，20 岁，1993 年 8 月 28 日初诊。

病史：患者颜面痤疮此起彼伏，月经错后，经量不多，大便干结，舌红少苔，脉细数。

辨证：血虚风燥。

治法：理血祛风。

处方：牵正散合四物汤加味。

蝉蜕 15g，僵蚕 10g，全蝎 6g，白附子 15g，赤芍 30g，当归 15g，川芎 10g，生地黄 15g，生薏苡仁 30g，茺蔚子 30g，红花 10g，泽兰 30g。7 剂，水煎服。

1991 年 9 月 3 日二诊：患者药后症情稳定，颜面再未发新疹，面部潮红。上方加紫草 12g，水煎服 7 剂。

【按】

本病多见于青年女性，好发于面部，有少数患者伴发于前胸或后背，病程较久。本病因饮食不节，过食肥甘厚味，致脾胃积热化毒，循经上犯；或腠理不密，卫外失固，风热客于阳明，上攻于面；或湿邪内蕴，郁久化热，夹毒上蒸致病。治法多以散风清热、凉血解毒为主。本案周某的治法不守常规解毒利湿而另辟蹊径。印老认为，痤疮时起时伏，属于"风象"。中医讲"治风先治血，血行风自灭"，治以理血祛风，取牵正散合四物汤加味。方中赤芍、当归、川芎、生地黄、茺蔚子、泽兰、红花养血活血；僵蚕、全蝎、蝉蜕化痰散结、解毒定风；白附子祛风痰、解毒散结，白附子古人即用于皮肤美容，而印老常用于治皮肤诸疾。因痤疮的形成是风热痰结的表现，所以印老取祛风药用于痤疮的治疗，为后学拓宽了思路，体现了同病异治的法则。

三、慢性湿疹

【病例】

朱某，女，70 岁，1988 年 9 月 5 日初诊。

病史： 患者腰腹部至双膝下泛发湿疹 5 年，反复发作，皮肤呈暗褐色，表面粗糙，瘙痒处糜烂渗水。症见：腰腹以下皮肤轻度潮红，有散在红色小丘疹，米粒至高粱米大小，下腹部及腰部呈大片集簇性排列，反复搔抓、糜烂渗水，结痂连片，干燥脱落，此起彼伏，痛苦难忍，伴有咽干口渴、大便干，舌苔薄黄，脉沉滑而细。辨病属慢性湿疹急性发作，以除湿润燥、祛风止痒法（处方：白鲜皮 15g，地肤子 30g，牛蒡子 15g，玄参 30g，苦参 15g，生地黄 30g，黄芩 12g，防风 10g，金银花 15g，土茯苓 30g，生薏苡仁 30g）治疗，水煎服 7 剂。患者用药后以上诸症有增无减，刺痒难忍。

正逢印教授来保德义诊，遂来求治，印老看了处方说："利湿而湿不去，清热而热反甚，治不中的，必有因未审。"细察老太太形体羸弱，肌肤干燥失润，五心烦热，身热不扬，虽口渴干燥，但饮水不多，舌红绛少津，脉沉细无力。

辨证： 阴虚于内，湿盛于外。

治法： 滋阴除湿，活血化瘀。

处方： 生地黄 30g，当归 15g，丹参 30g，玄参 12g，土茯苓 30g，泽泻 30g，红花 10g，白鲜皮 15g，地肤子 30g，生薏苡仁 30g，乌梢蛇 15g。5 剂，水煎服。

1988 年 9 月 10 日二诊：患者咽干口燥减轻，刺痒感缓解，余症同前。上方改乌梢蛇为 30g，加黄柏 10g，砂仁 10g，继服 5 剂。

1988 年 9 月 15 日三诊：患者白天不痒，能正常参加一些老年活动，患处糜烂渐收，红斑及丘疹色转淡，未见新生之皮疹，再以利湿清热、凉血养血之剂治疗。

生地黄30g，当归15g，丹参30g，玄参10g，茵陈15g，泽泻15g，赤芍30g，生何首乌15g，紫草10g，白鲜皮15g，土茯苓30g，乌梢蛇30g，黄芩10g，水煎服5剂。

印老回京后，患者守方继服15剂，前后共服30剂而愈。

【按】

湿疹是皮肤科常见病、多发病之一，以红斑、丘疹、水疱、渗出、糜烂、瘙痒和反复发作为主要特点。本病是因内湿蕴久化热，湿热互结而导致。患者朱某年事已高，发病5年，笔者前诊只看到湿盛的一面，而忽略了血虚风燥的证候。虽投药10剂，诸症仍有增无减。印老观其肌肤干燥失润，舌红绛少津，实属阴虚于内而湿盛于外，若纯用滋阴之品则有助湿恋邪之弊，但继用利湿则有伤阴伐正之忧。故辨证为阴虚湿恋之证。治以滋阴除湿、活血化瘀，俾湿去阴复，病安自愈。方中生地黄、玄参、丹参、当归滋阴养血以和营，补阴血之不足，防渗利诸药伤阴；土茯苓、泽泻、生薏苡仁利湿健脾，祛湿邪之有余，制滋补诸品之腻滞，裨湿去而无伤阴之弊、阴复而无助湿之嫌；白鲜皮、土茯苓祛湿止痒；红花、乌梢蛇活血祛风止痒。三诊时治以利湿清热、凉血养血，配伍生何首乌、紫草滋阴养血、润肤；砂仁理气调胃，而防生地黄、玄参久用滞脾碍胃之弊。印老回京后，患者守法继续治疗，服药30剂后，湿疹基本治愈，双下肢皮肤恢复正常，色素沉着缓慢消退。

四、带状疱疹

【病例1】

刘某，女，35岁，1993年9月3日初诊。

病史：患者4天前右下胸部皮肤出现成簇水疱，呈带状分布，累累串珠，水疱周围红色浸润，见破溃及糜烂面，疼痛剧烈，夜不成眠，口干思冷饮，尿黄而少，脉弦数。

辨证：湿热蕴毒。

治法：解毒利湿。

处方：普济消毒饮加味。

黄芩 12g，黄连 6g，牛蒡子 12g，玄参 15g，生甘草 10g，桔梗 10g，板蓝根 30g，升麻 3g，柴胡 6g，马勃 6g，连翘 15g，僵蚕 10g，薄荷 3g。

1993 年 9 月 8 日二诊：患者服药 5 剂，皮疹未新发，水疱样皮损渐扁平，疼痛火灼感减轻，舌淡苔薄、脉弦数。上方加生薏苡仁 30g，再进 5 剂。

1993 年 9 月 13 日三诊：患者疱疹已退，局部残留皮肤发红，有痒感、口微干，加土茯苓 30g，再服 5 剂，临床治愈。

【病例 2】

狄某，男，50 岁，1991 年 9 月 6 日初诊。

病史：患者左侧胸壁疼痛 3 个月。今年 5 月左侧胸部起红色水疱，疼痛明显，经某医院诊断为带状疱疹。治疗后，疱疹消退，但该处疼痛仍不减轻，触之如针刺样疼痛。西医诊断为带状疱疹后遗神经痛。

辨证：毒热蕴结，气血凝滞。

治法：解毒清热，凉血通络。

处方：黄芩 12g，连翘 15g，玄参 15g，桔梗 10g，生甘草 10g，蒲公英 30g，僵蚕 10g，桑叶 10g，丹参 30g，元胡 10g，板蓝根 30g，赤芍 30g。5 剂，水煎服。

1991 年 9 月 12 日二诊：患者服药 5 剂，疼痛减半，已能入睡，上方加伸筋草 30g，继服 5 剂。

1991 年 9 月 18 日三诊：患者用药后疼痛已止，色素沉着斑触摸无痛感，可以龙胆泻肝丸清肝胆实火，泄热解毒。

【按】

带状疱疹是一种由水痘－带状疱疹病毒感染所引起的神经和皮肤同时受累的皮肤病。表现为皮肤出现成簇水疱、痛如火燎，沿身体一侧周围神经带状分布，伴神经痛或局部淋巴结肿大，愈后极少复发。中医又名"缠腰火丹""火带疮"或"蛇丹"，属"湿热毒"范畴。

病例1，患者刘某，证属湿热蕴毒所致，印老以清热解毒为法，选普济消毒饮加味，疏风散邪、清热解毒。方中黄芩、黄连苦寒，泄心肺之热为君；牛蒡子、连翘、薄荷、僵蚕辛凉疏风热为臣；玄参、马勃、板蓝根有加强清热解毒之功；配生甘草、桔梗以清利咽喉；玄参并有防止伤阴的作用；配升麻、柴胡，取其疏散风热"火郁发之"之意。黄芩、黄连得升麻、柴胡、桔梗引药上行，升、柴配芩、连可防其升发太过，二者相辅相成，共收散风清热解毒之功。

病例2，患者狄某，诊为带状疱疹后遗神经痛。印老认为，疱疹虽已消退，但热毒未清，日久气血凝滞，经络阻隔，"不通则痛"。方中丹参、赤芍、元胡、伸筋草凉血活血、舒通经络；蒲公英、板蓝根、黄芩、连翘、生甘草清热解毒、燥湿和中；桑叶、僵蚕疏风散热；玄参滋阴生津。诸药合用，解毒清热，活血通络而止痛。后以龙胆泻肝丸清肝胆实火、泄热解毒以善其后。

印老认为，带状疱疹对中、西医都是治疗比较棘手的病证。炎症的四大特点是红、肿、热、痛，解毒消炎即可止痛。本案选普济消毒饮解毒清热、消炎定痛，故疗效颇佳。

五、银屑病

【病例1】

胡某，女，40岁，1988年9月7日初诊。

病史：患者头部、躯干及四肢起红疹，逐渐成片，脱白屑已6年。现症见：前胸、腹、背部及头部有较多皮疹出现，并融合成片，新疹不断显现，鳞屑附着较薄，搔抓后白屑增多，强行剥脱基底色红，有筛状出血点，皮肤干燥，五心烦热。舌质红苔白微腻，脉沉细。

辨证：血虚风燥。

治法：理血祛风燥湿。

处方：苍术 12g，黄柏 15g，生薏苡仁 30g，萆薢 15g，牡丹皮 15g，赤芍 30g，白鲜皮 15g，地肤子 30g，苦参 12g，乌梢蛇 30g，蝉蜕 10g，僵蚕 10g，白蒺藜 15g，木通 9g，当归 15g。水煎服 7 剂。

1988 年 9 月 14 日二诊：患者药后身痒缓解，未见新疹出现，部分较大皮损中心已有消退趋势，上方去蝉蜕、僵蚕，加土茯苓 30g，紫草 12g。水煎服 7 剂。

1988 年 9 月 20 日三诊：患者鳞屑退，皮损范围慢慢缩小，基底淡红，皮肤滑润，继服上方 30 剂，临床痊愈。印老嘱其当年霜降时节和来年清明时节取防风通圣散加味，煎服 4 ～ 5 剂，解表清里，以防复发。

【按】

银屑病是一种慢性顽固性的红斑鳞屑性皮肤病，由风邪客于皮肤、血燥不能荣养所致。

本病患者胡某病程久，反复发作六七年，皮损分布广泛，且有大片融合。印老根据多年经验，总结那些病程较长，皮损呈散发、肥厚的皮肤病者多为湿邪所致，此型湿性黏腻缠绵不愈，湿邪久霸，精气内耗，精亏则液燥。本案患者脉沉而细，舌质红，说明阴虚血燥。故证属血虚风燥，治以理血祛风燥湿。方中苍术、黄柏、生薏苡仁、萆薢健脾燥湿；当归、牡丹皮、赤芍凉血解毒、养血润燥；白鲜皮、地肤子、土茯苓、白蒺藜利湿止痒；乌梢蛇、蝉蜕、僵蚕祛风止痒，其中乌梢蛇为血肉有情之品，搜风祛湿解毒力较强。二诊时，去蝉蜕、僵蚕，加紫草凉血活血、解毒透疹。

印老认为，本病具有顽固性和复发性的特点，分析其原因，发现大部分患者均有明显的诱因，且在治愈后未能坚持服药。这一点提示我们，银屑病应在治愈后坚持服药一段时间，以巩固疗效。

六、斑秃

【病例 1】

杨某，男，20 岁，1988 年 9 月 5 日初诊。

病史：患者最近头部四处片状脱发。刻诊：头发呈铜钱样几处脱落，头皮油光，全身无不适。舌质淡红苔薄白，脉弦数。

辨证：精血不足，血络不通。

治法：滋补肾精，养血祛风。

处方：首乌延寿丹加减。

何首乌 30g，桑椹 30g，菟丝子 15g，当归 15g，熟地黄 15g，山药 15g，女贞子 15g，黑芝麻 30g，丹参 30g，乌梢蛇 30g，鸡血藤 30g，牡丹皮 12g，秦艽 10g，柴胡 6g。水煎服 10 剂，每日 1 剂，分 2 次服。

1988 年 9 月 15 日二诊：患者头部脱发处有纤细绒毛长出，睡眠佳。患者已有信心治疗，守印老处方施治，共服药 30 剂，头发已逐渐再生如前。

【病例 2】

韩某，男，33 岁，1988 年 9 月 10 日初诊。

病史：患者脱发伴眩晕、头痛、困倦乏力 1 月余，西医诊断为神经性斑秃。舌尖红苔薄黄，脉细。

辨证：阴血不足。

治法：滋阴补血。

处方：首乌延寿丹合二至丸加减。

生首乌 30g，天冬 10g，骨碎补 10g，黑芝麻 15g，熟地黄 15g，陈皮 10g，柏子仁 12g，旱莲草 15g，女贞子 12g，桑椹 30g，火麻仁 12g，赤芍 15g，牡丹皮 10g，紫草 15g。5 剂，水煎服。

1988 年 9 月 16 日二诊：患者眩晕头痛缓解，脱发如前。守方再进 20 剂，毛发已复生。

【按】

斑秃者头发骤然呈圆形或椭圆形脱落，头皮光亮，发孔可见，此病又称"油风"。部分患者一段时间后头发自能复生。本病可发生于任何年龄，青少年较多见，常与劳累过度、睡眠不足或精神刺激有关。

病例 1，患者杨某既无明显原因也无明显症状突然发病，遵照"发为血之余""发为肾之外华"的理论，治以滋补肾精、养血祛风、活血通络之法。何首乌、桑椹、菟丝子、女贞子、黑芝麻补肾益精、养血生发；熟地黄、山药、当归疏肝养血以生发；丹参、鸡血藤活血通络；秦艽、乌梢蛇祛风通络、润肤生发；柴胡、当归疏肝养血。综合全方共奏滋补肾精、养血祛风、活血通络之效，服药 30 余剂，头发再生如前。

病例 2，患者韩某，证属阴血不足之脱发，予滋阴补血法，服药 5 剂，其眩晕、头痛大有缓解，守方继服 25 剂，脱发再生，主症痊愈。

七、皮肤瘙痒症

【病例】

张某，女，36 岁，1988 年 9 月 15 日初诊。

病史：患者皮肤无任何丘疹，但瘙痒难忍，尤以夜晚为甚，皮肤划痕征阳性，苔少脉弦。

辨证：血热风燥，湿毒内蕴。

治法：理血祛风，燥湿解毒。

处方：桃红四物汤合牵正散加味。

当归 15g，赤芍 30g，牡丹皮 10g，川芎 12g，桃仁 10g，红花 10g，白附子 12g，僵蚕 10g，全蝎 6g，地肤子 15g，白鲜皮 15g，苍术 10g，黄柏 10g，生薏苡仁 30g，野菊花 15g，白蒺藜 15g，紫草 15g。水煎服 5 剂。

1988 年 9 月 20 日二诊：患者药后瘙痒减轻，全身皮损逐渐消退，继服上方 5 剂。

1988 年 10 月 2 日三诊：患者搔后皮肤稍红，不起风团，稍痒，因印老回京，拟下方继服。

当归 15g，赤芍 30g，牡丹皮 12g，僵蚕 10g，全蝎 6g，白鲜皮 15g，白蒺藜 15g，威灵仙 12g，紫草 15g，槐花 15g，生首乌 30g，地肤子 15g，土茯苓 30g。水煎服 5 剂，基本治愈。

【按】

引起瘙痒的原因比较多，治疗比较困难。印老认为，瘙痒多由风、湿、热、虫而诱发，也有血虚引起者。临床辨证，属风盛者，常表现为走窜无定、遍身作痒；证属湿盛者，常表现为浸淫四窜、滋水流漓、糜烂结痂；证属热盛者，皮肤隐疹、焮红灼热；证属湿热生虫者，皮肤界限明显、痒感如虫行、易传染；证属血虚者，皮肤干燥变厚而作痒。发于上部者多兼风邪；发于下部者多兼湿邪。皮疹鲜红表浅，泛发全身者，属于阳证、表证；皮疹色暗淡较深者，多属于阴证、里证。

患者张某，证属血热风燥、湿蕴不化，治以理血祛风、燥湿解毒。方中桃红四物汤活血养血，养血即止痒；牵正散祛风止痒；苍术、黄柏、生薏苡仁燥湿止痒；白鲜皮、地肤子、野菊花、白蒺藜清热燥湿、祛风解毒；紫草凉血活血、解毒透疹止痒。诸药共奏理血祛风、燥湿止痒之效。

八、局限性硬皮病

【病例】

赵某，女，45 岁，1991 年 8 月 10 日初诊。

病史：患者 2 个月前右胸部局部皮肤变硬、色淡红、有时瘙痒，胸闷不适，曾经某市级医院确诊为局限性硬皮病，经埋线治疗 2 次，效果不理想。刻诊：右侧胸部可见一块约 8cm×9cm 大小的淡红色硬皮，皮肤有蜡样光泽，触之坚实，毳毛脱落，手足不温。舌质淡苔薄白，脉沉细。

辨证：风寒湿邪郁于肌表。

治法：疏风散寒，佐以除湿。

处方：麻杏苡甘汤加味。

麻黄 6g，杏仁 10g，生薏苡仁 90g，生甘草 10g，威灵仙 10g，桂枝 10g，细辛 3g，木瓜 15g，丝瓜络 12g。水煎服 7 剂。

1991 年 8 月 18 日二诊：患者服药 7 剂，局部皮损色淡而硬，全身疲乏已好转，上方加鸡血藤 30g，何首乌 15g，继服 7 剂。

1991 年 8 月 25 日三诊：患者局部皮肤蜡样光泽消失，触之柔软，手足温和，硬皮部有皮纹出现，症获显效。

麻黄 3g，桂枝 10g，杏仁 10g，生薏苡仁 60g，威灵仙 10g，细辛 3g，木瓜 15g，白芍 15g，生何首乌 30g，鸡血藤 30g，红花 9g，生甘草 10g，补骨脂 15g。7 剂，水煎服。

【按】

　　患者赵某患局限性硬皮病 2 个月，皮肤变硬，有蜡样光滑感。由于风湿郁于肌表，印老根据《内经》"其在表者，汗而发之"和"发表不远热"的原则，以疏风散寒、佐以除湿之法治疗局限性硬皮病。方中生薏苡仁重用90g 利水渗湿、祛湿除痹；威灵仙、桂枝、细辛疏风除络；丝瓜络、木瓜舒挛解痉、通经活络。二诊时加入活血养血药，有助于痹证的消除。本病比较顽固，治疗也较困难。本例临床疗效尚满意，虽未能彻底治愈，但亦能体现中医治疗本病的优势。

九、局限性多汗症

【病例 1】

　　刘某，女，28 岁，1988 年 9 月 2 日初诊。

　　病史：患者 2 个月来手掌心汗出，久则皮肤浸渍变白，甚则肤生水疱，皮肤肥厚如胼胝状，每遇神经紧张则涓涓汗出，如油似水，不能自止，四肢不温。舌红苔薄白，脉沉细。

　　辨证：营卫失调。

　　治法：调和营卫。

　　处方：黄芪桂枝五物汤加味。

　　黄芪 30g，当归 10g，桂枝 10g，白芍 15g，生龙骨 30g（先煎），生牡蛎30g（先煎），丹参 30g，生姜 6g，炙甘草 10g，大枣 3 枚。5 剂，水煎服。

　　1988 年 9 月 8 日二诊：患者掌汗已收，肢冷如故，治以益气养血、温通经脉。

　　党参 15g，白术 10g，茯苓 10g，当归 10g，川芎 6g，白芍 15g，生龙骨30g（先煎），生牡蛎 30g（先煎），桂枝 10g，黄芪 30g，远志 10g，石菖蒲6g，熟地黄 15g，炙甘草 10g。患者服药 5 剂后四肢温和。

【病例 2】

乔某，男，35 岁，1993 年 8 月 20 日初诊。

病史：患者近日手掌心汗出不能自止。现症见：掌跖多汗，涓涓不止，伴四末不温，油汗外溢，肤色发青，遇寒则甚。舌质暗，脉细涩。

辨证：寒凝气滞，脉络瘀阻。

治法：温经散寒，活血通脉。

处方：当归四逆汤加味。

当归 15g，桂枝 10g，细辛 5g，通草 6g，赤芍 30g，丹参 30g，炙穿山甲 10g（先煎），大枣 5 枚。7 剂，水煎服。

1993 年 8 月 27 日二诊：患者手足汗出减少，每遇神经紧张则加剧，伴心悸易惊、失眠多梦、少气懒言、舌淡无华、脉象细弱。印老辨证为心气不足、心肾不交而汗出，治宜养心益气、收敛止汗。处方以柏子养心丸合生脉散化裁。

党参 15g，柏子仁 10g，麦冬 10g，五味子 10g，炒酸枣仁 15g，生龙骨 30g（先煎），生牡蛎 30g（先煎），远志 10g，当归 10g，石菖蒲 6g，茯苓 30g，桑螵蛸 30g。水煎服 7 剂。另可用王不留行 30g，明矾 10g，煎水泡手，有助于收敛止汗。

【按】

局限性多汗症，相当于中医的手足多汗证，是一种掌、跖部皮肤出汗过多的皮肤病。中医学文献中亦有"手足汗""手足濈然汗出"等名称。临床多见于青年人，多汗仅见于掌跖，且与精神因素有关。

病例 1，患者刘某，手掌涓涓汗出，已半年余，今汗出发热，恶风不解。究其病机是因腠理不固，营阴不得内守致卫强营弱。故方中既用桂枝解肌发表，又用白芍益阴敛营，桂芍相须为用，一治卫强，一治营弱；生姜辛温既助桂枝解肌，又能暖胃止呕，大枣甘平，既能益气补中，又能滋脾生津，姜枣相合，还能升腾脾胃之气而调和营卫；炙甘草益气和中，合桂枝以解肌，合芍药以益阴，以调和诸药；黄芪益气固表；生龙骨、生牡蛎收敛止汗；当归养血和血，助黄芪以生血，使汗出不伤津，敛阴不碍邪。服 5 剂，患者掌汗已收，因肢冷如故，心气不足，又以八珍汤益气养血，生龙骨、生牡蛎收敛止汗，石菖蒲、远志交通心肾，黄芪益气固表，桂枝温通十二经，引药直达病所。

　　病例2，印老辨证为寒凝气滞、脉络瘀阻，治宜温经散寒、活血通脉。方选当归四逆汤加味。当归苦辛甘温、补血和血，与赤芍合而补血虚；桂枝辛甘而温，温经散寒，与细辛合而除内外之寒；大枣之甘益气健脾，既助归、芍补血，又助桂、辛通阳；通草通利经脉；丹参、赤芍活血凉血；炙穿山甲祛瘀通络。全方温经散寒，养血通络。患者服药7剂，出汗缓解，但心悸易惊、失眠多梦，考虑到心气不足、心肾不交之证，投以柏子养心丸补气、养血、安神；生脉散益气复脉，养阴生津，使营卫调、经脉和、阴阳平，而手足出汗诸症告愈。

第九章　眼耳鼻喉病证

一、口臭

【病例】

张某，女，24 岁，1996 年 2 月 15 日初诊。

病史：患者 18 岁时，重感冒愈后即口臭不止，经五官科多方面检查，未发现器质性病变，经服中西药治疗，其效不显。现症见：健忘耳鸣，烦躁眩晕，失眠多梦，大便干结。舌苔黄腻，脉弦滑。

辨证：痰火郁结。

治法：化痰解郁。

处方：除痰降火汤。

柴胡 10g，半夏 12g，龙胆 10g，栀子 10g，珍珠母 50g（先煎），青礞石 30g（先煎），青皮 10g，竹茹 12g，天竺黄 6g，胆南星 6g，夜交藤 30g，合欢皮 12g，合欢花 12g，石菖蒲 10g，远志 6g。5 剂，水煎服。

1996 年 2 月 21 日二诊：患者睡眠尚可，眩晕烦躁消失，大便正常，口臭有所减轻，治以清肺化痰之法。

鱼腥草 30g，鹅不食草 15g，桔梗 10g，桑白皮 15g，地骨皮 15g，杏仁 12g，冬瓜子 30g，苍耳子 12g，薄荷 3g，桃仁 10g，生薏苡仁 30g，白芷 6g，辛夷 6g，板蓝根 30g，大枣 10 枚。水煎服 10 剂，每日 1 剂。

1996 年 3 月 2 日三诊：患者口臭减轻，上方加黄芩 10g，凌香草 10g，水煎服。服药 10 剂后，多年痼疾告愈。

【按】

口臭之症多责之于胃，患者素体中土失运，水湿不化成痰上蓄于肺，又因情志不遂，肝气郁而化火，造成木火刑金，痰热郁久成腐，故口臭。由于病久难治，缠绵不定，痰热壅滞，症见烦躁健忘、失眠多梦，先以"抓主症"之除痰降火汤治之。因一方一药难除痼疾，故继以清肺化痰之法治之，选苍耳子散、泻白散、三仁汤之复方，使肺气得宣，鼻窍得通，津液得布，痰湿得化，毒热消散，故口臭之疾告愈。

二、鼻窦炎

【病例】

高某，女，35岁，1988年9月10日初诊。

病史：患者自1984年以来，每逢3至5月份即发鼻窦炎，经常感冒，鼻塞不通，眩晕，偏头痛，5月份以后症状自行消失。现症见：鼻塞流黄脓涕，头晕乏力，干咳少痰，舌淡胖有齿痕苔白腻微黄，脉弦细。

辨证：木火刑金，痰热壅肺。

治法：清肝润肺，疏散风热。

处方：苍耳子散加味。

苍耳子15g，辛夷10g，鹅不食草24g，薄荷3g，川芎10g，龙胆10g，白芷6g，蝉衣9g，桑叶10g，黄芩12g，菊花15g，僵蚕10g。水煎服5剂，每日1剂。

1988年9月15日二诊：患者鼻塞鼻痒减轻，少涕，咽疼，上方加鱼腥草30g，山豆根30g。5剂，水煎服。

1988年9月20日三诊：患者鼻窦炎症状消失，惟咽干乏力，舌淡苔白有齿痕，脉弦细。

苍耳子15g，辛夷10g，薄荷6g，白芷6g，夏枯草15g，生牡蛎30g（先煎），玄参15g，鹅不食草18g，黄芪15g，沙参15g，锦灯笼10g，木蝴蝶10g。水煎服5剂，巩固疗效。

【按】

患者高某，每年 3 至 5 月鼻窦炎定时发病，有明显的时间节律性。此时春阳升，与木火刑金有关，鼻为肺之外候，鼻塞流涕、头晕头疼，属肝热犯肺。以桑叶、菊花、薄荷、黄芩、龙胆清泄肝热；苍耳子、辛夷、鹅不食草宣肺通窍，尤其是大剂量的鹅不食草，对鼻炎有良好疗效；川芎、白芷清头风；蝉衣、僵蚕有抗过敏之功；患者舌胖有齿痕，有肺气不摄之象，故在清热、散风的大法下，加黄芪、沙参益气润肺、固本清源。

三、过敏性鼻炎

陈某，女，16 岁，1993 年 8 月 3 日初诊。

病史： 鼻流清涕 3 年。症见：经常鼻痒流清涕，打喷嚏，易感冒出汗，困倦乏力，头晕不适，眼部发痒，舌质略暗苔薄白，脉沉滑。西医诊为慢性过敏性鼻炎。

辨证： 风寒束肺，鼻窍不宣。

治法： 散风祛寒，宣肺通窍。

处方： 苍耳子散合川芎茶调散加味。

苍耳子 12g，辛夷 9g，鹅不食草 20g，川芎 15g，菊花 15g，生牡蛎 30g（先煎），白芷 9g，桔梗 9g，桑叶 9g，荆芥 9g，防风 9g，细辛 3g。水煎服 7 剂。

1993 年 8 月 11 日二诊：患者服 7 剂药后，鼻流清涕、头痛等症状减轻，舌质暗苔白，脉沉。上方去细辛，加全蝎 5g，薄荷 3g，鱼腥草 30g。5 剂，水煎服。

1993 年 8 月 17 日三诊：患者鼻炎症状已消，晨起时有眩晕，口渴，舌红苔黄，脉细。治以清肝肺，通鼻窍。

苍耳子 12g，薄荷 3g，辛夷 6g，鹅不食草 20g，白芷 6g，夏枯草 15g，鱼腥草 30g，川芎 10g，菊花 12g，苦丁茶 10g，泽泻 30g，白术 10g，僵蚕 10g，黄芪 15g。5 剂，水煎服。

【按】

患者陈某素体阳虚，卫阳不固，风寒外袭，肺气失宣，鼻窍不利。方中荆芥、防风散风祛寒；辛夷祛风通窍散寒；苍耳子、细辛温通肺窍、散风寒；川芎行血中气滞，上行头目搜风开郁治头痛；菊花清利头目，且可散风；白芷散风寒治头痛，且辛香走窜，有芳香开窍的作用；生牡蛎重镇潜阳散结；鹅不食草通鼻窍；桔梗开肺气，有引药上浮入肺的作用；桑叶疏风清热、清肝明目。本方治疗风寒外袭引起的过敏性鼻炎效捷。在此基础上，患者二诊加全蝎、僵蚕抗过敏、解痉通窍；鱼腥草、夏枯草、苦丁茶清肝肺、通鼻窍；加泽泻汤以治晕眩。患者服药20余剂而病愈。

四、咽部神经官能症

【病例1】

陈某，女，30岁，1988年9月10日初诊。

病史：患者平素多思善感，2年来经常自觉咽喉部有异物，咽之不下，吐之不出，咽干，时觉有痰，嗳逆嗳气，甚至呕吐痰食，但进食无碍，每次刷牙都觉恶心欲吐，胸胁不舒，大便偏干，舌淡苔薄腻，脉弦。经县医院钡餐检查，上消化道通行正常，未发现异物。

辨证：肝胃不和，痰气郁结。

治法：疏肝和胃，除痰开郁。

处方：半夏厚朴汤加减。

半夏10g，厚朴10g，紫苏10g，草豆蔻10g，桔梗10g，枳壳10g，黄连6g，竹茹12g，枇杷叶10g，木蝴蝶10g，锦灯笼10g，旋覆花15g（包）。5剂，水煎服。

1988年9月15日二诊：患者服药5剂后，诸症均改善，咽部异物感消除，患者心情舒畅，效不更方，再进5剂，诸症悉平。

【病例2】

秦某，女，26岁，1991年9月2日初诊。

病史：患者失恋后渐觉胸胁苦满，失眠多梦，咽部异物感，咽不下，吐不出，吞咽口水也觉咽部堵塞，继而出现眩晕，大便干燥，月经延期不至，舌苔黄腻，脉弦细。经西医检查，咽部无器质性改变，患者遂求治于中医。

辨证：肝胃不和，痰气郁结。

治法：疏肝和胃，除痰降火。

处方：除痰降火汤加味。

柴胡 6g，半夏 9g，龙胆 10g，青皮 10g，竹茹 12g，大黄 6g，珍珠母 30g（先煎），青礞石 30g（先煎），石菖蒲 6g，远志 6g，木蝴蝶 10g，锦灯笼 10g，桔梗 10g，生甘草 10g。5 剂，水煎服。

1991 年 9 月 7 日二诊：患者服药 5 剂后，睡眠尚可，夜梦减少，咽部异物感缓解，上方去大黄、龙胆，加黄芩 12g，继服 5 剂后，临床诸症悉除。

【按】

西医所称"神经官能症"及"癔病"，类似中医所称"梅核气"，其突出症状就是咽喉部自觉有物堵塞，吐之不出，咽之不下，但又不影响饮食物的正常吞咽。

病例 1，患者陈某之梅核气，证属痰气郁结，印老以半夏厚朴汤行气开郁、降逆化痰以治七情不畅、痰气郁结之证。方中半夏降逆除痰；厚朴行气除满；紫苏理气散邪；草豆蔻温胃行气；黄连、竹茹清降胃气；桔梗、枳壳一升一降，以除咽喉结气；木蝴蝶清肺出音、疏肝理气；锦灯笼清热解毒、化痰利咽。诸药合用，舒肝和胃，除痰开郁，气机宣通，痰热得化，梅核气自消。

病例 2，患者秦某由于失恋致肝气不舒，气郁化火，痰热郁结，气火痰壅滞于咽部而致梅核气的发生。印老抓住患者失眠多梦、抑郁、大便干结之主症，投以除痰降火汤。方中柴胡、黄芩、龙胆清肝降火；半夏、竹茹、石菖蒲、远志除痰开窍；珍珠母、礞石除痰镇肝；大黄逐痰通便；木蝴蝶、锦灯笼、桔梗、生甘草截药上行、利咽解毒，直达病所。

以上两案体现了中医同病异治的治疗法则。

五、慢性咽炎

【病例 1】

韩某，男，38 岁，1982 年 6 月 10 日初诊。

病史：患者干咳少痰，咽部发痒，声音嘶哑，刷牙则恶心欲吐，每于午后或夜间为甚。舌质红少白苔，脉细数。

辨证：阴虚肺燥。

治法：滋养肺胃，清热利咽。

处方：沙参 15g，桔梗 10g，生甘草 10g，牛蒡子 12g，锦灯笼 10g，木蝴蝶 10g，山豆根 30g，板蓝根 30g，鱼腥草 30g，枇杷叶 10g，芦根 30g，肉桂 1g。水煎服 10 剂，每日 1 剂，分 2 次服。

【病例 2】

郭某，男，40 岁，1993 年 9 月 2 日初诊。

病史：患者患慢性咽炎 5 年，平素忌烟酒、辛辣厚味。症见：咽部吞咽不适，但进食无妨，恶心呃逆，说话多则声音嘶哑，嗜睡乏力，舌苔黄腻，脉濡缓。

辨证：中焦湿热。

治法：醒脾化湿，宣肺利咽。

处方：藿香 10g，佩兰 10g，射干 10g，桔梗 10g，生甘草 10g，石菖蒲 10g，白豆蔻 10g，杏仁 10g，生薏苡仁 30g，通草 10g，滑石 15g（包），桑叶 10g，山豆根 30g。5 剂，水煎服。

1993 年 9 月 7 日二诊：患者服药 5 剂后，恶心呕逆消失，仍感咽部不适，上方去石菖蒲、佩兰、藿香、白豆蔻，加鱼腥草 30g，芦根 30g，木蝴蝶 10g，锦灯笼 10g，5 剂水煎服。

【按】

咽喉为肺胃之门户，肺胃阴虚往往引起喉痹，出现咽部异物梗阻感、咽干、声音嘶哑等症状，与西医学之慢性咽喉炎相近似，多由肺胃阴虚、肝气郁结、痰热不化所致。

病例 1 患者乃笔者本人，1981 年在北京中医学院学习期间随印老去二龙路医院出门诊，疹疗之余，印老为笔者开出了此方。此方服 10 剂后，症状缓解而愈。方以芦根、桔梗、生甘草滋阴生津、宣肺利咽；木蝴蝶、锦灯笼、山豆根苦寒之品清肺胃之热，为消喉肿、止咽痛之要药；牛蒡子、鱼腥草、板蓝根疏风散热、解毒利咽；枇杷叶化痰降逆；桔梗宣肺利咽，为手太阴之引经药，咽喉为肺胃之上口，借其升扬之力，可引药至病所而奏速效；生甘草调和诸药，亦起甘缓利咽、润喉止痛作用，符合《内经》"病生于咽喉，治之以甘药"的原则；配肉桂1g，取其温中补阳，疏通经脉，以防大量甘寒之品伤胃之弊，使滋阴不碍阳、解毒不伤胃。

病例2，患者郭某慢性咽炎属中焦湿热所致，故印老治以醒脾化湿、宣肺利咽立法。取三仁汤宣畅气机，清利湿热；藿香、佩兰、通草、滑石、桑叶芳香化湿、醒脾和胃；射干、桔梗、山豆根利咽解毒。二诊加鱼腥草、芦根、木蝴蝶、锦灯笼，加强滋阴润肺、解毒利咽之效。

六、面神经麻痹

【病例】

李某，男，31岁，1991年9月9日初诊。

病史：患者于4天前受风感冒，自觉左侧嘴角不适，次日晨起即发现口眼㖞斜，左侧嘴角不能闭合，唾液自左侧口角外流，不能正常鼓气和吹气，舌左侧味觉稍差，饮食睡眠尚可。现症见：面色稍黄，左口角下垂，人中线偏向左侧，左鼻唇沟较对侧浅，右眼较左侧大，言语清楚，舌苔薄白，脉弦细。

辨证：气血两虚，风痰阻络。

治法：养血活血，化痰通络。

处方：牵正散合四物汤加减。

白附子12g，僵蚕10g，全蝎10g，生地黄15g，赤芍30g，当归30g，丹参30g，桃仁10g，红花10g，丝瓜络10g，路路通10g。水煎服7剂。再予生香附120g醋炒，用布袋装好，趁热敷患处。

1991年9月17日二诊：患者症状逐渐好转，上方加木瓜15g，生薏苡仁30g。水煎服7剂。

1991年9月24日三诊：9月17日方加橘红10g，水煎5服，共服药19剂，临床痊愈。

【按】

面神经麻痹多由罹患面神经炎所致，且与受风、受寒有关。印老认为，气血不足为本病发病之内因。外风乘虚而入，留于经络，气血运行不周，滞塞经络，浊液相兼则凝结成痰，风痰阻络，营卫不通，肌肤不用，则见口眼㖞斜、嘴角眼睑不能闭合等症。方中僵蚕、全蝎祛风化痰通络；生地黄、当归滋阴养血；丹参、桃仁、红花、丝瓜络、路路通养血活血通络，实有"若欲通之，必先充之"之意，不但符合"治风先治血，血行风自灭"的理论，而且也体现了"治风需化痰，痰去风无恋"的临床经验。

七、眼睑痉挛

【病例】

郝某，女，54岁，1993年8月27日初诊。

病史：2年来，患者常感双眼睑下垂，"睁不开眼"，影响工作和学习。经医院脑显像检查示双侧壳核代谢轻度增高，脑电图无异常，诊断为眼睑痉挛。患者遂求印老治疗。印老认为，其症发无定时，符合"风"的特点，眼睑不能自由开闭，属"拘挛"状态。

辨证：风邪上扰。

治法：舒挛定风。

处方：白芍15g，生甘草12g，生薏苡仁30g，木瓜15g，珍珠母30g（先煎），钩藤30g（先煎），天麻10g，蝉蜕20g，僵蚕10g，牡丹皮15g，苍耳子15g，蔓荆子15g，薄荷3g。5剂，水煎服，每日1剂，分2次服。

1993年9月3日二诊：症状同前，加白蒺藜15g，继服上方5剂。

1993年9月9日三诊：患者眼睑下垂甚，舌苔白腻。印老处以健脾祛湿调理。

生薏苡仁30g，白茯苓30g，泽泻30g，萹蓄15g，苍术15g，木瓜15g，车前子15g（包），黄柏12g，桔梗10g，枳壳10g，赤小豆30g，滑石15g（包），生甘草10g。5剂，水煎服。

【按】

患者郝某，眼睑下垂，诊为眼睑痉挛。治法以舒挛定风理血为主。方中白芍、生甘草、生薏苡仁、木瓜、白蒺藜、珍珠母、钩藤、天麻均有舒挛之功；考虑到患者痉挛发作特点为"发无定时，善行数变"，故以蝉蜕、僵蚕定风；牡丹皮理血；蔓荆子、薄荷、苍耳子均上行头面祛风。诸药合用可达定风、舒挛的目的。三诊时患者自觉眼睑下垂复作，眼睛不能睁开，印老根据舌苔白腻，辨证为湿邪所致之肌无力，故采取健脾利湿为主治疗，取三仁汤加味调理。此病属难治病之一，应坚持服药，随证辨治，缓图取效。

八、化脓性中耳炎

【病例】

刘某，女，25岁，1991年9月3日初诊。

病史： 患者自幼右耳因聘致聋，近年来左耳经常出脓疼痛，耳后褶纹，每日有脓水渗出，舌淡苔薄黄，脉数。

辨证： 肝胆湿热内蕴。

治法： 清肝泻火，散风除湿。

处方： 抑肝消毒散加味。

栀子 10g，柴胡 10g，黄芩 12g，连翘 10g，防风 10g，荆芥 10g，甘草 10g，赤芍 30g，当归 12g，灯心 6g，金银花 15g，龙胆 10g，白芷 10g。5 剂，水煎服。

1991年9月10日二诊：患者药后耳内流脓水减少，上方加竹叶 10g，继服 5 剂。

【按】

耳内流脓称作"脓耳"，黄脓为"聘耳"，白脓为"缠耳"。一般由风湿热邪所致，或因浴水灌窍诱发，先肿后痛，继化脓水，伴有寒热，脉象弦滑而数，宜内服抑肝消毒散，痛甚者加羚羊角；因虚火或疹后诱发的，初起亦肿痛寒热，脉细数，往往渗出黑臭青白稀脓，尤以小儿麻疹后每易经常脓水不干，甚至耳后溃脓，腐烂损骨，极难收口，内服知柏地黄丸少许佐以肉桂引火归原。

患者刘某，辨证为肝胆湿热内蕴，以抑肝消毒散治之。方中柴胡、龙胆、黄芩、栀子清肝泻火；连翘、防风、荆芥、金银花祛风化湿清热；当归、赤芍凉血活血；配白芷消肿止痛、祛风排脓。全方共奏清肝泻火、散风除湿、排脓解毒之功。

九、鼻衄

【病例 1】

周某，男，30 岁，1988 年 9 月 7 日初诊。

病史： 患者鼻衄反复发作已 5 年，多方医治疗效不佳。此次鼻衄复发，伴有眩晕、手足心发热，舌色青苔薄黄，脉弦细。

辨证： 肝火上炎。

治法： 清肝凉血。

处方： 丹栀逍遥散加味。

柴胡 10g，赤芍 30g，当归 15g，牡丹皮 12g，栀子 10g，侧柏叶 30g，生地黄 30g，藕节 15g，诃子 12g，五味子 10g，煅牡蛎 30g（先煎），石榴皮 15g，白茅根 30g，小蓟 30g，紫草 15g。5 剂，水煎服，每日 1 剂。

1988 年 9 月 12 日二诊：患者服药后五心烦热消退，眩晕减轻，守原方继服 5 剂。

【按】

鼻衄以火热偏盛、迫血妄行为多。本案患者周某鼻衄伴齿衄、目赤、口苦苔黄、脉弦，均为肝火偏亢之象。以丹栀逍遥散清肝解郁；侧柏叶、生地黄、藕节、白茅根凉血止血；紫草清血分之热；另加诃子、山茱萸、五味子、煅牡蛎、石榴皮酸涩收敛，以助止血。诸药合用清肝凉血、收敛止鼻衄，相得益彰。

【病例 2】

杨某，女，24 岁，1988 年 9 月 7 日初诊。

病史：3年来经常牙龈出血，鼻衄，周期性发作，每次月经来潮前1周即鼻衄，心烦，五心烦热，舌质红少苔，脉细。

辨证：肝郁血热。

治法：舒肝凉血。

处方：丹栀逍遥散加味。

柴胡10g，牡丹皮12g，赤芍30g，当归5g，栀子12g，莪术6g，侧柏叶炭30g，小蓟30g，仙鹤草30g，白茅根30g。5剂，水煎服。

1988年9月13日二诊：患者服药后鼻衄、齿衄减少，五心烦热已退，上方加石榴皮12g，诃子12g，生地黄15g，煅牡蛎30g（先煎），继服5剂。服药10剂后，患者鼻衄好转，齿衄次数明显减少。

【按】

患者杨某每当月经前1周即鼻衄，伴有胸胁苦满、五心烦热等肝郁血热症状，治以舒肝凉血。方取丹栀逍遥散舒肝解郁；牡丹皮、赤芍、莪术凉血活血；配以侧柏叶炭、小蓟、仙鹤草、白茅根凉血止血；方中配伍莪术别有新意，使涩而不凝，活而不破，动静结合，以奏其效。

十、复发性口腔溃疡

【病例1】

崔某，女，22岁，1988年9月4日初诊。

病史：患者口腔溃疡3年，反复发作。症见：溃疡局部灼热疼痛，口臭，口腔右颊黏膜有一溃疡，直径1cm，周围组织红肿，表面附有白黄色假膜，大便干结，3日一行，小便黄赤。舌质红苔薄黄微腻，脉滑数。

辨证：阳明伏火。

治法：清泻阳明。

处方：清胃散合导赤散加减。

生地黄15g，牡丹皮10g，生石膏30g，大黄6g，白花蛇舌草30g，当归10g，鱼腥草30g，枇杷叶10g，木通6g，地骨皮12g，山豆根30g，升麻6g，黄连6g，生甘草10g。5剂，水煎服。

1988 年 9 月 10 日二诊：患者服药 5 剂后，口腔溃疡略有好转，大便质稀，小便清长，上方去大黄，继服 5 剂。

【病例 2】

王某，女，60 岁，1991 年 9 月 7 日初诊。

病史：患者患复发性口腔溃疡五六年，反复发作。症见：口疮溃烂淡红，有白斑膜覆盖，形体瘦弱，气短自汗，心烦而渴，口干舌燥，平日易感冒，舌淡苔薄白，脉虚细。

辨证：气阴两伤，津液不足。

治法：益气生津，敛阴止汗。

处方：生脉散加味。

西洋参 6g（冲服），麦冬 15g，五味子 15g，乌梅炭 15g，山药 15g。5 剂，水煎服。

1991 年 9 月 13 日二诊：患者自汗心烦缓解，口渴不欲饮，纳食尚可。上方加灯心草 3g，肉桂 1g。水煎服 10 剂。口腔溃疡愈合，多年痼疾治愈。

【按】

口颊或唇舌边发生白色溃烂小泡，红肿疼痛，亦称"口疳""口破"。口疮的病机总离不开"火"，或为实火，或为虚火。实火者，脾胃伏火，或心火上炎，或肺胃郁热，色鲜红，烂斑密布，甚者腮舌俱肿，溲赤、便秘，宜内服凉膈散类；虚火者，色淡红，有白斑而无其他热证，内服四物汤、生脉散类，少佐肉桂从治。

病例 1，患者崔某，口腔溃疡多年不愈，观其证属阳明伏火，治宜清泻阳明。方取清胃散清胃凉血；导赤散清心养阴，使伏火从小便而解；配鱼腥草、白花蛇舌草、地骨皮、山豆根清热解毒，敛疮而使溃疡愈合。

病例 2，患者王某复发性口腔溃疡多年。印老根据平素怕风易感冒、形体消瘦、动则短气、口疮淡红、有白斑覆盖等症，辨证属气津两伤、津液不足。故投以益气生津、敛阴止汗法。方从生脉散补肺、养心、滋阴着力而获得益气生津之效；取山药健脾滋阴；乌梅炭生津止渴、敛疮生肌。二诊加灯心草清敛口疮，肉桂引火归原。全方配伍共奏益气养阴敛疮之效。

十一、牙痛

【病例1】

高某，男，28岁，1991年9月19日初诊。

病史：今年以来，患者牙龈经常出血，牙龈萎缩，牙痛而摇动，口干喜冷饮，大便干结，舌红少苔，脉弦。

辨证：阳明热甚。

治法：清胃泻火。

处方：生甘草10g，防风10g，生石膏30g，栀子10g，藿香10g，升麻10g，白芷6g，石斛15g，木通10g，滑石15g（包），竹叶10g，生地黄15g，大黄6g，赤芍30g，牡丹皮15g，紫草15g，7剂，水煎服。

1991年9月24日二诊：患者服药7剂后，牙龈出血止，牙痛缓解，上方继服7剂，诸症悉除。

【病例2】

张某，女，50岁，1988年9月10日初诊。

病史：3年来，患者经常牙痛，不分昼夜，以上门牙疼为主，白天较甚，伴有脑鸣、眠差，舌淡少苔，脉弦细。

辨证：阳明实热。

治法：清泻胃火，祛风止痛。

处方：生甘草10g，防风10g，生石膏30g，栀子10g，藿香10g，升麻10g，白芷6g，石斛15g，夏枯草15g，细辛4g，赤芍30g，白芍30g，蜈蚣2条，全蝎6g，制草乌6g，5剂，水煎服。

9月16日二诊：药后白天牙痛减轻，继服5剂而痛止。

【病例3】

郭某，男，42岁，1991年9月7日初诊。

病史：患者下牙发凉冰冷而痛，伴有胃脘痞满不适，不欲饮食，大便干结，四五天一行，眠差多梦，苔薄白，脉弦细。

辨证：阳明燥热。

治法：润泻止痛。

处方：桃仁 12g，杏仁 10g，生薏苡仁 30g，冬瓜子 30g，大黄 6g，郁李仁 12g，火麻仁 30g，当归 30g，决明子 30g，瓜蒌仁 15g，肉苁蓉 15g，5剂，水煎服。

9月13日二诊：药后大便成形而软，胃脘痞满消除，睡眠尚可，牙痛亦缓解。继守上方去肉苁蓉、瓜蒌仁，加玄参 15g，再服 5 剂，牙痛诸症均愈。

【按】

牙痛，包括三叉神经痛，上牙、上唇等疼痛为主者，称牙痛。

病例 1，患者高某，证属阳明热甚，胃阴不足，印老以散风清胃、理血滋阴为法。方中白芷、防风祛风止痛；生石膏、栀子、大黄清泄阳明经热；藿香、滑石、木通芳香化湿，使热从小便而解；牡丹皮活血凉血；生地黄、竹叶、石斛养阴清热；升麻引药上行，直达病所。

病例 2，在清患者阳明经热的基础上加入虫类药蜈蚣、全蝎舒挛定风止痛，收到理想效果。

病例 3，郭某，证属阳明经热、腑气不通。方中火麻仁、瓜蒌仁、决明子、郁李仁、杏仁、桃仁均有润肠通便之效；肉苁蓉补肾益精、润肠通便；当归补血和血而润肠通便；桃仁活血化瘀、润燥滑肠；杏仁润肠通便，配大黄攻积导滞；生薏苡仁健脾利湿，以防润肠通便类药泻下伤正。此案通过润泻，六腑得通，经脉郁结得解，"通则不痛"，故牙痛止。这一治则进一步体现了印老"抓主症"，治病求本的理念。

印老认为，上牙属足阳明胃经，下牙属于手阳明大肠经。若白天痛甚加生石膏 30g；夜晚痛甚加玄参 30g；上牙痛加白芷 10g，升麻 10g，细辛 6g；下牙痛加生大黄 10～30g；配合针灸：阴虚者取内庭穴，阳虚者取合谷、下关穴。

十二、舌下肿胀

【病例】

孙某，男，18岁，1991年9月12日初诊。

病史： 患者舌下胀痛，观其舌下系带周围肿胀，口干，舌红苔薄黄，脉弦细。

辨证： 心脾热壅，阳明热盛。

治法： 清泄阳明。

处方： 黄连解毒汤加味。

黄连 6g，黄柏 15g，黄芩 12g，栀子 12g，牡丹皮 12g，赤芍 30g，紫草 15g，莲子心 3g，龙胆 10g，泽泻 30g，夏枯草 15g，生石膏 30g，车前子 15g（包），水煎服 7 剂。

1991 年 9 月 18 日二诊：患者服药后舌下胀痛缓解，伸舌如常；继服 7 剂，舌下系带周围肿胀消失。

【按】

患者孙某，舌下肿胀，口干舌红，属胃火上炎。舌为胃系，阳明热盛则大热烦躁，心脾热盛，循经上冲，则舌下肿胀，治以泻火解毒，清泄阳明。方以黄连泻中焦火热，配合黄芩泻上焦火热，黄柏泻下焦火热，栀子通泻三焦火热从膀胱而出，四药合用，苦寒直折，三焦之火邪去而热毒解；牡丹皮、赤芍、紫草凉血解毒；生石膏泻阳明胃火；莲子心清心泻火；龙胆、夏枯草清肝泄热；车前子、泽泻利水通淋，使邪热自小便而出。诸热清泄，舌下肿胀消退。

第十章　其他病证

一、猩红热

【病例】

李某，男，11 岁，1991 年 9 月 7 日初诊。

病史： 患者初起发热恶寒，咽喉赤痛，两目红赤，畏光流泪，体温38.5℃，曾服感冒药退热，但身热不解，咳嗽流涕，全身布满暗红色丘疹，疹色鲜红，压之褪色。刻诊：高热烦躁，咽喉红肿，两侧扁桃体肿大、溃烂，影响吞咽。质红绛起刺苔光剥，脉数。

辨证： 疹毒内郁。

治法： 清热解毒，透疹外出。

治法： 银翘散加减。

处方： 金银花 10g，连翘 10g，牛蒡子 6g，黄芩 9g，僵蚕 9g，桑叶 8g，芦根 15g，赤芍 15g，紫草 9g，桔梗 10g，甘草 10g，薄荷 6g，玄参 10g，大青叶 15g，5 剂，水煎服。

1991 年 9 月 12 日二诊：患者服药 5 剂，体温降至 37℃，喷嚏流涕已止，咳嗽明显减轻，颈部、胸部丘疹渐消退。舌红少苔而干，脉细数。继服前方 5 剂。

1991 年 9 月 17 日三诊：患者全身皮疹已消退，见有糠状脱屑，精神转佳，惟口干咽痛，此疹毒虽透，余邪未尽，阴津已伤。治宜滋阴清热、生津润燥。

沙参 12g，麦冬 10g，石斛 10g，天花粉 12g，玉竹 10g，桑白皮 12g，

生地黄 12g，芦根 18g，桔梗 12g，甘草 10g，板蓝根 12g，玄参 10g。水煎服 5 剂，即告痊愈。

【按】

猩红热是一种常见的急性呼吸系统传染病。因出现鲜红色皮疹，密集处可连成片，故称猩红热。

患者李某，温热疫毒之邪内郁肺胃，毒蕴于里，灼伤营阴而致病。由于邪自外来，故初起多见肺卫症状，如高热恶风等，疫毒在里，为热所蒸动而向外透发，其上冲于咽则出现咽喉红肿、溃烂的症状；外出于肌表，则见到全身性红色皮疹。印老辨证为疹毒内郁，治宜清热解毒、透疹外出。取银翘散合玄参甘桔汤加味。方中牛蒡子、薄荷透发风热疫毒以透疹；甘草、桔梗宣肺气、利咽喉；金银花、连翘、大青叶清热解毒；僵蚕、牛蒡子散风热、透疹毒；玄参、芦根清肺生津；黄芩、桑叶清降肺热；赤芍、紫草凉血解毒。三诊时皮疹消退，余邪未尽，法以养阴清热、生津润燥，印老以增液汤加味而病愈。

二、不明原因发热

【病例 1】

窦某，男，60 岁，1993 年 9 月 10 日初诊。

病史：患者既往有糖尿病病史。无明显诱因出现反复高热 1 周，体温 40℃，服解热类西药，肌注安痛定，体温可降，尔后则又升高，热退时有汗，饮水多，舌尖红苔微黄，脉细。

辨证：气阴两虚。

治法：益气生津，清热养阴。

处方：白虎加人参汤。

生石膏 30g，知母 15g，生甘草 10g，天花粉 30g，西洋参 6g（冲服），生地黄 15g，牡丹皮 12g，石斛 15g，葛根 30g。绿豆 120g 煎汤带水熬药，5 剂。

1993年9月15日二诊：服药5剂，体温36.5℃，效不更方，继服上方5剂巩固疗效。后以参苓白术散调理。

【按】

大凡发热，印老"抓主症"施治，外感发热兼咳嗽、咽痛、上呼吸道感染者，以清解表热方清解表热；对寒热往来者，以小柴胡汤加减，两解寒热；对大热大渴大汗者，以白虎汤清热生津；对脾胃气虚之发热汗出，常以补中益气汤加减，补中益气而清虚热；对气阴两虚、津液不足之发热，如本案病例，投以白虎加人参汤，清热益气、生津养阴。方中生地黄、牡丹皮凉血滋阴而清热；天花粉清热生津；石斛益胃生津、养阴清热、补益肝肾，加强了白虎加人参汤的清热之力；配葛根退热生津。印老善用绿豆煎汤带水熬药，以增强滋阴清热之功。

【病例2】

崔某，男，25岁，1988年9月7日初诊。

病史： 患者半月前因病毒性感染高热住院。近日又出现午后至夜间低热不退，体温37.5～37.8℃，五心烦热，口干咽燥，尿黄，便秘。舌红少苔，脉细数。西医诊断为不明原因发热。

辨证： 阴虚火旺。

治法： 滋阴降火，透热外出。

处方： 青蒿鳖甲汤加味。

青蒿10g，鳖甲15g（先煎），生地黄30g，知母12g，黄柏10g，玄参15g，麦冬10g，泽泻10g，沙参15g，牡丹皮10g，地骨皮10g，白薇10g，银柴胡10g，火麻仁30g。5剂，水煎服。

1988年9月13日二诊：药后低热已退，二便正常，但口干不欲饮，舌红少苔，脉细小数。仍守上法。

青蒿10g，鳖甲15g（先煎），知母10g，生地黄15g，牡丹皮10g，地骨皮10g，葛根15g，沙参15g，麦冬12g，五味子10g，石斛10g，山药12g。水煎服5剂，症消而愈。

【按】

不明原因发热属中医学"虚证"范畴。患者崔某，证属肝肾阴虚，邪伏阴分，高热后津伤未复。印老辨证为阴虚火旺，治以滋阴降火、透热外出为主，方以青蒿鳖甲汤加味治之。青蒿鳖甲汤养阴透热，黄柏泄肾家虚火，与知母相合，清火以保阴，乃正本清源之法；加大生地黄用量，意在滋阴清热，再增玄参、麦冬合用，滋阴清热之力倍增；配火麻仁润肠通便功效显著；泽泻长于泻相火，牡丹皮善清血中伏热，二者相合，相得益彰，共收泻相火、清伏热、去邪水、保真阴之效；肺属金，为水之上源，胃为水谷之海，故以沙参、麦冬相须配对，肺胃同治，增强滋阴生津之力；银柴胡清热凉血，善退虚热、除骨蒸，与鳖甲相须相助，清中寓补，补中寓清，以退虚热；地骨皮偏入血分，长于清热凉血，清肺中伏火，降肝肾虚火，除阴分伏热；配白薇泄热益阴，善走阳明经，清肺胃之热而透邪外出，两药相伍，滋阴除蒸，清退虚热之力增强。诸药同用，共收滋阴降火、透热外出之效。

综观本案立法用药，青蒿鳖甲汤辅以知柏滋阴降火；增液汤滋阴润燥；沙参、麦冬肺胃同治，有金水相生之义；银柴胡合知母、地骨皮、牡丹皮，清阴分虚火，对素体阴虚、骨蒸潮热或邪伏阴分而致低热不退者，具有良效。

三、腮腺炎

【病例】

徐某，女，15岁，1991年9月4日初诊。

病史：患者发热2天，体温39℃，继而两侧腮腺发炎、热痛，恶寒发热，不能张口进食，舌红苔薄黄，脉数。

辨证：风热疫毒，壅于上焦。

治法：疏风散热，清热解毒。

处方：普济消毒饮加味。

黄芩12g，黄连6g，牛蒡子12g，玄参15g，生甘草10g，桔梗10g，板蓝根30g，升麻10g，柴胡10g，马勃6g，连翘10g，青皮10g，陈皮10g，僵蚕 10g，薄荷 3g，夏枯草 10g，川贝母 10g，水煎服 5 剂。同时外敷玉枢丹，每日取玉枢丹 1 粒，加醋磨成糊状，涂于患处。

1991 年 9 月 9 日二诊：患者高热消退，腮腺肿痛缓解，能张口进食、饮水，以原方去马勃、青皮、川贝母，加苏木 10g，继服 5 剂而愈。

【按】

腮腺炎中医称为痄腮，由"时毒"引起，传染性较强。一般症状不严重，多数无明显的恶寒发热，但亦可见发热恶寒和腮腺部位的肿痛，甚者可使疫毒侵犯到脑组织而发生脑膜炎，或男性患者发生附睾炎，或女性患者发生卵巢炎等，所以对本病的治疗仍应引起重视，初期要预防流行扩散。

患者徐某因感受风热疫毒之邪发病，病在头面部。印老取普济消毒饮，清热解毒、疏风散邪。方中黄芩、黄连清降头面热毒；牛蒡子、连翘、薄荷、僵蚕辛凉疏散头面风热；玄参、板蓝根可加强清热解毒之功；生甘草、桔梗、玄参清利咽喉，玄参还有防止伤阴的作用；川贝母化痰散结，以利消肿；而升麻、柴胡疏散风热，即"火郁发之"之意，黄芩、黄连得升麻、柴胡可引药上行，以清头面热毒，升麻、柴胡配黄芩、黄连可防其升发太过，二者相辅相成。全方共收疏散风热、清热解毒之功，腮腺炎即可消散。

本病若发热甚者，以解毒清热、疏散风热为法；若两腮肿硬，应以清热解毒、活血散结为法，印老说："腮腺肿硬时，苏木配夏枯草软坚散结的作用更好。"

四、糖尿病

【病例】

高某，女，39 岁，1991 年 9 月 13 日初诊。

病史：患者去年盛夏开始，多食善饥，烦渴引饮，尿频尿急，形体逐日消瘦。现症见：腰困乏力，脚跟痛，舌质红苔薄白，脉沉细。查血常规、肝功、血脂化验正常；血压 120/80mmHg；空腹血糖：早餐前 12.4mmol/L，早餐后 2 小时 15.2mmol/L，午餐前 10.4mmol/L，午餐后 2 小时 13mmol/L，晚餐前 13.3mmol/L，晚餐后 2 小时 15.3mmol/L，尿糖（+++）。西医确诊为Ⅱ

型糖尿病。

辨证：气阴两虚，郁热不化。

治法：益气养阴，清热燥湿。

处方：黄芪汤加味。

黄芪 30g，生地黄 15g，麦冬 12g，玄参 15g，知母 12g，肉桂 2g，黄柏 15g，地骨皮 15g，牡丹皮 15g，生石膏 30g，山药 15g，山茱萸 10g，苍术 12g，天花粉 30g，青黛 6g（包），木瓜 15g。绿豆 120g 煎汤代水熬药，7 剂。

1991 年 9 月 21 日二诊：患者服药 7 剂，症状同前，守方再进 7 剂。

1991 年 9 月 28 日三诊：患者腰困缓解，脚跟痛消失，原方去青黛、木瓜再进 7 剂。

1991 年 10 月 5 日四诊：患者临床"三多"症状得以控制，口渴烦躁减，化验检查：尿常规正常，晨起空腹血糖 7.2mmol/L。嘱其服消渴丸 2 个月以巩固疗效。并嘱其注意长期定时检查血糖、尿糖情况，改变不良饮食习惯，节房事，限劳役，慎起居，以长期调理。

【按】

患者高某，气阴亏损，湿热较甚，治以益气养阴增液、燥湿清热解毒。方中黄芪益气，配苍术可降尿糖；苍术、黄柏、地骨皮、牡丹皮、生石膏清热燥湿；生地黄、玄参、天花粉、山茱萸、山药、麦冬滋阴清热；青黛配木瓜，舒筋活络、化湿解毒；重用绿豆煎汤代水熬药，加强了滋阴清热、解毒和中的作用。患者坚持治疗 1 个月，症状消失，血糖趋于稳定，服消渴丸 2 个月，以巩固疗效。

五、甲状腺瘤

【病例】

赵某，女，46 岁，1999 年 5 月 10 日初诊。

病史：患者 1 月前左颈前长一肿块，如红枣大小，质中等硬，当地医院建议手术治疗，患者不同意，遂赴京求印老中医治疗。现症见：左侧颈部有一表面光滑而富有弹性的枣核样大小肿物，并随吞咽移动，伴胸闷、太息、心烦，苔薄黄，脉沉。B 超检查：甲状腺左侧叶见约 3.8cm×2cm×2cm 大小肿块，左叶探及 2cm×2cm 大小液性暗区，边界清楚，形态规则，其内可见点状强回声。诊断为甲状腺瘤。

辨证：气郁痰结，血瘀成癥。

治法：疏肝散结，化瘀软坚。

处方：疏肝散结方加味。

柴胡 10g，半夏 10g，青皮 10g，当归 15g，浙贝母 10g，玄参 15g，夏枯草 15g，海藻 15g，昆布 15g，海浮石 15g（先煎），蒲公英 30g，生牡蛎 60g（先煎），山慈菇 9g，赤芍 30g，桔梗 3g。水煎服 14 剂。

1999 年 5 月 27 日二诊：肿块缩小 1/3，患者心情较前舒畅，手足心热明显。笔者宗上方加醋制鳖甲 30g（先煎），再服 10 剂。

1999 年 6 月 10 日三诊：肿块缩小如蚕豆大小，诸症明显减轻，改夏枯草为 30g，再进 10 剂，隔日 1 剂。7 月中旬随访，肿块消失，余症悉平。

【按】

甲状腺瘤属于中医的癥积为病，其病变部位主要是足厥阴肝经经脉所过之处。其病理为气、痰、瘀壅结于颈前，常以实证居多。患者赵某，气郁化火，炼液成痰，痰瘀互结而致颈前肿大，故印老立疏肝散结一法，投以疏肝散结方。方中柴胡疏肝解郁，并引诸药入肝胆之经；当归、赤芍活血行瘀，以消血结；生牡蛎、浙贝母、玄参组成消瘰丸；夏枯草、海藻、昆布、海浮石育阴软坚、消癥散结；蒲公英、山慈菇、醋制鳖甲解毒、软坚、散痰结；桔梗载药上行，直达病所。合而为剂，气既疏，痰、瘀、火郁焉有不散之虑。

六、甲状腺功能亢进症

【病例】

吴某，女，15 岁，1993 年 8 月 15 日初诊。

病史：患者半年来心悸，汗出，急躁易怒。现症见：发热，消瘦，乏力，手颤抖，两眼球明显突出，舌淡苔薄黄，脉弦数。西医检查诊断为甲状腺功能亢进症。

辨证：肝郁痰滞。

治法：除痰散结。

处方：疏肝散结方加减。

柴胡 10g，栀子 10g，枳壳 10g，玄参 15g，夏枯草 15g，桔梗 10g，赤芍 30g，丹参 30g，生牡蛎 30g(先煎)，海藻 15g，昆布 15g，海浮石 18g(先煎)，淡豆豉 15g，川贝母 10g。7 剂水煎服，每日 1 剂。

1993 年 8 月 22 日二诊：患者汗出、心悸缓解，余症同前。原方去栀子、淡豆豉；加猫爪草 15g，黄药子 10g，茯苓 30g，当归 15g。水煎服 30 剂。

1993 年 10 月 15 日三诊：患者服药 50 余剂，心悸、烦热、手颤抖、消瘦等症基本治愈，唯眼球突出症状同前。

【按】

甲状腺功能亢进症表现为心悸、汗出、急躁易怒、消瘦、乏力、手抖、便多、消谷善饥、眼球凸出、前颈可见瘿瘤。中医学认为，热郁胸膈，则见烦热汗出；气化太过引起中消而消谷善饥；甲状腺功能亢进则见目凸；内热灼伤心气而致心慌。患者吴某，辨证属肝郁痰滞，治以除痰散结法。方中生牡蛎、川贝母、玄参、夏枯草软坚散结；桔梗、枳壳、赤芍、丹参调气活血，其中桔梗还可引诸药上达病所；海藻、昆布、海浮石也为软坚之品，为四海舒肝丸中主药；黄药子消痰散结以清甲状腺之肿大；柴胡入手足少阳、厥阴诸经，在经主气以达阳气，在脏主血以达阴气，疏肝宣畅气血，旋转枢机，畅郁阳而化滞阴，方能消除瘰疬；栀子、淡豆豉除烦解郁，改善心烦、急躁等症；猫爪草化痰浊、消郁结，配合黄药子消痰散结、清热解毒。治疗甲亢，印老抓其核心——"痰"，从痰论治而效捷。

七、淋巴瘤

【病例】

张某，男，38 岁，1993 年 11 月 25 日初诊。

病史：患者 5 年前恼怒悲伤后于长春市某医院确诊淋巴瘤，坚持中药治疗至今，目前病情稳定。刻诊：颈部右侧肿块如鸡卵大小，顶突根深，质地坚硬，按之隐痛，边界不清，推之不动，表面不甚光滑，肤色发暗，毛发不泽。舌质淡红，边有齿痕瘀斑，舌苔白腻，脉沉弦而细。

辨证： 肝郁痰凝，痰瘀互结。

治法： 疏肝理气，化痰逐瘀。

处方： 疏肝散结方加味。

柴胡 10g，半夏 10g，玄参 10g，当归 10g，夏枯草 15g，海藻 15g，昆布 15g，海浮石 30g（先煎），花蕊石 15g（先煎），青皮 10g，赤芍 30g，生黄芪 30g，蒲公英 30g，土鳖虫 10g，白花蛇舌草 30g，龙葵 15g，浙贝母 10g，生牡蛎 60g（先煎）。水煎服 15 剂。

印老说："本例患者由于郁怒伤肝，思虑伤脾，痰瘀凝结少阳、阳明之经，日久化毒，气血耗损，而成此症。故用方药物较多，用量比较重，且要守方坚持，以观药效。"

1993 年 12 月 28 日二诊：患者服药 30 剂，药后自觉症状缓解，肿块仍同前，邪正僵持，已是有效之征，印老指导守法继服，每日服 1 剂。

1994 年 2 月 10 日三诊：患者服药 65 剂后，肿块渐消，质地变化不显，按之痛减，肿块皮肤较前红活，根脚有聚拢之势，纳增，体质有复，综观舌脉症，已现邪祛正复之象。患者再次赴京，印老以疏肝散结、化痰解毒立法治之。

柴胡 10g，半夏 12g，玄参 12g，当归 12g，海藻 15g，昆布 15g，海浮石 18g（先煎），白花蛇舌草 30g，半枝莲 15g，赤芍 30g，浙贝母 12g，生牡蛎 60g（先煎），花蕊石 15g（先煎），夏枯草 15g，白芥子 6g，黄芪 30g。水煎服，每日 1 剂，患者前后服药 90 剂，瘿瘤已消散。

【按】

疏肝散结方是印老自制方，主治肝经循行部位的癥积肿块之病变。印老认为，瘿的形成多始于气郁，因气为七情之本、六郁之首，气郁可进一步发展为血郁和痰郁。患者张某 5 年前因恼怒悲伤而发病，治以疏肝理气、化痰逐瘀，佐以清热解毒为法。方中当归、赤芍、土鳖虫、花蕊石活血化瘀；生牡蛎、玄参、浙贝母、半夏化痰散结；夏枯草清肝经郁热，消肿块；海藻、昆布、海浮石化老痰、散结，治瘿气；蒲公英、白花蛇舌草、龙葵解毒散结；方中黄芪一味，寓消于补；白芥子合消瘰丸清热滋阴，化痰散结，使阴复热除，痰化结散，配活血消瘀之品，使瘀去痰无所附，痰去毒无所生，有祛痰络通、邪气潜消之妙。以上诸药通过柴胡疏肝解郁、引经之作用，直达肝经，达到疏肝理气、活血化瘀、消肿散结的目的。患者坚持服药 90 余剂，多年痼疾告愈。

八、乳腺增生

【病例】

贾某，女，28 岁，1988 年 9 月 3 日初诊。

病史：患者于今年 5 月哺乳期间乳腺发炎，身体逐渐消瘦。现症见：左乳房肿块大如核桃，质坚硬，疼痛不已，少气乏力，不思饮食，动则心悸。舌质淡少苔，脉沉弦。

辨证：肝郁痰凝。

治法：疏肝散结。

处方：疏肝散结方加味。

柴胡 10g，赤芍 30g，当归 30g，丹参 30g，生牡蛎 60g（先煎），川贝母 10g，玄参 15g，海藻 15g，昆布 15g，海浮石 15g（先煎），夏枯草 15g，蒲公英 30g。水煎服 7 剂。

1988 年 9 月 11 日二诊：乳房硬块变软，饮食尚可，精神好转。原方加全瓜蒌 30g。水煎服 7 剂。

1988 年 9 月 18 日三诊：肿块较软，疼痛缓解。守方继服 7 剂。

1988 年 9 月 25 日四诊：患者疗效满意。效不更方，再进 7 剂，隔日服 1 剂，以巩固疗效。

【按】

患者喂乳期间，因乳腺发炎，加之心情不遂而致病，印老辨证属肝郁痰凝，投以疏肝散结方疏肝散结、化痰软坚。为何从肝论治，印老解释说，足厥阴肝经循行乳部及少腹，肝经气郁，故乳房结块；肝木克伐脾土，脾胃受损而不思饮食，食少则气血生化无源，故少气乏力并消瘦；由于情绪消沉而肝气更加郁结，故肿块逐日增大；气机阻塞不通，则疼痛不已；脉沉弦者肝郁气结之征；舌质淡为气血不足之象。故治以疏肝散结、理气活血，获得理想疗效。

九、乳腺癌

【病例】

赵某，女，62 岁，1989 年 2 月 5 日初诊。

病史： 患者今年 6 月因乳腺双侧硬结增生，经 B 超检查确诊为双侧乳腺导管癌。因家境贫困，患者拒绝手术治疗，要求服中药保守治疗。刻诊：乳房双侧硬结如核桃大，边界清晰，腋下肿痛，舌有紫斑，苔薄黄微腻，脉沉弦。笔者将详细四诊资料汇报于印老，今收到印老来信，附有辨证、处方，并以试之。

辨证： 肝气郁结，痰瘀凝滞。

治法： 祛痰散结，活血软坚，佐以清热解毒。

处方： 疏肝散结方加味。

柴胡 10g，半夏 10g，蒲公英 30g，炮甲珠 10g，全瓜蒌 30g，薤白 10g，金银花 15g，黄芪 15g，当归 30g，青皮 10g，桔梗 10g，海藻 15g，昆布 15g，海浮石 15g（先煎），夏枯草 15g，生牡蛎 30g（先煎）。水煎服 7 剂。

1989 年 3 月 5 日二诊：上方服药 30 余剂后，患者肿块缩小三分之一，淋巴肿痛亦缓解，舌苔薄白，脉沉弦。印老来电，以上方增减。

柴胡 10g，赤芍 30g，当归 30g，丹参 30g，生牡蛎 60g（先煎），川贝母 10g，夏枯草 15g，蒲公英 30g，海藻 15g，昆布 15g，海浮石 15g（先煎），土茯苓 30g，白花蛇舌草 60g，郁金 12g，桃仁 10g，瓜蒌 30g，川楝子 12g。水煎服 30 剂。

4 月 10 日三诊：连续服药 60 剂后，患者病情稳定，肝区疼痛亦减轻，上方加半边莲 30g，半枝莲 30g，配 3 倍药量，共研末制蜜丸，每丸 10g，每次 1 丸，日服 2 次。

【按】

乳腺癌只要早发现、早手术治疗，存活率较高，生存质量较理想，从临床看，术后不乏存活15年以上的患者。患者赵某，仅靠服中药治疗乳腺癌，服药90余剂，病情得到控制和缓解。印老以疏肝解郁、活血软坚施治。方选当归、赤芍、丹参活血化瘀；生牡蛎、半夏、川贝母化痰散结；夏枯草清肝经郁热、消肿块；海藻、昆布、海浮石化老痰、散郁结；蒲公英、金银花清热解毒；黄芪扶正祛邪；瓜蒌、薤白宽胸而散乳结；柴胡、桔梗载药上行，直达病所，有利于疏肝散结。二诊重用白花蛇舌草60g，清热解毒，以加强抗肿瘤的功用。此案提示我们，对乳腺癌患者应辨证不离肝经，治疗紧扣气血痰瘀，疏肝散结是其治疗大法，临床确有疗效。

十、黏液性水肿

【病例】

李某，男，58岁，1988年9月3日初诊。

病史： 患者近3年畏寒乏力，记忆力减退，皮肤干燥，毛发脱落，全身性水肿，曾服甲状腺素片、多种维生素，疗效不显。现症见：畏寒无汗，四肢厥冷，面色暗黄，全身浮肿，疲乏无力，头发稀疏，腋毛、阴毛脱落，言语含糊不清。舌淡而肿，苔白而燥，脉沉迟，尤以尺部虚而无力。血压120/80mmHg，经同位素及心电图检查，考虑为黏液性水肿。

辨证： 肾阳虚衰，脾土失运，气化不利。

治法： 补肾壮阳，健脾益气，通利三焦。

处方： 加味肾气丸。

熟地黄24g，山药10g，山茱萸12g，牡丹皮10g，泽泻30g，菟丝子15g，车前子24g（包），炒白术15g，茯苓24g，防己10g，陈皮6g，大腹皮15g。水煎服7剂，每日1剂。

1988年9月11日二诊：患者药后言语较前清晰，水肿大减，手足温和。原方去车前子，加淫羊藿10g。水煎服7剂。

1988年9月20日三诊：患者毛发及腋毛、阴毛开始生长，精神好转，皮肤润泽，上方去防己，再进 10 剂，以巩固疗效。

【按】

黏液性水肿系甲状腺功能低下所致。患者李某，由于肾阳亏损，火不生土，脾运失调，生化之源不力，致气血两亏，肺、脾、肾脏腑功能失调。上焦肺金不得输出，中焦脾土不得转运，下焦气化不能温煦，而水液代谢失常。全方取加味肾气丸之意，滋水补火，温阳利水；又取异功散之用，健脾益气，养肺生金；大腹皮、防己、车前子利水消肿。以上诸药使三焦功能恢复，水津四布，五精并行，阴平阳秘，诸症消失。

十一、肾上腺皮质功能减退

【病例】

王某，男，50 岁，1988 年 9 月 3 日初诊。

病史：近 1 年来患者经常感冒，身体瘦弱，体重下降，头目眩晕，心悸乏力，夜尿频多。现症见：食欲减退，畏寒肢冷，头晕失眠，视力模糊，记忆力减退，胸闷欲呕，体毛增多，臀部皮肤有紫纹，行动不便，牙龈及口唇青黑。舌青淡少苔，脉虚细。24 小时尿中 17- 羟皮质类固醇与 17- 酮类固醇含量增高，证明肾上腺皮质功能低下。

辨证：肾精不足，髓海空虚。

治法：滋阴补肾，填精益髓。

处方：右归饮加味。

熟地黄 15g，山茱萸 12g，枸杞子 12g，菟丝子 15g，制首乌 15g，沙苑子 12g，覆盆子 12g，补骨脂 12g，龟甲 30g（先煎），夜交藤 30g，茯神 12g，紫河车粉 10g（冲服），附子 10g（先煎）。水煎服 7 剂。

1988 年 9 月 11 日二诊：患者症状同前，继服上方 7 剂。

1988 年 9 月 18 日三诊：患者自觉精神较前好转，形寒怕冷缓解，上方加红花 10g，黄芪 30g。水煎服 7 剂。

1988 年 10 月 5 日四诊：患者服药 30 余剂，食欲增进，神经衰弱减轻，后脑有时不适，苔白，脉虚数。因印老已回京，我仍守前法，补肾益精。

黄芪 50g，山药 50g，熟地黄 60g，山茱萸 50g，枸杞子 50g，菟丝子 50g，沙苑子 50g，覆盆子 50g，补骨脂 50g，龟甲 100g，炒酸枣仁 30g，太子参 50g，鹿角霜 50g，紫河车 30g，黑蚂蚁 30g，淫羊藿 30g，红花 30g，鸡血藤 60g，制附子 30g，共研细末，炼蜜为丸，每丸 10g，早晚各服 1 丸。

先后服药 5 月余，24 小时尿中 17- 羟皮质类固醇与 17- 酮类固醇含量恢复正常，体重 57.5kg，头目眩晕消失，行走正常。

【按】

患者肾阴不足，髓海空虚，故头晕失眠、心悸乏力、记忆力减退；肝肾阴虚，则视物模糊；脾肾阳虚则身体羸瘦、体重下降；阳虚不能温煦四肢，故畏寒肢冷、夜尿频多。方中熟地黄滋肾育阴；山茱萸补益肝肾、强身延年；沙苑子补肾固精、养肝明目；枸杞子滋阴补肝、养生益寿；覆盆子补肾固精；菟丝子、附子温阳补肾；取龟甲，宗"精不足，补之以味"之旨，紫河车粉益气生精，加强龟甲生精补血之功，二者并用至阴味厚，滋肾阴、益阴精、充骨髓、健筋骨、固肾气；夜交藤、茯神安神镇静。二诊时加入黄芪健脾益气，红花活血通络。坚持服药半年，体质恢复，体重增加，诸症消失。

十二、重症肌无力

【病例】

王某，女，50 岁，1988 年 9 月 6 日初诊。

病史：患者今年 4 月因感风寒，发热 39℃，经服药热退后发现双眼睑下垂，四肢痿软无力，西医诊为重症睑下垂。现症见：眼睑下垂，四肢痿软无力，眼睑和下肢浮肿，手足不温，倦软无力，面色㿠白。舌体发僵，舌质暗淡，舌边有瘀点，脉虚细无力。

辨证：脾肾阳虚，气虚血瘀。

治法：补肾健脾，益气活血，升清降浊。

处方：补中益气汤加味。

黄芪 30g，太子参 30g，白术 30g，当归 15g，柴胡 10g，升麻 6g，附子 15g，何首乌 15g，丹参 30g，地龙 10g，陈皮 10g，桃仁 10g，鸡血藤 30g。水煎服 7 剂。

1988 年 9 月 14 日二诊：症状同前，继服 7 剂。

1988 年 9 月 22 日三诊：眼睑下垂较前好转，下肢浮肿减轻，上方加淫羊藿 10g。水煎服 7 剂。

1988 年 9 月 30 日四诊：症状进一步减轻，守方继服 15 剂。

印教授回北京后，笔者守印老治疗大法，嘱患者隔日服药 1 剂。半年后患者康复，面色华，手足温和，下垂之眼睑升提，脾气旺，肾气充，气血调和，能正常上班。

【按】

患者王某，脾胃气虚，清阳下陷，宫窍失养，致眼睑下垂，四肢软弱无力。气虚血不上荣则面色㿠白无华；素体肾阳虚衰，不能温煦脾阳则四肢不温，下肢浮肿；脾肾阳虚，气血运行不畅，血脉瘀阻则舌体发僵，舌有瘀点，脉细无力。方中黄芪补中益气，生用其气轻清而锐，轻清则能升阳举陷，气锐则其补更速，用于补益脾胃升阳举陷；太子参、白术增强黄芪健脾益气的功能；柴胡升少阳元气，升麻升阳明之气，两药配合补益药，能升脾胃清阳，促进脾胃的运化；陈皮理气调中、化痰醒脾；何首乌滋阴补肾；当归养血活血，配合黄芪益气养血；丹参、桃仁、地龙、鸡血藤活血通络、化瘀消斑；重用附子回阳益气，合淫羊藿温肾暖脾。由于重症肌无力之病非朝夕之疾，故须在辨证的基础上坚守治疗大法，定方、定药，甚至定量，长时间治疗方能取得理想疗效。该患者服药半年而病愈。

十三、运动损伤

【病例】

乔某，男，30 岁，1988 年 9 月 10 日初诊。

病史：患者 1 月前打篮球不慎摔倒，左膝关节着地，膝关节处肿痛，经治疗局部肿胀消失。现症见：左下肢关节持续性疼痛，软弱无力，遇冷或受风而加重，舌质淡红苔薄白，脉弦。X 片检查无异常。

辨证：外伤瘀血，复感寒湿，经脉闭阻。

治法：活血疗伤，散寒除湿，通痹止痛。

处方：桃红四物汤加味。

当归 30g，赤芍 30g，桃仁 10g，红花 10g，生地黄 15g，鸡血藤 30g，乳香 9g，没药 9g，香附 10g，延胡索 12g，细辛 6g，桂枝 10g，川牛膝 10g，木瓜 15g，生薏苡仁 30g，透骨草 30g。水煎服 7 剂。

1988 年 9 月 18 日二诊：患者用药后疼痛缓解，上方加筋骨草 15g。水煎服。服药 7 剂后，疼痛消失，下肢活动有力。

【按】

患者乔某，因局部外力损伤引起的经络损伤，血行不畅，留滞局部致筋脉肌肉失养，风寒湿热之邪乘虚而入，从而加重脉络闭阻，导致局部关节痹痛明显，故以活血化瘀为主，佐以祛风除湿。方中当归、鸡血藤、桃仁、赤芍、生地黄活血养血，祛瘀而不伤血；乳香、没药，前者活血，后者散瘀，相得益彰；延胡索行血中之气滞，气中之血滞；香附理气解郁，为血中之气药，气行则血行，加强祛瘀之功；桂枝、细辛散寒通络；生薏苡仁健脾利湿以通络；透骨草祛风除湿以通络。全方活血化瘀，养血舒筋，宣痹散寒，通络止痛。

十四、软组织损伤

【病例】

夏某，男，45 岁，1991 年 9 月 1 日初诊。

病史：患者 1 月前因雨天跌跤，自觉后背腰部闪仆，半月后腰背疼痛拒按，俯仰动作均不利。现症见：后胸近外软骨边缘触及明显压痛点，叩之痛甚，口干不欲饮，大便干燥，舌红少苔，脉弦。腰骶部未发现叩击痛和压痛。经县医院胸、腰椎拍片，未见异常，西医诊为外伤瘀血所致疼痛。

辨证： 外伤瘀血，气滞作痛。

治法： 行瘀活血，理气止痛。

处方： 复元活血汤加味。

柴胡 10g，天花粉 15g，当归 30g，炮穿山甲 10g（先煎），桃仁 10g，红花 10g，大黄 9g，川断 5g，骨碎补 10g，自然铜 15g（先煎），土鳖虫 12g，川芎 6g，甘草 10g。水煎服 7 剂。

1991 年 9 月 8 日二诊：患者服前 3 剂，疼痛加重；7 剂尽而疼痛缓解，这是瘀血推而动之的表现。上方加泽兰 10g，姜黄 10g。水煎服 7 剂。

1991 年 9 月 15 日三诊：患者软肋骨处按压稍痛，俯仰活动自如，守方再进 7 剂，以巩固疗效。

【按】

临床遇外伤瘀血作痛者多用此类，疗效甚好。复元活血汤出自李东垣《医学发明》，是一首活血化瘀的良方。患者夏某，由于摔跤致软组织损伤，气血瘀积于后胸近肋软骨边缘，而使此处痛定不移。方中柴胡疏肝气，气行则血行；天花粉生津液以助活血，并除烦解渴；当归、桃仁、红花、炮穿山甲活血行瘀，特别是炮穿山甲能搜剔经络之间的瘀血；川芎为血中之气药，以助化瘀通经；大黄通腑逐瘀，使未化之瘀血下行；川断、骨碎补补肾壮腰止痛；自然铜、土鳖虫散瘀止痛；甘草缓急止痛，调和方中逐瘀药之药性，使药效持续缓消；泽兰、姜黄凉血活血、理气止痛，正是"去者去，生者生，痛自舒而元自复矣"。

十五、儿童抽动秽语综合征

【病例 1】

陈某，男，10 岁，1993 年 9 月 2 日初诊。

家属代诉病史：近半年来，患儿挤眉眨眼，动肩摇头，手舞足蹈，坐立不安。今年 6 月份在北京儿童医院诊为儿童抽动秽语综合征，辨为肝风内动、心神不宁之证，治以镇肝息风、养心安神之法：钩藤30g（后下），珍珠母30g（先煎），生龙骨30g（先煎），生牡蛎30g（先煎），蝉衣9g，菊花10g，夜交藤30g，白蒺藜10g，炒酸枣仁15g，山药10g，益智仁10g，生石决明15g，莲子心6g，天麻6g，石菖蒲6g，生磁石30g，水煎服14剂。患者服药后效果不显，遂求治于印老。现症见：患儿发育营养好，注意力不集中，小动作较多，眨眼、动颈、耸肩及挤眉弄眼等较前减少，但仍有时做鬼脸，同时口中发出嘘嘘声，睡眠质量差，常在梦中惊醒，心烦性躁，舌淡苔黄腻，脉弦。印教授认为，患儿痰热较重，重镇潜阳应慎用。

辨证：风痰阻滞，壅热不化。

治法：除痰降火，清热除烦。

处方：除痰降火汤。

柴胡8g，半夏8g，黄芩9g，栀子9g，龙胆6g，青皮9g，枳壳9g，竹茹10g，珍珠母30g（先煎），青礞石30g（先煎），石菖蒲6g，远志6g，胆南星6g，天竺黄4g，全蝎4g。水煎服7剂，每日1剂。

1993年9月9日二诊：患者喉中痰鸣音消失，睡眠尚可，少烦躁，多动诸症似有缓解。守方再进7剂。

1993年9月17日三诊：患儿不自主抽动减少2/3，注意力较前改善。上方去全蝎、枳壳、龙胆；加葛根18g。水煎服7剂，隔日1剂。

1993年9月24日，家长前来告知，患儿抽动症状控制，学习的主动性明显增强，恢复如常。

【按】

儿童抽动秽语症是以运动、行为障碍为特征的疾病，病因迄今尚未清楚。患者陈某，禀素膏粱厚味，喜食肥甘，故体胖多湿，为痰湿型体质。痰湿壅滞，肝木横逆则生风，风痰鼓风上窜，导致阴阳失调，动静反常，则见挤眉眨眼、动肩摇头、烦躁而怒。前医治以镇肝息风、养心安神而初见成效。因痰热较甚，印老抓住"手舞足蹈，眠差噩梦，烦躁不安"之主症，予以除痰降火汤，除痰清热；加全蝎息风止抽；加葛根解肌生津，保护大脑。患者服药40剂，诸症悉平。

【病例 2】

张某，女，9 岁，1991 年 9 月 16 日初诊。

病史：患儿多发性抽动症已 3 个月，表现为挤眉眨眼、咧嘴、耸鼻、仰颈、扭肩等。刻诊：发育营养中等，观其动作，不由自主地挤眉眨眼、抓头发、捏鼻子，静坐不能，说话着急，来回走动。舌质红苔薄黄微腻，脉弦滑。

辨证：肝阳偏亢，风痰扰动。

治法：平肝息风，化痰止痉。

处方：天麻钩藤饮加减。

天麻 10g，钩藤 18g（后下），生地黄 12g，生龙骨 30g（先煎），生牡蛎 15g（先煎），生石决明 15g（先煎），石菖蒲 6g，远志 6g，莲子心 9g，山药 10g，羚羊角粉 3g（冲服），全蝎 3g，青葙子 10g，竹茹 10g，菊花 10g，赤芍 10g，胆南星 6g。5 剂，水煎服。

1991 年 9 月 21 日二诊：患者脉症同前，继服上方 10 剂。

1991 年 10 月 3 日三诊：患者服药 15 剂，配合心理精神疗法，挤眉眨眼、耸肩诸症得以控制。晚上睡眠欠佳。因印老回京，笔者继以上方加减。

天麻 9g，钩藤 15g（后下），珍珠母 30g（先煎），菊花 10g，龙胆 9g，赤芍 15g，续断 10g，夏枯草 15g，夜交藤 30g，炒酸枣仁 15g，羚羊角粉 3g（冲服），石菖蒲 6g，远志 6g，胆南星 6g。水煎服 10 剂，诸症悉平，举止正常。

【按】

《内经》有"风盛则动""诸风掉眩皆属于肝"之论，中医有"百病皆生于痰""百病多由痰作祟"之说，结合临床症状，印老从风痰论治。风为阳邪，阳性主动，风痰上犯清窍，阻塞气机，则挤眉弄眼、咧嘴耸肩；壅阻咽喉，则喉痒不适、怪声连连；流窜经络则肢体抽动不已。印老根据患儿临床表现，诊断此病属中医"慢惊风""抽搐"范畴。小儿稚阳未充，稚阴未长，处于生理发育阶段，脏腑形态和功能都不完备，容易受到内外各种因素的影响，而出现相应的功能失调症状，其主要病理因素为风和痰。印老以平肝息风、化痰止痉为法，取天麻钩藤饮加味。方中天麻、钩藤、菊花、夏枯草、龙胆、青葙子平肝息风；生石决明、珍珠母、生牡蛎镇肝定风；赤芍活血祛瘀；续断补肾、引血下行；山药、莲子心滋阴健脾；石菖蒲、远志、胆南星、竹茹祛风化痰；全蝎、羚羊角粉祛风止抽搐。诸药合用，重在平肝息风，意在化痰止痉。

十六、疲劳综合征

【病例】

白某，男，45岁，1993年8月2日初诊。

病史： 3年来患者感到全身乏力，腰酸困，动则自汗，精神欠佳。经省级某医院全面体检，未发现阳性体征，西医诊断为疲劳综合征。现症见：疲劳面容，全身无力，手足麻木，腰酸腿困，烦躁易怒，睡眠差，饮食尚可，舌淡红嫩，脉沉细。

辨证： 气阴两虚，热扰心神。

治法： 益气养血，滋阴清热。

处方： 地黄饮子加味。

黄芪30g，太子参30g，生地黄15g，当归15g，白芍15g，鸡血藤30g，山茱萸12g，石斛10g，麦冬10g，制附子6g，石菖蒲10g，远志10g，肉苁蓉12g，茯苓12g，五味子10g。水煎服7剂。

1993年8月10日二诊：患者药后诸症明显减轻，出汗夜重，舌淡红，脉沉细。守方去太子参，再进7剂。

1993年8月18日三诊：患者药后出汗减轻，仍感腰酸乏力，睡眠不安，手足麻木，舌淡红，脉沉细。治以益气养血安神、滋阴补肾通络。

黄芪30g，当归15g，夜交藤30g，合欢花12g，鸡血藤30g，生地黄15g，山茱萸12g，石斛10g，麦冬10g，桑寄生15g，补骨脂15g，全蝎5g，栀子15g，天麻10g，五味子10g。水煎服7剂。

1993年8月27日四诊：患者全身麻木减轻，睡眠好转，头晕，舌淡红，脉沉细。因印教授回京，患者守其大法，以养血祛风、通络升阳方药继续治疗。

当归 15g, 鸡血藤 30g, 白芍 15g, 全蝎 5g, 川芎 10g, 附子 6g, 地龙 10g, 葛根 15g, 天麻 10g, 生地黄 15g, 麦冬 10g, 石斛 10g, 夜交藤 30g, 合欢皮 15g, 升麻 6g。水煎服 7 剂。

9 月 20 日五诊: 患者服药 30 剂后, 全身乏力消失, 手足无麻木感, 心情好, 睡眠实, 纳谷香, 二便正常, 舌淡红, 脉缓。宗益气养血祛风、温经通络补肾之法, 以巩固疗效。

【按】

疲劳综合征是长期过度疲劳, 致脏腑受累或脏腑功能减退的慢性虚弱性疾病。劳则气耗, 故症见乏力汗出; 气虚血亏, 血不养神, 经脉失养则失眠、麻木; 营阴不能内守, 卫阳无力固外而致营卫不和之自汗、盗汗等症; 久病气虚, 清阳不升, 可见头昏; 肾阴不足, 可致腰酸乏力。本病以益气养血、祛风通络、滋阴清热、调和营卫为大法, 以地黄饮子、当归补血汤、生脉散合方。方中黄芪、太子参、当归补气养血; 生地黄、山茱萸、肉苁蓉、制附子滋阴补肾; 麦冬、石斛、五味子滋阴敛液, 使阴阳相配以济于平; 石菖蒲、远志、茯苓交通心肾、开窍化痰。患者连续服药 50 余剂, 全身乏力诸症消失。

十七、梅尼埃综合征

【病例】

乔某, 女, 56 岁, 1988 年 9 月 15 日初诊。

病史: 患者间断发作性眩晕已 5 年, 近来病情加剧, 每周 2 次。现症见: 眩晕耳鸣, 发作前周围景物旋转, 发作时呕吐, 羞明怕光, 头不可动, 目不可睁, 口苦黏腻, 形体肥胖, 苔黄厚腻, 脉濡滑。

辨证: 肝胆郁热, 痰热上扰。

治法: 清泄肝胆, 祛痰清热。

处方: 清泄肝胆方加减。

柴胡 10g, 黄芩 15g, 半夏 12g, 青皮 10g, 枳壳 10g, 竹茹 12g, 钩藤 30g (后下), 龙胆 10g, 栀子 10g, 蔓荆子 15g, 苍耳子 10g, 大青叶 30g。5

剂，水煎服，每日 1 剂。

1988 年 9 月 20 日二诊：患者眩晕消失，舌苔厚腻，取上方加泽泻 30g，白术 10g，5 剂，水煎服。

1988 年 9 月 24 日三诊：患者旬日来未发眩晕，睡眠尚可，继服 5 剂，隔日 1 剂。

1 年后，患者就诊其他病时，自述头晕未复发。

【按】

梅尼埃综合征属中医学"眩晕"范畴，其病因主要为风、火、痰、湿，病机多为痰湿久郁化火为患，主要与肝、脾、胃三脏有关。患者乔某证属肝胆郁热，足少阳胆经受病，痰热上攻，故见头晕目眩、羞明怕光、耳胀耳鸣；胆热内蒸，引动胃气上逆，则恶心呕吐。清泄肝胆方中，柴胡、黄芩、龙胆、栀子清肝胆而泄火热；半夏、竹茹清除痰热而和胃；青皮、枳壳下气降火而除痰热；大青叶、苍耳子、蔓荆子清热解毒，以消内耳眩晕；钩藤清热平肝，加强治眩晕的作用。二诊时加泽泻、白术以利水渗湿止眩晕。清泄肝胆方作为印老"抓主症"的常用方，凡病见头目眩晕、羞明不敢睁眼者，率先用此，效果良好，但需注意勿加入重镇潜阳之药。

十八、干燥综合征

【病例】

高某，女，45 岁，1991 年 9 月 2 日初诊。

病史：患者口渴引饮数月，西医检查血糖、尿糖均正常，诊为干燥综合征。现症见：口干舌燥，饮水不解，面部烘热，咽红干痛，大便秘结，3 日一行，小便正常，动则气短乏力，舌红少苔而干，脉虚细而数。

辨证：肺胃燥热，虚火灼甚。

治法：滋阴清热，生津润燥。

处方：石斛汤加味。

生黄芪 15g，麦冬 12g，五味子 10g，玉竹 12g，石斛 15g，生地黄 15g，玄参 15g，天花粉 30g，知母 10g，葛根 30g，甘草 10g，白芍 10g，沙参 15g。5 剂，水煎服。

1991 年 9 月 8 日二诊：患者药后口渴稍轻，大便已通，仍咽红干痛，气短乏力，舌脉同前，宗上法加减。

石斛 15g，生地黄 30g，玄参 15g，沙参 15g，麦冬 10g，天花粉 30g，知母 10g，葛根 10g，芦根 30g，黄芪 15g，党参 10g，五味子 10g，青蒿 12g，山豆根 15g。5 剂，水煎服。

1991 年 9 月 14 日三诊：患者口渴、面部烘热症状明显减轻，咽干不痛，二便正常，仍感气短乏力，舌淡少苔而润，脉虚细无力。上方去山豆根；加生甘草 10g，桔梗 10g。水煎服 5 剂，效不更方，连服 20 剂，即告病愈。

【按】

干燥综合征由阴虚燥热所致，以阴虚为本，燥热为标，临床往往两者互为因果。患者燥热伤津，见口渴引饮、咽红干痛、大便秘结；津伤气耗则气短乏力；舌红少苔而干，脉虚细而数，均属阴虚燥热之象。治宜滋阴清热、生津润燥，以石斛汤加味。方中沙参甘凉润肺、养胃生津；麦冬清胃生津，又能清心润肺；玉竹、天花粉甘寒养阴、清郁热、泻胃火、润肺生津，是治渴之要药；知母长于清热滋阴，上能润肺泻火，中能清胃热，下可补肾阴而降虚火，与天花粉相伍，擅长清肺胃、生津液；生黄芪益气升阳；党参补中益阴；葛根长于升阳明之清气，鼓胃气上行津液；芦根入肺胃、升津止渴；石斛甘淡微寒，滋养胃阴、清热生津；玄参滋阴降火、清热解毒；生地黄清热凉血、滋阴润燥；五味子敛阴生津，白芍养血敛阴，与甘草伍用可增强酸甘化阴之功。全方合用，共收滋阴清热、生津润燥之功，使口渴引饮诸症告平。

十九、帕金森病

【病例】

高某，男，54 岁，1993 年 8 月 10 日初诊。

病史：患者 5 年前出现双上肢颤抖，不能握筷，头晕头痛，颈项转侧不利，口干不欲饮。舌质暗有瘀斑苔薄白，脉弦而缓。

辨证：瘀血阻滞，络脉不通。

治法：化瘀散结，镇肝息风。

处方：抵当汤加味。

水蛭 10g，虻虫 10g，土鳖虫 10g，红花 10g，川贝母 10g，附子 10g（先煎），花蕊石 15g（先煎），海浮石 15g（先煎），玄参 15g，夏枯草 15g，钩藤 30g（后下），赤芍 30g，生牡蛎 60g（先煎）。水煎服 10 剂，每日 1 剂。

1993 年 8 月 20 日二诊：患者震颤缓解，守方再进 10 剂。

1993 年 9 月 2 日三诊：患者颈项转侧自如，能握筷子，头晕、头痛缓解。以上方 3 倍量加羚羊角粉 10g，蜜制丸药，以求缓图获效。患者坚持服药 3 个月，诸症减轻，已能参加农活。

【按】

帕金森病是以肌张力增强和四肢震颤为特征的椎体系病变。印老抓住颤抖、肢冷、舌暗有瘀斑之主症，投以抵当汤加味，化瘀散结。方中水蛭、虻虫、土鳖虫、红花活血化瘀；生牡蛎、玄参、川贝母、海浮石、花蕊石化瘀散结；赤芍、钩藤、夏枯草软肝缓急，平木息风；附子通经入络。方中血药用量大于风药，意在"治风先治血，血行风自灭"。

二十、不安腿综合征

【病例】

王某，女，23 岁，1993 年 8 月 10 日初诊。

病史：患者 1 年前双下肢小腿有类似虫行样不适感，夜间加重，逐渐发展至深夜疼痛如锥刺，小腿瘙痒，白天如常人。现症见：双小腿皮温低，舌淡苔白，脉沉。血液化验正常。

辨证：风湿郁滞，血络瘀阻。

治法：祛风燥湿，活血通络。

处方：三妙散加味。

苍术 15g，黄柏 15g，生薏苡仁 30g，地肤子 30g，乌梢蛇 30g，柴胡 30g，丹参 30g，川断 15g，桂枝 10g，骨碎补 15g，水蛭 10g，红花 10g，土鳖虫 10g。水煎服 5 剂，每日 1 剂。

1993 年 8 月 15 日二诊：患者药后下肢冰冷感减轻，其他症状缓解。上方减川断、桂枝；加制附子 15g，自然铜 30g（先煎），再进 5 剂，诸症悉平。1 年后随访无复发。

【按】

不安腿综合征发生原因尚不明确，据报道女性发病率高于男性，40 岁以上发病率较高。多数两侧对称发病，昼轻夜重。印老认为，可能是休息时肢体血流减少，局部血循环障碍，代谢产物在局部积蓄所致。临症抓住肢冷、疼痛、瘙痒三大主症，以三妙散加味。方用大剂量柴胡配桂枝辛散温通；乌梢蛇、地肤子祛风止痒，配三妙散燥湿通络；丹参、水蛭、土鳖虫、红花活血化瘀、通络止痛；川断、骨碎补温阳补肾。综合全方，祛风有助于活血，活血有助于通络。"通则不痛"，祛除积蓄的代谢产物可促进血液循环，改善新陈代谢而获效。

二十一、预激综合征

【病例】

赵某，男，53 岁，1991 年 9 月 10 日初诊。

病史：患者 3 年前偶发心悸、胸闷，经服异搏定、心得安等症状消除。今年 7 月以来，因工作繁忙，加之家事操劳，故疾复发。现症见：心悸不安，失眠多梦，胸闷纳呆，大便干结，3 日一行。心电图描记有预激图形，伴有阵发性心动过速，阵发性心房纤颤。

辨证：痰热壅滞，胸阳不通。

治法：除痰降火，宣痹通阳。

处方：除痰降火方加味。

柴胡 10g，黄芩 10g，栀子 10g，青皮 10g，石菖蒲 10g，远志 10g，珍

珠母 60g（先煎），青礞石 30g（先煎），瓜蒌 30g，夜交藤 30g，合欢皮 15g，胆南星 6g，天竺黄 6g，薤白 6g，葛根 30g，竹茹 12g。水煎服 5 剂，每日 1 剂。嘱患者上午 9 时左右服礞石滚痰丸 18g，直至大便稀或有黏冻样排出即可停服。

1991 年 9 月 16 日二诊：患者夜能入睡，少梦，心悸缓解，大便干，再进 5 剂。

1991 年 9 月 22 日三诊：患者心悸、胸闷缓解，大便正常，原方去瓜蒌、薤白；加半夏 10g，再进 5 剂，诸症消失。

【按】

单纯预激无任何症状，仅在描记心电图时发现有预激图形，但由于心房和心室之间存在两条传导路径，在一定条件下，心脏内电流可在这两条路径之间形成折返，从而并发阵发性室上性心动过速、阵发性心房纤颤或心房扑动，心室率可达每分钟 200 次左右，此时可产生心悸、胸闷，甚至出现休克或心衰等临床表现。患者赵某，痰热壅盛，心阳不振，投以除痰降火法，予除痰降火汤加味，可达到除痰安神、降火通心阳之目的，使痰清热化，阴阳平衡，诸症痊愈。

二十二、席汉综合征

【病例】

王某，女，32 岁，1991 年 9 月 2 日初诊。

病史：患者 1990 年 2 月生产时因胎盘滞留而大出血，经中西医多方治疗而愈。1 年多来，患者经闭不至，近 2 月发现毛发脱落，自觉阴道干燥，外阴萎缩，性功能减退。现症见：面色少华不荣，周身倦怠乏力，神疲，不欲饮食，记忆力减退，形体羸瘦，畏寒肢冷。舌体胖大有齿痕苔白，脉虚细无力。

辨证：气血两亏，肾阳虚衰。

治法：温肾固冲，补气益血。

处方：鹿角霜 10g(先煎)，炮甲珠 10g，巴戟天 10g，紫河车粉 10g（冲服），龟甲胶 10g（炖），三棱 10g，莪术 10g，仙茅 10g，紫石英 15g（先煎），桂枝 12g，太子参 30g，炙甘草 30g。水煎服 7 剂，每日 1 剂。

1991 年 9 月 10 日二诊：患者症状同前，上方加红花 10g，当归 30g，茺蔚子 30g。水煎服 7 剂。

1991 年 9 月 18 日三诊：患者月经量少，第 3 天即净。守方加黑豆 15g，再进 7 剂，配服定坤丹，每日 1 次，每次半丸。患者先后服药 21 剂，饮食增进，月经始行，能参加轻体力劳动。

1991 年 9 月 28 日四诊：患者精神较好，纳食香，脱落的毛发也开始渐渐长出，面色较前红润。笔者守印老扶正固本的大法，予以益气养阴、补肾填精。

熟地黄 45g，山药 30g，山茱萸 30g，香附 30g，牡丹皮 30g，泽泻 30g，茯苓 30g，黄芪 30g，太子参 30g，何首乌 30g，巴戟天 30g，当归 30g，红花 30g，龟甲胶 20g，鹿角胶 20g，鹿角霜 30g，菟丝子 30g，扁豆 30g，鸡内金 30g，神曲 30g，炙甘草 30g。共为细末，炼蜜为丸。患者继服 2 个月，身体逐渐康复。

【按】

席汉综合征又称脑垂体前叶机能减退症。患者王某产后大出血，致血海空虚、肾精枯涸，阴损及阳，奇经失常，冲任受阻而引起继发性闭经。方中紫河车粉、仙茅、龟甲胶、鹿角霜、桂枝、紫石英、巴戟天温阳纳气、补肾填精；炙甘草、太子参、三棱、莪术、炮甲珠益气活血、调理冲任；当归、红花养血调经。全方有调节下丘脑－垂体－肾上腺皮质系统的作用，能使月经周期重新建立，对于恢复正常和谐的性生活及促进身心健康，无疑是大有裨益的。

二十三、阵发性颤抖

【病例】

陈某，男，42 岁，2000 年 3 月 9 日初诊。

病史： 患者阵发性颤抖1年。笔者曾以"诸风掉眩，皆属于肝"立法，从肝风论治，投以镇肝熄风汤加全蝎、羚羊角、珍珠母、石决明等大剂量重镇之品，效果不显，故患者来京求治于印老。刻诊：手颤抖、摇动，不能握笔写字、拿筷子、握扫帚，握紧拳头方能控制住抖动，神倦耳聋。舌淡少苔，脉气虚弱，尺小无力。印老认为，该患者一无热象，二无阴虚，三无血亏，却有明显的肾精亏损、肾阳虚的症状，可见肾虚亦可生风。

辨证： 下元虚衰，虚阳上浮，痰浊上泛。

治法： 滋肾阴，补肾阳，化痰开窍。

处方： 地黄饮子合左归丸加减。

熟地黄15g，山茱萸12g，巴戟天12g，熟附子8g（先煎），益智仁10g，鹿角胶10g（炖），杜仲10g，川续断15g，覆盆子12g，补骨脂10g，金樱子12g，党参24g，炙甘草10g，石菖蒲10g，远志6g，麻黄根12g。水煎服7剂。

2000年4月10日二诊：患者服上方30剂后，手颤抖已不明显，生活能自理。经电话请示印老，效不更方，以上方3倍量，加西洋参、鹿角霜、紫河车粉，共研细末，炼蜜为丸，每丸9g，早晚各服1丸，缓图取效。患者服药3个月，诸症悉平。

【按】

患者陈某，阵发性颤抖，印老辨证属下元虚衰、虚阳上浮、痰浊上泛，治以滋肾阴、补肾阳、化痰开窍，用地黄饮子合左归丸加减。我手持处方，静思其意，这种风既不是外来之风，也不是肝风实证，而是"心火暴盛，肾水虚衰"所致的肾虚风动，故印老用大量补肾药。补肾可以养肝，养肝即能养筋，筋有所养则震颤抖动自除。方中熟地黄、山茱萸滋补肾阴；巴戟天、补骨脂温肾壮阳；以熟附子之辛热，协上药以温养真元，摄纳浮阳；金樱子、覆盆子、益智仁补肾固精，亦治下元虚冷；鹿角胶温补肝肾、益精养血；杜仲、川续断补肝肾、强筋骨；党参、炙甘草补中益气；远志、石菖蒲化痰开窍、交通心肾。后加鹿角霜、紫河车共制丸药，增强了补肾填精之功。诸药合用，共奏滋肾阴、补肾阳、开窍化痰之效，使水火相济、痰浊得化，则颤抖可愈。方中为何用麻黄根？印老解释说，麻黄根之用不在止汗，而意在宣通肌肉筋骨阳气。

通过此病案，笔者认识到以前对肾阴、肾阳的问题理解不全面，肾阴可以养肝，肾阳也可以养肝。肾阴与肾阳都是肾脏精气的功能表现，肾阴虚和肾阳虚的本质都是肾的精气不足。人熟知肾阴虚则肝阳亢，但肾阳虚也会引起肝的病变，出现肝的虚寒证，肝主筋、主收引，故也可出现经脉拘挛之症。

二十四、类风湿关节炎

任某，女，48 岁，1988 年 9 月 15 日初诊。

病史：患者患类风湿关节炎 4 年，肩、踝关节反复疼痛，每遇风寒、气候变化而加重，活动不灵活，双下肢不生汗毛。现症见：双手关节肥大变形，形似"鸡爪"样，伴有头晕、腰困，舌苔薄腻，脉弦尺小无力。化验血沉 50mm/h，抗"O"（＋），类风湿因子（＋）。

辨证：寒湿壅滞，经络不通。

治法：活血化瘀，通经活络，祛风利湿。

处方：身痛逐瘀汤加味。

秦艽 10g，独活 10g，当归 15g，赤芍 30g，川芎 10g，地龙 15g，苍术 10g，黄柏 10g，炮甲珠 10g，制没药 6g，醋五灵脂 15g，桃仁 10g，红花 10g，鸡血藤 30g，乌梢蛇 30g，生薏苡仁 30g。水煎服 30 剂，每日 1 剂。

1988 年 10 月 18 日二诊：患者药后关节疼痛好转，但全身畏寒怕冷。上方去赤芍、生薏苡仁；加淫羊藿 10g，老鹳草 15g，再进 30 剂。

1988 年 11 月 20 日三诊：患者自觉疼痛明显减轻，关节肿大亦退，屈伸不灵活。二诊方加木瓜 15g，金雀根 12g，水煎服 30 剂。

1988 年 12 月 20 日四诊：患者病情日趋恢复，已能料理生活，正常上班，仅于阴雨天关节有轻微疼痛。守三诊方，令其每 2 日服 1 剂，坚持 1 月，以巩固疗效。

上方调理 5 个月，诸症消退，抗"O"及类风湿因子均恢复正常。

【按】

类风湿关节，属中医学"痹证"范畴，临床尤以寒邪为甚，寒则凝塞，瘀滞不通。患者任某病久，因风邪善行而数变，故关节疼痛游走不定；风舍于血则血行不畅，故疼痛兼麻木；气候变化，阴气较甚而疼痛加重。印老根据病初有窜痛、渐转定痛、关节变形漫肿、苔腻，投以身痛逐瘀汤加味，祛风除湿、逐瘀通络。方用桃仁四物汤养血活血；身痛逐瘀汤化瘀通络；三妙汤燥湿健脾；地龙、乌梢蛇合用祛风通络止痛效良；醋五灵脂、炮甲珠、制没药化瘀通络止痹痛。由于穿山甲珍稀昂贵，临床上常以王不留行重用而代之。印老回京后，笔者守其法，坚持治疗，临床痊愈。

二十五、风湿性关节炎

【病例1】

赵某，女，42岁，1988年9月6日初诊。

病史：患者患风湿性关节炎3年，曾用激素类西药治疗，关节肿痛减轻，但手腕、膝关节疼痛不退。现症见：生活能够自理，每遇风寒或气候变化，疼痛加重，腰困乏力，面容虚肿，脚跟疼痛。舌质淡、舌体胖，苔薄腻，脉弦细。X线片：两膝关节间隙较狭窄，两手有骨增生现象。查血沉70mm/h。

辨证：肝肾两虚，气血不足。

治法：理血祛风。

处方：独活寄生汤加减。

独活10g，桑寄生15g，秦艽10g，防风10g，细辛5g，川芎10g，当归15g，生地黄10g，赤芍30g，桂枝10g，杜仲15g，川牛膝10g，茯苓30g，木瓜15g，豨莶草15g，青黛6g（包），乌梢蛇30g。7剂，水煎服。

1988年9月13日二诊：关节疼痛缓解，脚跟痛消除，上方去青黛，继服7剂。

【病例2】

段某，男，70岁，1988年9月10日初诊。

病史：患者于1984年诊为风湿性关节炎，今年以来发作频繁，入秋后关节痛不能下床行走。现症见：疼痛以膝关节为主，右脚有沉重感，伴局部红肿，五心烦热，易汗出，舌苔黄腻，脉弦。

辨证：湿热下注。

治法：清热燥湿。

处方：四妙散加味。

苍术 12g，黄柏 15g，生薏苡仁 30g，萆薢 15g，木通 10g，泽兰 30g，车前子 12g（包），滑石 15g（包），木瓜 15g，防己 10g，青黛 6g（包），晚蚕沙 30g（包）。5 剂，水煎服。

1988 年 9 月 15 日二诊：患者服药后能下床原地活动，但下肢沉重。原方去青黛；加泽泻 30g，茯苓 30g，当归 15g，水煎服 5 剂。

【病例 3】

乔某，男，30 岁，1988 年 9 月 16 日初诊。

病史：患者半年来周身关节肿痛，大便 2 日一行，刻诊：脑鸣胀痛，昏沉眩晕，舌质暗淡，苔薄白，脉弦。2 个月前下肢右侧骨折。

辨证：血瘀阻滞，经络不通。

治法：理伤活血。

处方：复元活血汤加味。

柴胡 10g，天花粉 30g，当归 30g，炮穿山甲 10g（先煎），桃仁 10g，红花 10g，大黄 5g，生甘草 10g，川断 15g，冬瓜皮 30g，骨碎补 10g，自然铜 15g（先煎），土鳖虫 10g，川牛膝 12g，生薏苡仁 30g，泽兰 15g。水煎服 7 剂。

1988 年 9 月 23 日二诊：患者脑鸣头痛、眩晕诸症减，关节肿消，痛缓解，继服原方 7 剂。

1988 年 10 月 1 日三诊：印老回京，患者守方继服 7 剂而关节痛不再发生。

【病例 4】

王某，女，32 岁，1991 年 8 月 16 日初诊。

病史：患者 1985 年以来两腿疼痛，左肘及下肢麻木困倦，两膝冷痛，舌红少苔，脉弦细。

辨证：寒湿壅滞，血络瘀阻。

治法：理血舒筋。

处方：四妙丸加味。

当归 15g，鸡血藤 30g，赤芍 15g，白芍 15g，川芎 12g，生薏苡仁 30g，木瓜 15g，牛膝 10g，黄柏 15g，苍术 12g，生甘草 10g，桑枝 30g，丝瓜络 10g，防己 10g。5 剂，水煎服。

1991 年 8 月 21 日二诊：症状同前，守前法。

当归 30g，赤芍 15g，白芍 15g，川芎 12g，桃仁 10g，红花 10g，生薏苡仁 30g，木瓜 15g，牛膝 10g，松节 15g，陈皮 10g，熟地黄 12g。5 剂，水煎服。

1991 年 8 月 26 日三诊：患者服药后关节痛缓解，偶有手抖背困，麻木减轻，眩晕阵作，方以活血通络、清肝祛风为法。

赤芍 15g，白芍 15g，当归 15g，鸡血藤 30g，桃仁 10g，红花 10g，川芎 12g，牛膝 10g，木瓜 12g，生薏苡仁 30g，钩藤 30g（后下），菊花 12g，白蒺藜 15g。水煎服 5 剂，以巩固疗效。

【病例 5】

孙某，女，60 岁，1991 年 9 月 3 日初诊。

病史：近 2 年来，患者双手腕关节肿痛，灼热，晨起发僵，近日逐渐加重，疼痛从掌关节起，后发展到指关节、双肘关节、双踝关节、膝关节，活动受限，大便干，舌红苔黄，脉沉数。

辨证：湿热阻络，肝肾阴虚。

治法：清热除湿，补肾通督。

处方：四妙散加减。

苍术 12g，黄柏 15g，生薏苡仁 30g，晚蚕沙 30g（包），木瓜 15g，萆薢 15g，赤芍 30g，乌梢蛇 30g，防己 10g，忍冬藤 15g，制川乌 10g，僵蚕 10g，补骨脂 15g，焦杜仲 15g，伸筋草 30g，土茯苓 30g。水煎服 7 剂。

1991 年 9 月 10 日二诊：患者诸疼痛肿胀减轻，守前法。

黄柏 15g，生薏苡仁 30g，晚蚕沙 30g（包），木瓜 15g，萆薢 15g，赤芍 30g，乌梢蛇 30g，全蝎 6g，防己 10g，补骨脂 15g，杜仲 15g，何首乌 3g，伸筋草 30g，鸡血藤 30g。水煎服 7 剂。

【按】

风湿性关节炎根据中医临床表现和发病原因属"痹证"范畴。其中肢体关节疼痛、游走不定、涉及多个肢体关节者，称为行痹或风痹；肢体关节疼痛、痛有定处、疼痛剧烈、宛如锥刺、得热痛减者，称痛痹或寒痹；肢体关节疼痛、肌肤麻木不仁、手足笨重、活动不便，疼痛亦有定处者，称着痹或湿痹；关节疼痛、局部灼热红肿、得冷则舒、痛不可近、关节不能活动者，称热痹。

病例 1，患者赵某患风湿性关节炎 3 年，关节肿痛，遇寒则加重，邪气流连，荣卫凝涩不通，气血运行不畅，久而久之，肝肾失养，气血失荣，而致肝肾不足，气血两虚。印老取独活寄生汤加减。方中独活理伏风，善祛下焦与筋骨间之风寒湿邪；细辛发散阴经风寒，搜剔筋骨风湿而止痛；防风祛风邪以胜湿；秦艽、豨莶草除风湿而舒筋；桑寄生、杜仲祛风湿兼补肝肾；当归、川芎、生地黄、赤芍养血又兼活血；茯苓健脾利湿；桂枝温通血脉；乌梢蛇祛风通络、止痹痛；木瓜舒挛急，青黛清热解毒、凉血息风，印老临床常以青黛与木瓜配伍，治脚跟疼痛。全方共奏祛风扶正、标本兼顾之效，可使血气足而风湿除，肝肾强而痹痛愈。

病例 2，患者段某属湿热下注，治宜清热燥湿。方取四妙散清热利湿；草薢、木通、车前子、滑石清热利湿，湿去热清则通而不痛；木瓜、防己舒挛急止痹痛；泽兰凉血活血；晚蚕沙祛风利湿。二诊时加泽泻、茯苓、当归健脾利湿、通络止痛。

病例 3，患者乔某，关节肿痛，因下肢骨折而加重，印老以理伤定痛的复元活血汤加减，活血祛瘀、舒肝通络。方中大黄荡涤留瘀败血，柴胡疏肝调气，两药合用，以攻散下肢之瘀滞；当归、桃仁、红花、自然铜、土鳖虫、泽兰活血祛瘀、消肿止痛；炮穿山甲破瘀通络；天花粉既能入血分助诸药消瘀散结，又能清热润燥，正合血气郁久化热化燥之治；冬瓜皮、生薏苡仁健脾利湿；骨碎补、川断补肾壮骨；生甘草缓急止痛、调和诸药。各药合用，使瘀祛新生，气行络通，则关节痛自平。

病例 4，患者王某，两腿疼痛 6 年，遇冷加重，下肢麻木，证属瘀血阻滞、络脉不通，治以理血舒筋法。方中当归、鸡血藤、川芎活血通络；黄柏、苍术、牛膝、生薏苡仁燥湿通络；木瓜、白芍舒挛急、止痹痛；桑枝、丝瓜络、防己祛风通络。患者服药 15 剂，关节疼痛诸症大有缓解，此类疾病伤动筋骨，非朝夕可愈，须缓图取效。

病例 5，患者王某关节灼热肿痛，痛及全身关节，活动受限，证属湿热阻络、肝肾阴虚。方中焦杜仲、补骨脂平补肝肾；土茯苓、生薏苡仁、防己、草薢清热解毒除湿；忍冬藤、鸡血藤、乌梢蛇、僵蚕、全蝎活血祛风、通利关节；制川乌祛邪止痛，引药直达病所；木瓜、伸筋草舒挛止痛。全方补中有通，清中有利，共奏清热除湿、补肾通督之效。

二十六、痛风

【病例】

郑某，男，65 岁，1993 年 9 月 3 日初诊。

病史：患者自 1983 年确诊为痛风以来每年发作 1 次，近 3 年发作较前频繁，开始时右足踇趾关节处红肿热痛，后逐渐累及右足踝关节和右膝关节，发作剧痛，日轻夜重，X 线片示右足第 1 跖骨远端骨质蚕食样缺损，并发骨质增生，趾跖关节腔轻度狭窄。8 月 21 日痛风发作，查尿酸 425μmol/L，不能独立下床行走。现症见：疼痛以两踝部内侧为甚，右足有沉重感，右足踇趾关节处红肿热痛，夜间跳痛难以忍受，影响睡眠，易汗出，手掌发热，小便黄赤。舌苔黄腻中心黑厚而湿润，脉弦数。

辨证：湿热下注。

治法：清热燥湿。

处方：四妙丸合龙胆泻肝汤加味。

苍术 15g，黄柏 12g，生薏苡仁 30g，川牛膝 10g，草薢 15g，泽泻 30g，茯苓 30g，木瓜 15g，龙胆 10g，栀子 10g，黄芩 10g，柴胡 10g，车前子 12g（包），当归 15g，青黛 6g（包），晚蚕沙 30g（包），木通 10g。水煎服 7 剂。

1993年9月10日二诊：患者右足蹈趾关节肿痛减轻，黄黑苔渐退，已能弃拐而行走，但行动仍不便。上方去青黛，加泽兰15g。水煎服7剂。

1993年9月18日三诊：患者痛风发作次数减少，症状基本消失，黄黑苔已退，能自如行走。前方去茯苓、车前子，加赤芍30g，水煎服7剂，以巩固疗效。随访至1997年10月，患者3年病情平稳，再未发作。

【病例2】

贾某，男，42岁，1991年8月2日初诊。

病史：1984年，患者第一次发作痛风，至今已7年余。近1周左足大趾、跗跖关节红肿痛甚，不能下床行走，疼痛发作较频。现症见：局部红肿，趾跖关节处热痛，左足沉重，不能下地行走，舌苔厚腻，脉弦。

辨证：湿热下注。

治法：清热燥湿。

处方：四妙丸加味。

苍术15g，黄柏12g，生薏苡仁30g，川牛膝12g，木瓜15g，青黛6g（包），滑石15g（包），知母10g，鸡血藤30g，佩兰15g，赤芍15g，萆薢15g，紫草15g。水煎服7剂。

1991年8月11日二诊：患者左足大趾、跗跖关节红肿热痛减轻，但行动仍不方便。上方加木通9g，晚蚕沙30g（包）。水煎服7剂。

1991年8月19日三诊：患者痛风症状大减，已能弃拐行走。前方去青黛，加丝瓜络10g。水煎服7剂。

【按】

痛风是嘌呤代谢障碍所致的一组慢性代谢性疾病，其临床特点为出现高尿酸血症及反复发作的痛风性急性关节炎，严重者可致关节畸形及功能障碍，常伴尿酸性尿路结石。

病例一，患者郑某患痛风10年，近3年发作较前频繁，行动不便，关节疼痛难忍，症见舌苔黑黄。印老认为，痛风伴尿酸高是湿热所致，常以苦燥湿、以寒清热为治疗大法，一般不提倡应用活血止痛类药。此案属于湿热下注之证，故以清热利湿为法。四妙丸清热利湿、舒筋脉，治湿热下注见长；龙胆泻肝丸清泻肝胆湿热；茯苓利水渗湿、健脾补中；木瓜、生薏苡仁解痉、舒挛定痛；萆薢、晚蚕沙祛风除湿、和胃化浊；木瓜配青黛缓急利湿，治疗足跟、足趾疼痛。诸药合用，消热利湿，清肿止痛。

病例二，患者贾某，发病 7 年，证属湿热下注，以清热燥湿立法，选四妙丸加味，多年痼疾治愈。

笔者在印老身旁侍诊，体会到其用药独具特色，善用对药。该医案中生薏苡仁和木瓜为一组对药。生薏苡仁味甘淡，归脾肺经，功效利水消肿、渗湿、健脾、除痹，印老谓"薏苡仁，补肺而治咳嗽，健脾而治湿热，养肝而治眦伤泪出，益肾而除腰痛湿寒，且薏苡仁利湿而不伤阴"，可谓是补脾阴而利湿的要药，用之弊少利多，作为食疗更好；木瓜酸温，归肝脾经，功效利湿理脾、舒筋活络，印老常用其治疗胃脘病、两胁痛、腰腿痛、头痛等。另外，对于喘证，生薏苡仁、木瓜可配合主方缓解喘憋；对于胃肠痉挛者多与芍药甘草汤及钩藤、白蒺藜、珍珠母等同用。木瓜、生薏苡仁均能舒筋。木瓜偏于治疗湿寒所致的筋脉拘急和腿肚转筋；薏苡仁偏于治疗湿热所致的筋脉拘挛、肢体难伸。

二十七、骨质增生

【病例】

马某，女，35 岁，1991 年 9 月 1 日初诊。

病史：患者右侧腰髋腿疼痛半年，近 1 个月加重，上周于县医院 X 线检查诊断为第 4～5 腰椎骨质增生；第 3～4 腰椎间盘突出，椎管狭窄。现症见：患者呈痛苦病容，腰髋活动及步履受限，纳食不馨，舌有瘀点苔黄腻，脉沉小弦。

辨证：湿热壅滞，络脉闭阻。

治法：燥湿醒脾，补肾通督。

处方：四妙丸合独活寄生汤加味。

苍术 15g，黄柏 15g，生薏苡仁 30g，川牛膝 10g，独活 10g，川断 15g，桑寄生 15g，杜仲 10g，木瓜 10g，鸡血藤 30g，丹参 30g，泽泻 30g，萆薢 10g，秦艽 10g，生香附 10g，生麦芽 30g。水煎服 7 剂，每日 1 剂。

1991 年 9 月 18 日二诊：患者坐骨神经痛减轻，舌苔薄白，脉弦，此湿热现象已去，治以活血化瘀、补肾壮骨、祛风通络。

丹参 30g，赤芍 30g，桃仁 10g，红花 10g，制乳香 6g，制没药 6g，生香附 10g，生麦芽 30g，秦艽 10g，羌活 10g，防风 10g，地龙 10g，当归 30g，川芎 15g，醋五灵脂 15g，怀牛膝 10g，三棱 10g，莪术 10g。水煎服 7 剂。

1991 年 9 月 26 日三诊：患者服 2 剂药后疼痛加重，7 剂药尽而疼痛减，时有蚁行感，下肢麻困。印老回京，我守上方去羌活，加乌梢蛇 30g，土鳖虫 10g。水煎服 7 剂。

1991 年 10 月 5 日四诊：患者服药 21 剂，腰、髋、腿疼痛减轻，站立、行走时间较前延长，大便溏，日一行，舌质淡红，苔薄白，脉沉小弦。治以补益肝肾、通络缓痛。

女贞子 15g，桑寄生 15g，狗脊 30g，川牛膝 10g，杜仲 12g，威灵仙 15g，鸡血藤 30g，独活 10g，地龙 10g，秦艽 10g，土鳖虫 10g，五灵脂 15g，生香附 10g，桃仁 10g，红花 10g。水煎服 7 剂。

1991 年 10 月 15 日五诊：患者服药 28 剂，腰髋痛消失，能步行活动，苔白脉细。仍有气血不充之象，遂予西洋参 60g，鹿角 85g（生、炒各半），紫河车 40g，血竭 30g，制没药 30g，乌梢蛇 60g，全蝎 50g，蜈蚣 20 条，僵蚕 45g，地龙 45g，独活 45g，蚂蚁 30g，土鳖虫 30g，丹参 60g，雷公藤 30g，金雀根 30g，生香附 30g，秦艽 30g，红花 30g，炒杜仲 30g。共研细末，炼蜜为丸，每丸 10g。继服 2 个月，以资巩固。

【按】

患者腰疼日久，湿热壅蒸，气血运行不畅，"不通则痛"，先以四妙散合独活寄生汤加减，燥湿醒脾，补肾通督。方中四妙散、泽泻、萆薢燥湿运脾；川断、桑寄生、杜仲补肾强腰；秦艽、木瓜祛风除湿；鸡血藤、丹参活血通络；生香附、生麦芽和中化湿。二诊时湿热已去，故以活血、补肾、祛风、通络为主，方以桃红四物汤合身痛逐瘀汤加味。三诊时重用虫类药，以加强祛风止痛效果。后以补肝肾、调气血之药制丸剂，缓补而取效。

二十八、强直性脊柱炎

【病例】

苗某，男 34 岁，1993 年 8 月 4 日初诊。

病史：患者半年来腰髋疼痛，腰背不能直立，中西药抗风湿治疗、消炎止痛，效果不显，经省城某医院全面检查，确诊为强直性脊柱炎。刻诊：右骶髂关节疼痛，屈伸不利，下蹲受限，晨僵，腰酸困，畏寒，舌淡苔白，脉沉，尺小无力。

辨证：寒邪凝滞，气血瘀阻，督脉不通。

治法：温经散寒，活血通督。

处方：独活寄生汤加味。

独活 12g，桑寄生 15g，秦艽 10g，防风 10g，细辛 4g，制附子 12g，土鳖虫 10g，蜈蚣 2 条，僵蚕 10g，乌梢蛇 30g，鸡血藤 30g，木瓜 15g，络石藤 30g，川断 15g，金雀根 12g，血竭 2g，穿山龙 10g。水煎服 15 剂。

1993 年 8 月 20 日二诊：患者服药 15 剂后，脉症同前，继服上方 15 剂。

1993 年 9 月 10 日三诊：患者服药 30 剂后，关节疼痛缓解，肢体较灵活。印老已回京，笔者电话汇报治疗情况，印老强调："强直性脊柱炎，非一朝一夕能解除之病证，需要一个过程，所以患者先以祛邪为主，后以补肾为要。治疗期间坚持守方方能见效。"继以上方再服 30 剂。

10 月 10 日四诊：患者服药 60 剂后，腰髋痛减轻，腰脊能够直立，僵直的关节能够屈伸。

印老说："对于疑难病证，要'抓主症'，定方、定药，有时甚至定量，坚持服药。"

鹿角 85g（生、炒各半），人参 45g，紫河车粉 45g，血竭 29g，没药 37g，乌梢蛇 45g，僵蚕 45g，全蝎 37g，地龙 45g，蜈蚣 22 条，葛根 45g，狗脊 45g，木瓜 45g，杜仲 37g，淫羊藿 45g，鸡血藤 45g，生香附 37g。以两倍量，共研细末，炼蜜为丸，每丸 9g，早晚各服 1 丸。

患者服药半年，临床症状改善，身体健复，能正常参加农村劳动。

【按】

强直性脊柱炎是一种慢性进行性以中轴关节为主的炎症性风湿疾病，主要是指肌腱韧带、关节囊等骨附着部位炎症、纤维化以至骨化，多发生于骶髂关节、椎间盘、椎体周围韧带，发病多见于青少年。本病属中医学"肾着""腰痛""髋痛""骨痹""肾痹""龟背""大偻"等范畴。患者苗某，证属寒邪凝滞、气血瘀阻、督络不通，导致痹病迁延不愈，病性本虚标实，治疗以祛邪为重点，祛风除湿、活血通督，以温经活络、强筋壮骨、活血化瘀、通络定痛为其治疗大法。印老以独活寄生汤祛风湿、止痹痛、益肝肾、补气血，善用藤类药通督脉，祛风贯穿始终。患者先服中药 60 剂，药专力宏，当药物积蓄到一定的药力方可发挥作用，后加重补肾的力度，祛风通络，改汤为丸。患者前后服药 6 个多月，多年痼疾告愈，至今再未复发。

二十九、风湿热

【病例】

段某，男，10 岁，1993 年 9 月 5 日初诊。

家属代诉病史：患儿感冒高热达 40℃，选用多种抗生素，高热仍不退，且有加重趋势。查血沉 120mm/h，西医诊断为风湿热。现症见：出汗多，精神疲乏，寒热往来，胸闷呕逆，周身疼痛，眩晕头沉，大便 5 日不行。舌质红苔黄少津，脉数。

辨证：胆经蕴热，腑气不通。

治法：和解少阳，通腑泄热。

处方：小柴胡汤加味。

柴胡 10g，半夏 10g，黄芩 10g，生石膏 24g，大青叶 20g，鱼腥草 24g，山豆根 15g，生大黄 6g（后下），生姜 6g。5 剂，水煎服。

1993 年 9 月 10 日二诊：患者服 3 剂后，大便通行，出汗亦止，体温退至 38℃，继服原方 2 剂，体温恢复正常。现症见：患儿身热，头目不清，不欲饮食，舌质红苔薄白。印老以祛暑化湿和中为法。

荷叶 9g，金银花 10g，扁豆 10g，竹叶 9g，鱼腥草 24g，大青叶 15g，青蒿 10g，香薷 9g，枇杷叶 6g，佩兰 10g，生石膏 15g。水煎服 5 剂而愈。

【按】

风湿热，中医没有与此完全相对应的独立病名。在长期的临床实践中发现上呼吸道感染，许多患者有往来寒热、胸胁苦满、心烦喜呕、不思饮食等见症，与风湿热类似。患者段某，因高热 40℃ 不退，血沉 120mm/h，西医诊为风湿热。发病急，实证突出，虚证不显。印老以少阳郁热立法，投以小柴胡汤和解。在小柴胡汤的基础上去掉人参、甘草、大枣三味壅滞之品，加入生石膏、鱼腥草、山豆根、大青叶之类，以清热解毒。由于病儿腑气不通，用生大黄后下，配生石膏以泻阳明之火，腑气通而高热退。

二诊时继以清络饮加鱼腥草、大青叶、青蒿、香薷、佩兰清解余邪，以善其后，患儿血沉正常，康复上学。

三十、红斑性肢痛症

【病例】

王某，女，56 岁，1993 年 8 月 8 日初诊。

病史：患者右下肢伸侧红斑疼痛 3 年，每年冬季发作，春季自然缓解。曾按"风湿""痹疽"屡治不效，近 1 年症状加重，西医诊断为红斑性肢痛症。刻诊：右下肢见大小约 1.5cm×2cm 红斑，舌有瘀斑，苔白而厚，脉细涩。

辨证：血脉瘀阻，"不通则痛"。

治法：化瘀通络，行气止痛。

处方：复元活血汤加味。

柴胡 10g，天花粉 30g，当归 30g，炮甲珠 10g，王不留行 10g，桃仁 10g，红花 10g，酒大黄 6g，川续断 15g，自然铜 15g（先煎），土鳖虫 10g，丹参 30g，赤芍 30g，木瓜 15g，晚蚕沙 30g（包），地龙 10g，生香附 10g。5 剂，水煎服。

1993 年 8 月 18 日二诊：患者服药 10 剂，症状逐日改善，尚有下肢麻木，此因气未复元，推血运行之力不足。上方去自然铜，加水蛭 9g，生黄芪 30g，以益气行血。患者继服 10 剂，红斑消退，疼痛消失，多年痼疾而告痊愈。

【按】

西医学认为，红斑性肢痛症是一种少见的病因不明之疾，临床尚无善策。本案证属血瘀经脉，营卫不和，"不通则痛"；又因迁延失治，瘀久化热，故灼热剧痛；疼痛得冷则缓，时至冬令，寒水司节，肌肤经脉为寒所束，加之瘀血内滞，更使经脉壅遏不通，故而冬季痛发；值至翌年春气肝木主令，疏泄用事，血脉得通，故而痛止。鉴于上述症状，投以《医学发明》复元活血汤，活血祛瘀、疏肝通络。方中丹参、赤芍、自然铜、土鳖虫养血活血、逐瘀通络；川续断祛风湿、补肝肾；木瓜、晚蚕沙、地龙、王不留行舒挛解痉、化湿通络；之所以配祛风解痉药，是因为红斑有复发性，善行数变，具有风的特点，配生香附可加强疏肝解郁之功。诸药配伍，共奏活血化瘀、利湿解痉、疏风通络、凉血消斑、益气止痛之目的。随访 2 年再未复发。

三十一、运动功能障碍

【病例 1】

徐某，男，5 岁，1988 年 9 月 11 日初诊。

病史：患儿家属代诉。患儿出生 6 个月曾发高热，经西药治疗热退，后右下肢瘫软，不能屈伸。刻诊：下肢肌肉松弛枯细，啼哭时右侧腹部隆起，食纳尚可，二便正常，舌淡苔白，脉虚细。患者因住偏远山区，没有外出检查治疗，印老据症诊断为痿躄后期。

辨证：脾气虚弱，络脉瘀阻。

治法：补气通络。

处方：补阳还五汤加味。

生黄芪 40g，当归 10g，木瓜 9g，川牛膝 9g，红花 8g，桃仁 8g，赤芍 10g，地龙 8g，龟甲 10g（先煎），10 剂，水煎服。

1988 年 9 月 21 日二诊：患者脉症同前，继服上方 5 剂。

1988 年 9 月 26 日三诊：患者服药 15 剂，患儿能下地行走，下肢活动较前灵活，食欲增进，上方加巴戟天 9g，全蝎 3g。5 剂，水煎服。

1988 年 9 月 30 日四诊：印老对患儿的治疗效果很满意，认真观察后，仍守补气通络法。

黄芪 40g，当归 10g，赤芍 10g，川芎 3g，地龙 8g，桃仁 8g，红花 8g，木瓜 10g，桂枝 6g，川牛膝 9g，丹参 15g，全蝎 3g，淫羊藿 9g。5 剂，水煎服。

【按】

痿躄、瘫痪是中医病名，类似西医的脊髓痨，还包括腰脊椎结核、小儿麻痹等引起运动功能障碍一类的病证。

患者徐某，因高热后右下肢出现瘫软，不能伸屈，渐而下肢肌肉萎缩枯细，印老诊为痿躄后期，证属气虚络阻，治以补阳还五汤加味以补气通络。方中重用生黄芪大补元气，令气旺血行，通过补气以加强活血行血的作用，使瘀去络通，祛瘀而不伤正；当归、赤芍养血行血又可祛风；桃仁、红花祛瘀活血以通络；木瓜、川牛膝强筋壮骨；龟甲滋阴潜阳、补肾健骨。服药 15 剂后，小儿能下地行走，食欲增进，再加巴戟天、全蝎养肝敛气、祛风通络以治四肢痿软。由于病情复杂，速效难求，故须守方定药，以缓图取效。

【病例 2】

赵某，男，15 岁，1988 年 9 月 11 日初诊。

病史：患者阴雨天劳作后两小腿肌肉胀痛，夜晚受风，次日晨起全身瘫软无力，勉强站立，寸步难行。第 3 天病情加重，全身瘫痪，卧床不起。刻诊：身体转侧不行，说话言语不清，手无力握固，食欲尚可，二便正常，苔白腻，脉濡缓。印老诊为瘫痪。

辨证：湿热下注，筋脉瘀阻。

治法：散风祛湿，活络通筋。

处方：四妙散加味。

桂枝 10g，白芍 10g，威灵仙 10g，防己 10g，川牛膝 10g，苍术 10g，

黄柏 10g，生薏苡仁 30g，甘草 6g，木瓜 12g，乌梢蛇 15g，5 剂，水煎服，每日 2 次。

1988 年 9 月 16 日二诊：患者服药 5 剂后，脉症同前，继服上方 5 剂。

1988 年 9 月 21 日三诊：患者身体活动较前自如，语言不清。上方加僵蚕 10g，5 剂，水煎服。

1988 年 9 月 26 日四诊：患者服药 15 剂后，能下床站立，双手握固也较前有力，但语言不清。印老在散风祛湿的基础上，加虫蚁等搜剔通络之品。

黄柏 10g，苍术 10g，川牛膝 10g，生薏苡仁 30g，炒薏苡仁 30g，萆薢 15g，木瓜 12g，桂枝 10g，泽泻 15g，车前子 10g（包），土鳖虫 10g，地龙 15g，乌梢蛇 30g，水蛭 6g，白芍 10g。5 剂，水煎服。

10 月 2 日五诊：患者服药 20 剂后，症状明显改善，拄拐杖能在院内活动，语言亦较清晰。因印老返京，笔者遵其法，以上方 3 倍量炮制成蜜丸。患者继服 2 月，诸症消失，患儿恢复健康，上学读书。

【按】

患者赵某，因雨天挖草，夜卧受风卒感肌肉胀痛，全身瘫软无力，继则步履难行。凭脉辨证，印老认为患儿属痿躄，证属湿热下注、筋脉瘀阻，投以四妙散加味，散风祛湿、通筋活络。方中苍术、黄柏清热燥湿；生薏苡仁、炒薏苡仁、萆薢、泽泻、车前子利湿清热；川牛膝、木瓜强筋骨、利关节；地龙、乌梢蛇化久瘀、通经遂；防己、威灵仙祛风通络；桂枝通行十二经脉；白芍、甘草舒肝筋、缓急止痛；病久加水蛭、土鳖虫以化瘀通络。患者服药 20 剂后，症状改善，拄拐杖能下地行走，语言表达也较清晰。效不更方，继以上方 3 倍量，蜜制为丸。服药 3 月，诸症全消，恢复学业。

三十二、腰椎间盘突出症

【病例 1】

赵某，女，52 岁，1988 年 9 月 7 日初诊。

病史： 患者确诊腰椎间盘突出 6 年。现症见：腰痛，左臀部大腿外侧作痛，即坐骨神经痛，偶有"触电"之感，余无明显不适，舌质暗苔薄白，脉涩。

辨证： 久痛夹瘀，"不通则痛"。

治法： 活血通络，强腰止痛。

处方： 鸡血藤 30g，赤芍 30g，当归 15g，川断 15g，茺蔚子 30g，桃仁 10g，红花 10g，泽兰 15，丝瓜络 10g，桑枝 30g，独活 15g，木瓜 15g，生牡蛎 30g（先煎），牛膝 12g。水煎服 7 剂。

1988 年 9 月 15 日二诊：患者坐骨神经痛减轻，改当归 30g，继服 7 剂。患者先后服药 30 剂，坐骨神经痛再未复发。

【病例 2】

焦某，男，30 岁，1991 年 9 月 3 日初诊。

病史： 今年 6 月以来，腰髋困痛，遇冷加重，西医诊为坐骨神经痛。经 X 线检查显示：第 4 ～ 5 腰椎间盘突出，伴有椎管狭窄。刻诊：自觉腿凉身重，舌质淡苔白，脉细。

辨证： 寒湿内停。

治法： 温化寒湿。

处方： 麻黄附子细辛汤加味。

麻黄 6g，生薏苡仁 30g，附子 10g，细辛 4g，泽泻 30g，茯苓 30g，苍术 12g，白芷 6g，川芎 15g，厚朴 12g，桑寄生 15g，川牛膝 10g，葱白 15g。5 剂，水煎服。

外用方： 豆腐渣 500g，胡椒面 5g，辣椒面 30g，生姜粉 120g，共研细末，炒热，装入纱布袋，趁热敷患处或环跳穴，凉后即去。每日 3 次，2 周为 1 个疗程，每料药粉用半个月。

1991 年 9 月 9 日二诊：患者用药后，下肢温和，疼痛缓解。汤剂去厚朴，加木瓜 15g，继服 15 剂。临床诸症消失。

【病例 3】

齐某，女，36 岁，1988 年 9 月 3 日初诊。

病史： 患者腰腿痛，脚跟痛，下肢沉重乏力。西医 X 线拍片显示：腰椎间盘突出。舌尖红苔薄白，脉弦细。

辨证： 肝肾两亏，气血不足。

治法： 祛风湿，止痹痛，益肝肾，补气血。

处方： 独活寄生汤加减。

独活 12g，桑寄生 15g，秦艽 10g，防风 10g，细辛 5g，川芎 10g，当归 15g，生地黄 12g，赤芍 30g，桂枝 10g，杜仲 15g，牛膝 10g，茯苓 30g，木瓜 15g，青黛 6g（包），丝瓜络 10g。5 剂，水煎服。

1988 年 9 月 9 日二诊：患者腰腿痛、足跟痛大减，活动自如，下肢沉重感消失。继服 20 剂，后以壮腰健肾丸巩固。

【病例 4】

夏某，男，42 岁，1988 年 9 月 18 日初诊。

病史： 患者诊为腰椎间盘突出症已 3 年，今春因外伤致腰腿疼痛，下肢麻木，五心烦热，舌有瘀点，苔薄白，脉弦。

辨证： 跌打损伤，瘀血留滞。

治法： 理伤活血，疏肝通络。

处方： 复元活血汤加味。

柴胡 10g，天花粉 30g，当归 15g，炮甲珠 10g，王不留行 15g，桃仁 10g，红花 10g，大黄 3g，生甘草 10g，川断 15g，骨碎补 15g，自然铜 15g（先煎），土鳖虫 10g，丹参 30g，赤芍 30g。5 剂，水煎服。

1988 年 9 月 24 日二诊：患者用药后，下肢麻木感消失，腰腿痛缓解，效不更方。继服 25 剂，患者能料理菜园，参加劳动。

【病例 5】

白某，女，50 岁，1988 年 9 月 10 初诊。

病史： 患者腰困腿痛半年。X 线片示腰椎间盘突出，腰椎隐性裂。舌淡苔白，脉沉细。

辨证： 风寒郁滞，气血双虚。

治法： 温经散寒，调补气血。

处方： 乌附片 20g（先煎），熟地黄 30g，生甘草 10g，白芍 30g，防己

10g，防风 10g，生黄芪 30g，炮穿山甲 10g（先煎），全蝎 5g，乌梢蛇 20g，骨碎补 20g，透骨草 10g，当归 15g，蜈蚣 2 条，水煎服 10 剂。患者服药后，腰困腿痛大有缓解，继服 10 剂，临床症状消失。

【病例 6】

刘某，男，54 岁，1988 年 9 月 2 日初诊。

病史：患者猝然出现左下肢困痛，动则更甚，行动不便，自觉骨蒸潮热。舌质暗苔白，脉弦涩。X 线片示腰椎间盘突出。

辨证：瘀血阻滞，络脉不通。

治法：燥湿理血，祛风通络。

处方：秦艽 10g，独活 10g，桃仁 10g，红花 10g，赤芍 30g，当归 15g，鸡血藤 30g，川芎 12g，炮穿山甲 10g（先煎），王不留行 10g，制乳香 6g，制没药 6g，醋五灵脂 15g，地龙 15g，乌梢蛇 30g，土鳖虫 10g。5 服，水煎服。

1988 年 9 月 8 日二诊：患者服药 5 剂，疼痛缓解。上方去地龙，加丝瓜络 10g。继服 15 剂，疼痛诸症消失。

【病例 7】

郭某，男，45 岁，1991 年 8 月 25 日初诊。

病史：患者 1 年来肢体麻木，腰困乏力，下身沉重感。X 线片示腰椎间盘突出。苔黄腻，脉弦。

辨证：湿热阻络。

治法：燥湿通络。

处方：四妙丸加味。

苍术 12g，黄柏 15g，川牛膝 10g，生薏苡仁 30g，萆薢 15g，木通 10g，泽兰 30g，车前子 12g（包），滑石 15g（包），木瓜 15g，防己 10g，青黛 5g（包），晚蚕沙 30g（包）。5 剂，水煎服。

1991 年 9 月 1 日二诊：患者下肢沉重乏力感已去，肢体麻木缓解，舌苔薄白微腻。患者继服 10 剂而能外出打工。

【按】

腰椎间盘突出症是由于腰椎间盘退行性改变、腰椎增生及腰部的急慢性损伤等原因引起的脊柱内、外平衡失调，刺激或压迫腰神经根、椎动脉、脊髓或交感神经而引起的坐骨神经痛。

病例1，患者赵某腰椎间盘突出多年，疼痛有"触电"感。辨证属久痛夹瘀，"不通则痛"，立法活血化瘀、强腰止痛。方中当归、赤芍、鸡血藤、桃仁、泽兰、茺蔚子活血通络、化瘀止痛；川断、牛膝补肾强督、扶正祛邪；桑枝、独活、丝瓜络祛风解痉、舒挛定痛；生牡蛎平肝潜阳、散结止痛。全方共奏补肾、活血、定痛之效。

病例2，患者焦某，体质壮实，突发坐骨神经痛，疼痛遇冷加重。此为典型的寒湿郁滞证，治以温化寒湿。方中麻黄、附子、细辛助阳达表；苍术、茯苓、泽泻、生薏苡仁健脾燥湿；白芷、川芎祛风止痛、活血通络；桑寄生补肝益肾；厚朴、葱白理气温中、助阳止痛；川牛膝引药下行，直达病所；木瓜舒挛定痛；配合豆腐渣外用，共奏温中化湿、散寒止痛之效。

病例3，患者齐某，症见腰腿痛、足跟痛，证属肝肾两亏、气血不足，方以独活寄生汤祛风湿、止痹痛、益肝肾、补气血；木瓜、丝瓜络舒挛解痉、活络定痛，配青黛清肝定痉，对足跟痛有效。

病例4，患者夏某患腰椎间盘突出症，因外伤而致腰腿痛加重，下肢麻木。印老以理伤活血法，取复元活血汤活血祛瘀、舒肝止痛；丹参、赤芍活血凉血，加强化瘀止痛之力；川断、骨碎补、自然铜、土鳖虫补肾强腰、散瘀止痛、续筋理伤。

病例5，患者王某患腰椎间盘突出症、腰椎隐性裂，证属风寒郁滞，气血亏虚，血虚生风而致痛。方中乌附片，取其量重而先煎，补肾阳，使阳气复、气化行，犹如离照当空、阴霾自散；防风意在胜湿；防己祛风湿、止痹痛；当归、白芍养血和血；生黄芪、生甘草补中益气；炮穿山甲祛瘀通络；骨碎补补肾强腰；透骨草祛风湿、活血通络；全蝎、蜈蚣、乌梢蛇祛风通络、解痉定痛；白芍、生甘草舒挛缓急、止痛。全方共奏温经祛风、补气益血、通络止痛之效。

病例6，患者刘某，因腰椎间盘突出而致腿痛，动则更甚，行动不便，舌质暗，脉弦涩，证属瘀血阻滞、络脉不通。方中秦艽祛风湿、退虚热；独活祛风胜湿、散寒止痛；桃红四物汤（去地黄）活血养血、舒筋通络；炮穿山甲、王不留行、制乳香、制没药、醋五灵脂、土鳖虫破瘀活血，通络止痛；地龙、乌梢蛇定风止痛。全方共奏燥湿理血、祛风通络之效。

病例 7，患者郭某，证属湿热阻络，方取四妙丸清热利湿、舒筋脉、止麻木。草薢、木通、泽兰、车前子、青黛、晚蚕沙、滑石利湿通络；木瓜、防己祛风舒挛，止疼痛。

腰椎间盘突出症临床上渐年轻化，30 余岁患病者屡见不鲜。该病的治疗不是朝夕所能见效，故需缓图施治。但对每位患者的辨证立法，印老别有新意，值得研习，故将此一一记录，供同道参考。

三十三、白塞病

【病例】

梁某，女，40 岁，1993 年 8 月 19 日初诊。

病史：患者 1990 年因发热伴口、眼、生殖器溃疡，在北京某医院确诊为口眼生殖器综合征。刻诊：体温 38℃，关节痛，口腔溃疡反复发作，影响进食，眼干涩，眼角有溃烂，心烦眠差，外阴干燥且有溃疡，疼痛难忍，便秘，苔薄黄，脉细。

辨证：湿毒内蕴。

治法：燥湿解毒。

处方：甘草泻心汤加减。

生甘草 30g，黄连 10g，黄芩 12g，黄芪 30g，赤芍 30g，桃仁 10g，牡丹皮 10g，栀子 10g，乌梢蛇 30g，生薏苡仁 30g，煅龙骨 30g（先煎），煅牡蛎 30g（先煎）。水煎服 7 剂。

1990 年 8 月 26 日二诊：患者体温 36℃，外阴溃疡逐渐收敛，疼痛减轻，睡眠尚可，大便干结，脉细数。上方加大黄 6g，玄参 15g。水煎服 7 剂。

1990 年 9 月 3 日三诊：患者服药 14 剂，口腔溃疡基本愈合，外阴溃疡也好转，口干眼涩、少痒，继以养阴增液、祛湿解毒为法。

沙参 15g，玄参 15g，生地黄 15g，连翘 10g，大黄 6g，黄柏 10g，茵

陈 15g，金银花 15g，地骨皮 10g，生薏苡仁 30g，土茯苓 30g，大青叶 30g，紫草 30g，丹参 30g，生甘草 10g。水煎服 7 剂。

【按】

口眼生殖器综合征即西医学之白塞病，属中医学"狐惑"范畴。《金匮要略》谓："狐惑之为病，状如伤寒，默默欲眠，目不得闭，卧起不安，蚀于喉为惑，蚀于阴为狐，不欲饮食，恶闻食臭……甘草泻心汤主之。"本病常反复发作，病因多为湿热内蕴或阴虚内热，病机为热毒内郁不得透泄，上蒸下注而发病。

患者梁某，证属内蕴热毒、血热风燥，治以清热解毒、凉血祛风。方中重用生甘草补脾泻火解毒；黄连、黄芩、栀子、生薏苡仁同用，辛开苦降、清热燥湿；重用黄芪健脾益气、托毒生肌，以利溃疡愈合；赤芍、桃仁、牡丹皮活血、凉血、解毒；重用乌梢蛇祛风止痒；配合煅龙骨、煅牡蛎镇静安眠、收敛溃疡愈合。二诊时以养阴增液、祛湿解毒为法。印老认为，狐惑病病根在脾胃，脾胃湿热或上扰、或下注，因而出现口腔、眼睛、阴部等处变化多端的症状。因其症情复杂，属疑难病之一，临床不多见。本案患者服药21 剂后，虽然症状有改善，但速效难求。之所以列出本案，目的是示人以法，广开思路。

薪传篇

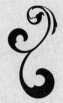

印会河治疗精神分裂症效方分析

印会河教授 (1923—2012) 江苏省靖江市人，世医家庭，是现代著名中医学家，受业于其父印禀忠，其理论与临床造诣皆精，《中医学概论》和《中医内科新论》是其最有影响力的两部著作。笔者有幸于 1988 至 1993 年间，三度跟随印老学习，侍诊左右，受益匪浅，至今仍存侍诊印老时摘抄方剂 1600 余首，并奉为至宝。

印老仙逝后，笔者思念恩师之情与日俱增，经常翻阅上述方剂，并冀望从中发现一些新知识，于是开始系统整理这些方剂，初步整理出印老用于治疗精神分裂症的方剂 301 首，并做了统计分析，现将结果介绍如下。

一、方药分析

301 首方剂共涉及药味 85 种，出现频数最多的 9 味是柴胡、黄芩、半夏、珍珠母、青皮、枳壳、竹茹、夜交藤、合欢皮，出现率为 100%。其次是胆南星 (299 次)、龙胆 (298 次)、栀子 (298 次)、青礞石 (298 次)、葛根 (289 次)，这些药的出现率为 99.3% ~ 96.0%，共计 5 味。这些是印老治疗精神分裂症的主药。再次是常用辅助药物石菖蒲和远志，均为 102 次，出现率为 33.3%。而出现频数在 50 次左右者有钩藤、菊花、丹参、赤芍、瓜蒌、泽泻、茯苓、白蒺藜，可视为常用加减药物。此外，还有 60 味药出现频数在 7 次以下属个体化偶用药物。

从使用剂量看，绝大多数药味剂量稳定，如柴胡、龙胆、栀子、青皮、枳壳、石菖蒲一般为 10g；黄芩、半夏、竹茹均为 12g；夜交藤、青礞石、葛根均为 30g；胆南星、远志均为 6g；珍珠母 50 ~ 60g；合欢皮 15g。

由以上分析得到的方剂组成为：柴胡 10g，龙胆 10g，栀子 10g，青皮

10g，枳壳 10g，石菖蒲 10g，黄芩 12g，半夏 12g，竹茹 12g，夜交藤 30g，青礞石 30g，葛根 30g，胆南星 6g，远志 6g，珍珠母 50 ～ 60g，合欢皮 15g。笔者为便于表述，暂称该方为"印氏验方"。

上方与印老《中医内科新论》中的除痰降火方高度相似，原方为：柴胡 9g，龙胆 9g，栀子 9g，青皮 9g，枳壳 9g，竹茹 9g，石菖蒲 9g，天竺黄 9g，黄芩 15g，半夏 12g，青礞石 50g，珍珠母 50g，制胆南星 6g，远志 6g。该方主治精神分裂症之痰火狂乱证。

除痰降火方早在 1983 年便公之于世，而印氏验方是笔者整理印老 1988 年至 1993 年间的临床具体运用所得。通过对比不难看出，虽然两方大同小异，其加减区别还是显而易见的。印氏验方可视为除痰降火方去天竺黄，加夜交藤、葛根、合欢皮组成。其制方取向更重视安神与升发清阳之气。

从具体药味分析，印氏验方正是印教授"抓主症"之除痰降火方的变通与发展。可用于西医学之神经衰弱、精神分裂症及抑郁症等属痰火者的治疗。印老认为，神志病主要由情志刺激、七情所伤诱发，或因于恐惧、忧愁太过、思虑不解等影响肝的生理功能。而肝为刚脏，主疏泄而调气机，且有疏通三焦、通调水道的作用，其性喜条达而恶抑郁。若情志不遂，气机不畅，疏泄失职而郁结，肝郁化火，炼液为痰，痰火蒙蔽清窍，扰动心神，轻者可见心烦失眠，重者可见神志错乱。方中以柴胡、黄芩、龙胆、栀子清泻肝胆郁火以安心神；半夏、竹茹、制胆南星、石菖蒲、远志清降痰热、除痰开窍；青皮、枳壳疏肝降气以除痰火；夜交藤、合欢皮解郁安神以利睡眠；珍珠母、青礞石重镇安神、沉潜肝阳；葛根以现代药理研究看，可以扩张冠脉血管和脑血管，增加冠脉和脑血流量，降低心肌耗氧量，从而对睡眠的改善起到辅助作用。印老曾说，葛根可以保护大脑。这也是印老发皇古义、融汇新知思想的一点体现。此方为印老治痰火郁结不寐之效方，具有除痰降火、疏肝解郁、镇心安神、定志养脑之功效。

从 301 首处方看，印老治精神分裂症夹痰火者，若遇头痛，以胀痛、实痛为特点者，加钩藤 30g，白蒺藜 15g，菊花 15g；伴有高血压者，可加夏枯草 15g，炒决明子 30g；老年肝肾不足者，可加桑椹 30g，枸杞子 12g；胸中懊恼，情志不调者，可加淡豆豉 10g，薄荷 3g，瓜蒌 30g；若气短者，加茯苓 30g；头晕甚者，加泽泻 30g；心悸者，加丹参 30g，泽兰 15g；月经期浮肿者，加泽泻 30g，茺蔚子 30g；若痰火较甚、大便干结，症见烦躁易怒，渐转惊恐狂乱，则配服礞石滚痰丸，每日上午 9 时服 10g，既除痰降火，又泄热通便，大便通则火邪随之而出。

二、印老验案举例

【病例 1】

白某，女，50 岁，1988 年 9 月 1 日初诊。

病史：患者患忧郁型精神分裂症 3 年，屡治不愈。现症见：精神抑郁，沉默不语或语无伦次，恶人说话，喜静卧，多愁善感，疑心重重，终日惶惶不安，总觉有人伤害她，不思饮食，烦躁失眠，大便燥结，5 日一行。苔白腻中间微黄，舌质暗淡，脉象沉细而滑。

辨证：痰郁气结。

治法：除痰降火，解郁安神。

处方：除痰降火汤。

柴胡 10g，半夏 10g，黄芩 10g，栀子 10g，石菖蒲 6g，远志 6g，胆南星 6g，珍珠母 50g（先煎），青礞石 30g（先煎），竹茹 12g，夜交藤 30g，合欢花 10g。水煎服 7 剂，每日 1 剂，上午口服礞石滚痰丸 10g。

1988 年 9 月 9 日二诊：患者精神情绪略安，大便呈黏冻样、腥臭。上方加天竺黄 6g，葛根 30g，水煎服 7 剂，停服礞石滚痰丸。

1988 年 9 月 17 日三诊：患者能自诉病情，能入静看电视，可与邻居玩扑克，睡眠尚可，食欲增进。二诊方加丹参 30g，再进 7 剂，神志如常人，能坚持正常工作。

【病例 2】

张某，女，28 岁，1991 年 9 月 5 日初诊。

病史：患者旬日来夜寐不眠，不思饮食，情绪不安。现症见：心烦多梦，大便干燥，多疑，无明显语言错乱表现。在诊室，时而哭泣，自觉恐惧，困倦欲扑。舌苔黄腻，脉弦滑。

辨证：痰火郁结。

治法：除痰降火。

处方：夜交藤 30g，青礞石 (先煎)30g，葛根 30g，瓜蒌 30g，炒决明子 30g，半夏 12g，竹茹 12g，柴胡 10g，黄芩 10g，栀子 10g，龙胆 10g，青皮 10g，枳壳 10g，胆南星 6g，珍珠母 60g(先煎)，合欢皮 15g。7 剂，水煎服，每日 1 剂。

1991 年 9 月 13 日二诊：患者药后情绪有所好转，睡眠差，大便 2 日未行，余同前。仍遵前法，上方加石菖蒲 10g，远志 6g。7 剂，水煎服。

1991 年 9 月 20 日三诊：患者病情稳定，精神状态佳，睡眠改善，可与家人及邻居正常交往，惟月经不调。上方去瓜蒌、炒决明子，加泽兰 15g，丹参 30g，茺蔚子 30g，7 剂水煎服。药后睡眠好，生活自理，恢复上班。嘱其以礞石滚痰丸维持巩固疗效，注意精神修养和劳逸结合。

三、临床体会

随着社会生活、工作节奏的加快，人们的心理压力越来越大，精神疾病、心理异常的患者越来越多。印老善"抓主症"辨证论治，认为该病"泻"得越早、越快，疗效越好。泻火非攻下，通便既可。临床治疗该病，无论患者狂躁还是抑郁，只要抓住失眠多梦、大便干结之主要临床症状，抓住"痰火"的病机，率先除痰降火，常能取得良效。

【参考文献】

印会河中医内科新论 [M]. 太原：山西人民出版社，1983.

（原载于《山西中医》2014 年第 30 卷第 8 期 9 页）

印会河清肝解毒方治疗
青少年乙型肝炎 120 例

1995 年 5 月至 2003 年 12 月，笔者门诊应用印会河教授清肝解毒方治疗青少年乙肝 120 例，取得了较好疗效。

一、临床资料

1. 诊断依据：120 例门诊病例，诊断标准参照 2000 年 9 月全国病毒性肝炎防治方案（西安会议）制定的慢性乙型肝炎、病毒性肝炎诊断标准确诊。

2. 一般资料：120 例门诊病例，男 75 例，女 45 例；年龄 8 ～ 15 岁 20 例，16 ～ 25 岁 60 例，26 ～ 35 岁 40 例，平均 20.8 岁；病程 1 ～ 3 月 10 例，4 ～ 6 月 50 例，7 ～ 12 月 40 例，13 ～ 18 月 20 例，平均病程 8 个月。全部病例均有不同程度的乏力、右上腹胀闷、纳差、恶心、黄疸，有的甚至出现肝脾肿大等症状。肝功能检查：血清麝香草酚浊度升高者 100 例，其中麝香草酚浊度试验 8 ～ 9U 者 60 例，10 ～ 16U 者 40 例；血清谷丙转氨酶（ALT）增高者 90 例，其中 ALT 60 ～ 200U/L 者 73 例，200U/L 以上者 17 例；血清总胆红素增高者 46 例，其中 20μmol/L 以上者 31 例，60μmol/L 以上者 15 例；A/G 比例倒置者 35 例。乙肝病毒（HBV）血清标志检查：HBsAg（＋）、HBeAg（＋）、HBcAg（＋）、HBeAb（－）、HBsAb（＋），其中 HBsAg 为阳性者 91 例，乙肝病毒感染者 28 例。

二、治疗方法

1. 治疗方法：均以清肝解毒方加减治疗，方药组成：柴胡10g，栀子10g，黄芩12g，川楝子12g，郁金12g，川黄连6g，蚤休18g，山豆根24g，丹参30g，白茅根30g，虎杖30g，土茯苓30g，赤芍30g，当归15g，垂盆草15g，生牡蛎60g（先煎）。儿童用药剂量酌减。大便干结者，加大黄6g；恶心欲吐者，加藿香10g，白豆蔻10g；脾虚便溏者，加党参15g，炒白术30g；腹胀者，加枳壳10g，厚朴10g；肝脾肿大者，加桃仁10g，醋鳖甲30g(先煎)，海浮石15g（先煎）。每日1剂，水煎2次，早晚分服，30天为1疗程。

2. 观察项目：详细记录临床症状、体征及病情复发情况；观察治疗前后肝功能的变化，每月复查1次；每3个月复查1次HBV。

三、疗效观察

1. 疗效标准：参照《中医病证诊断疗效标准》拟订。治愈：自觉症状消失，肝脾肿大恢复正常，肝区无压痛及叩击痛，复查肝功能正常，复查病毒复制HBsAg转阴或HBsAb转阳；好转：主要症状消失，肝脾缩小，肝功检查正常或轻度异常，HBsAg下降1～3个滴度；无效：症状、体征和化验指标均同治疗前或加重。

2. 治疗结果：120例中痊愈15例，占12.5%；好转101例，占84.2%；无效4例，占3.3%；总有效率为96.7%。实验室检查：患者服药1～2个疗程，随访2年，对比治疗前后肝功能及病毒标志物的变化。

四、典型病例

张某，男，35岁，1997年12月20日初诊。

病史：患者两目白睛黄如橘色半月余。现症见：恶心纳谷不香，小溲黄赤，胸闷不适。查体：面部及身体皮肤均黄染，困倦乏力，嗜卧无神，面色不华，舌苔黄腻，脉弦滑。化验肝功能：麝香草酚浊度试验12U，谷丙转氨酶200U/L，总胆红素185μmol/L，直接胆红素16μmol/L；乙肝五项：HBsAg（++++），HBsAg（+），HBeAg（+），HBeAb（-），HBcAb（+）。

辨证：阳黄湿热壅结。

治法：清肝解毒，活血利湿。

处方：清肝解毒方加味。

柴胡10g，栀子10g，黄芩10g，郁金15g，川楝子15g，藿香10g，当归15g，八月札15g，丹参30g，赤芍30g，土茯苓30g，白茅根30g，垂盆草15g，蚤休15g，茵陈50g。水煎服，每日1剂，连服14剂。

1998年1月5日二诊：患者黄疸退，呕吐止，乏力除，纳谷香，精神佳。原方减茵陈为10g；去八月札、蚤休；加炒白术30g，蚂蚁10g。患者继服1个月，临床症状消失，肝功各项指标恢复正常，其乙肝五项复查结果：HBsAg、HBcAb、HBeAg转为阴性，HBeAb转阳性。3个月后再复查，乙肝五项均正常。随访3年，患者肝功正常，能正常工作。

五、讨论

本组病例均为青少年患者，体质壮实，从乙肝病毒蛰伏体内到乙肝发病时间较短，均表现为邪实证候，所以印教授非常重视邪毒的祛除。所谓毒邪，笔者认为，邪气盛极便是毒邪。乙肝病毒属中医学"毒邪"的范畴，具有极强的传染性，符合"五疫之至，皆相染易，无问大小，症状相似"的疫毒之说。从邪伏机体伺机而发来看，乙肝病毒又与"伏邪"颇相类似，多属"瘟疫"范畴，其病邪往往蛰伏待发，伺机而动，不断蚕食机体，损伤风木，致肝胆不和，症见黄疸、肝功能异常、胸胁胀满；肝木克伐脾土，则见纳差恶心、便溏，甚则肝脾大。

清肝解毒方是印老"抓主症"系列方之一。方中虎杖、垂盆草、茵陈、土茯苓、黄芩、白茅根、八月札清热解毒、利胆退黄，既能抑制或清除乙肝病毒，又能降低血清转氨酶的活性，减少肝细胞坏死，促进肝细胞再生和修复。丹参、赤芍、当归、生牡蛎活血化瘀以解毒退黄，具有软坚散结、祛瘀生新的作用，西医学认为能够改善肝内微循环，保护肝细胞，抑制细胞膜脂质过氧化，减轻肝细胞变性坏死，增强胶原酶活性，促进胶原降解，从而阻断肝纤维化的进程；柴胡、郁金、川楝子疏肝理气而解毒；山豆根、黄连、蚤休解毒退黄。本方配伍严谨，紧扣病机，可明显减轻症状。用药虽苦而无苦寒之弊，清利而无伤阴之虞。此方不但能退黄降酶，改善白－球蛋白比例，而且能促使 HBeAg、HBcAg、HBV–DNA 阴转，使 HBsAg 转阴或滴度下降。

在应用本方的同时，应根据毒、热、湿、气、血、瘀、虚的偏盛程度辨证施治，适当加减药物。在整个病程中，要注意虚实的变化，这些都直接关系到肝功能的恢复。当病毒趋于或正在活动时，应以解毒祛邪为主；若病情稳定，则侧重于健脾滋肾、养阴柔肝为宜。

（原载于《山西中医》2005 年第 21 卷第 1 期 15 页）

印会河临证治验举隅

印会河，中日友好医院主任医师，教授，首批国家级名中医。印老治学严谨，临证善"抓主症"，疗效卓著，尤其对一些疑难病证的诊治有独到之处。印教授在 60 余年的教学、临床中积累了丰富的经验。现整理笔者随师学习时所录验案 4 则，介绍于下。

一、胆汁反流性胃炎

【病例】

李某，女，45 岁，1993 年 8 月 27 日初诊。

病史：患者胃痛，胃脘胀满，嘈杂痞闷，食后胃脘作胀，伴有嗳气、泛酸、口干。半月前经胃镜检查：幽门开合欠佳，胃窦部黏膜增粗、充血、散在小出血点、水肿明显，胆汁反流较多，十二指肠黏膜充血。舌质红苔薄黄中剥脱。

辨证：肝胃不和，火郁化热伤阴，胃气失降。

治法：养阴柔肝，降气和胃。

处方：印氏健胃制酸方加味。

吴茱萸 6g，黄连 6g，柴胡 10g，半夏 10g，黄芩 10g，枳壳 10g，陈皮 10g，旋覆花 10g（包），延胡索 10g，苏梗 30g，煅瓦楞 30g，白芍 30g，竹茹 12g，沙参 15g。水煎服 7 剂，每日 1 剂。

1993 年 9 月 1 日二诊：患者胃脘痛减轻，嘈杂痞满吐酸亦瘥，时有脘胀嗳气，大便不爽，2 日一行。此肝胃初和，胃阴未复，仍以养阴柔肝为主，兼以通腑泻浊。

沙参 15g，神曲 15g，白芍 15g，石斛 10g，川楝子 10g，槟榔子 10g，槟榔皮 10g，竹茹 10g，枳壳 10g，大黄 6g，煅瓦楞 30g，黄连 6g，吴茱萸 6g。水煎服 7 剂。

1993 年 9 月 9 日三诊：患者胀满已停，腑气亦通，再以上方加诃子 10g。水煎服 5 剂，以善其后。

【按】

胆汁反流性胃炎临床表现多样，均由脾胃气机升降失调所致。究其升降失常之因，除脾胃失调外，与肝胆关系密切。本例以食后胃脘作胀、嘈杂痞满、嗳气、泛酸、舌质红苔薄黄中剥脱为主症，系肝气犯胃，导致胃气失降而胆汁得以反流，上逆为病。肝木之横逆为因，胃气失降为果，肝体阴而用阳，肝火伤阴，此时不可单用疏肝理气，辛香耗阴之品，而应酸甘凉润，柔肝养胃，健胃制酸。故印教授授以"抓主症"之健胃制酸方加味。一则健胃制酸、疏肝理气止痛；二则甘平濡润、清热养阴和胃；三则缓急止痛。全方疏不伤阴，滋不碍胃，敛不恋邪。二诊时加降气润肠之槟榔子、槟榔皮、大黄，此所谓"胃气以降为和，阳明以通为用"之意。

二、脑外伤继发癫病

【病例】

杨某，女，30 岁，1995 年 9 月 2 日初诊。

病史：1980 年患者因脑外伤头痛，后渐出现癫痫。发作时不省人事，两目上视，四肢抽搐，肌肉强直，呼吸困难，口唇青紫，每月发作 2 次。脑电图检查示中度异常。西医诊断为继发性癫痫。曾服苯妥英钠，每年仍不定期发作 1～2 次。经 CT 扫描、磁共振检查示右额后顶病变、蛛网膜囊肿。8 月 15 日又发作 2 次，每次发作时间最长 2 分钟。现症见：恶心头晕，食欲日减，步态不稳，面色萎黄，精神呆滞，思维迟钝，大便干。舌质暗苔白微腻，脉弦而涩。

辨证：络脉受阻，痰瘀阻窍。

治法：化瘀活血定痉。

处方：抵当汤加味。

水蛭 12g，虻虫 9g，僵蚕 9g，桃仁 10g，大黄 10g，地龙 10g，柴胡 10g，川贝母 10g，昆布 10g，全蝎 6g，蜈蚣 2 条，花蕊石 30g（先煎），钩藤 30g（后下），炒谷芽 30g，生牡蛎 60g（先煎），海浮石 15g（先煎），夏枯草 15g。28 剂，水煎服，每日 1 剂。

1995 年 10 月 2 日二诊：服药期间癫痫症状控制，上方去全蝎、僵蚕、蜈蚣。嘱间日服药 2 个月，以巩固疗效。

二诊方加减连续治疗半年，抽搐未发作，故停药观察。随访 10 年，疗效巩固，再未复发。

【按】

前人有"十痫九痰"之说，故癫痫多从风痰论治。患者杨某，脑部外伤器质性改变而致癫痫。外伤致瘀，瘀血导致"风象"的发生，故见昏仆、抽搐强直；大便干结常为瘀血内阻、腑气不通之象。方中水蛭、虻虫、地龙、全蝎、僵蚕、蜈蚣、钩藤化久瘀以定风；桃仁、大黄行瘀通便；花蕊石、生牡蛎、昆布、海浮石、夏枯草、川贝母化痰镇痉；炒谷芽调中和胃。本方屡用获效，已作为印老"抓主症"的常用方，凡外伤癫痫即用此方，大多数患者疗效肯定，一般能得到控制。

三、甲状腺瘤

【病例】

赵某，女，46 岁，1999 年 5 月 10 日初诊。

病史：患者左颈部肿块 1 个月。B 超检查示甲状腺左侧叶见约 5.8cm×3.3cm×2.5cm 肿块，左叶探及约 3.2cm×2.5cm 液性暗区，边界清楚，形态规则，其内可见点状强回声。西医诊断为甲状腺瘤，并建议病理切片送检。患者不愿手术而求治于印老。刻诊：左侧颈部有一表面光滑而富有弹性的鸡蛋大小肿物，并随吞咽移动，局部听诊可闻及连续性血管杂音，苔脉正常，精神佳，月事正常。

辨证：气郁痰结，血瘀成坚。

治法：疏肝散结，化痰软坚。

处方：疏肝散结方加味。

柴胡 10g，半夏 10g，当归 10g，川贝母 10g，赤芍 30g，丹参 30g，蒲公英 30g，炙鳖甲 30g（先煎），生牡蛎 60g（先煎），玄参 15g，夏枯草 15g，海藻 15g，昆布 15g，海浮石 15g（先煎），山慈菇 9g，桔梗 3g。14 剂，水煎服，每日 1 剂。

1999 年 5 月 26 日二诊：肿块已缩小 1/3。此后宗上方出入。

患者赵某前后服药 40 剂，肿块完全消除，观察多年，迄未复发。

【按】

甲状腺瘤，属于中医的癥积为病。有癥积存在就会阻碍机体的气血运行而产生痛胀等症状，其病变部位基本上是足厥阴肝经经脉所过之处。足厥阴肝经经脉起于足大趾，沿股内侧入阴毛中，绕阴器至少腹，入肝络胆，上贯膈散布于胁肋，沿喉咙，过腭骨上窍。甲状腺是肝之经脉"沿喉咙"循行部位，故立舒肝散结法治疗。方中柴胡疏肝解郁，并引诸药入肝胆之经；当归、赤芍、丹参活血行瘀，以消血结；生牡蛎、川贝母、玄参是消瘰丸之全方，伍以夏枯草、海浮石、昆布、海藻，则具有育阴软坚、消瘰散结之功；蒲公英、山慈菇、炙鳖甲协助消瘰丸散痰结；方中用桔梗以载药上行，直达病所。合而为剂，气既疏，痰、瘀、火郁焉有不散之虑。

四、早期肝硬化

【病例】

周某，男，48 岁，1987 年 8 月 14 日初诊。

病史：1980 年春染病毒性肝炎，经中西药治疗其效不显。1987 年 7 月 B 超检查示肝脾大，可疑腹水。西医诊断为早期肝硬化。刻诊：面色晦滞，胁痛，纳差，大便不通，精神委靡苔白腻，脉弦细。触诊腹鼓而软，肝脾肋下扪及一指，有少量腹水。肝功能检查示：麝香草酚浊度试验 10U，ALT

60U/L、白蛋白 24g/L，球蛋白 28g/L。

辨证：湿毒久羁，气血瘀滞，肝脾损伤。

治法：开肺气，利三焦，化瘀通气。

处方：疏肝开肺汤加味。

柴胡 10g，郁金 10g，川楝子 10g，栀子 10g，土鳖虫 10g，椒目 10g，当归 15g，葶苈子 15g，赤芍 30g，丹参 30g，茵陈 30g，金钱草 30g，白术 30g，紫菀 9g，桔梗 9g。14 剂，水煎服，每日 1 剂。

1987 年 8 月 30 日二诊：小便量多，腹部已松，足肿渐消，纳可眠佳。

柴胡 10g，当归 10g，郁金 10g，川楝子 10g，栀子 10g，土鳖虫 10g，赤芍 15g，丹参 15g，茵陈 15g，葶苈子 15g，生牡蛎 30g（先煎），金钱草 30g，白术 30g，椒目 3g，紫菀 9g，桔梗 9g。14 剂，水煎服，每日 1 剂。

1987 年 9 月 15 日三诊：患者腹水已消，胁痛亦除，面部淡黄而润，口唇变红，精神佳。肝功能检查示：麝香草酚浊度试验 5U，ALT 20U/L，白蛋白 40g/L，球蛋白 30g/L。二诊方减茵陈、栀子、金钱草、椒目；改白术为炒白术 50g。10 剂，间日水煎服 1 剂。

连续治疗 2 个月，患者自觉无不适，肝功能检查结果亦正常。随访 3 年，已如常人。

【按】

疏肝开肺汤中用柴胡、赤芍、当归、丹参、郁金，以治肝治血之本；川楝子泄肝气、止疼痛；茵陈、栀子、金钱草清肝退黄；土鳖虫、生牡蛎化瘀软坚散结；葶苈子、椒目通利水道；紫菀、桔梗开利肺气。本方特点，在治肝治血的基础上，使三焦通利，利水消胀，这一治法开"从肺论治肝性腹胀"之先河。此案由病毒性肝炎转化而来，因长期服用苦寒、清利肝胆之药，造成脾气虚，加之肝硬化腹水，水湿之邪充斥，损伤中土，故方中重用白术。白术一味，不仅具有健脾燥湿之功，并有利小便、退水肿、化血结之效，而且白术用量宜重（30～90g），大剂量白术以补开塞，培中伐邪，既俱坤静之德，又有乾健之运，配合诸药，升清阳、泄浊阴、散血结而鼓胀自消。

（原载于《山西中医》2004 年第 20 卷第 3 期 4 页）

印会河清泄肝胆方治疗梅尼埃综合征 30 例

笔者用印会河先生之清泄肝胆方治疗梅尼埃综合征 30 例，疗效尚好，现介绍如下。

一、临床资料

本组 30 例，男 8 例，女 22 例；年龄 25～52 岁；病程 1 年者 4 例，3 年者 10 例，5 年以上者 16 例。30 例患者均具有反复突发的剧烈眩晕、听力减退、耳鸣、恶心、呕吐等症状及体征，神经系统检查无异常发现，耳鼻喉科检查鼓膜均正常，眩晕发作均无明显原因。其中 20 例患者于发作眩晕时可诊见眼球规律性水平震颤；30 例患者中，平均每月发作 2 次者 10 例，发作 1～2 次者 9 例，3 月发作 1 次者 11 例；发作持续时间 1 天以上者 18 例，1 天以下者 12 例；15 例患者发作时苔微黄腻，12 例苔白微腻，3 例无明显舌苔变化；绝大多数脉呈弦紧，8 例患者发作时脉细而缓。

二、治疗方法

发作时予清泄肝胆方：柴胡 10g，黄芩 15g，半夏 12g，青皮 10g，枳壳 10g，竹茹 12g，龙胆 10g，栀子 10g，蔓荆子 15g，苍耳子 12g，大青叶 30g。每日 1 剂，水煎服。若痰湿盛者，加泽泻 30g，白术 10g；耳鸣严重者，加石菖蒲 6g，钩藤 30g。

三、治疗结果

30 例患者，临床治愈（服药 5 剂，眩晕消失，随访半年无复发）19 例，有效（服药 5 ～ 10 剂眩晕消失，随访 3 个月无复发）11 例。

四、典型病例

【病例】

王某，女，40 岁，1989 年 9 月 15 日初诊。

病史：患者眩晕已 3 年。平时耳鸣耳胀，发作时呕吐，羞明怕光，如坐舟车，视物如翻天覆地旋转，每当感冒、休息不佳、情志不舒时犯病，口干不欲饮，经各方检查无异常。苔黄而腻，脉弦滑。

辨证：肝胆郁热，痰热上扰。

治法：清泄肝胆，祛痰清热。

处方：清泄肝胆方加减。

柴胡 10g，黄芩 15g，半夏 12g，青皮 10g，枳壳 10g，竹茹 12g，钩藤 30g（后下），龙胆 10g，栀子 10g，蔓荆子 15g，苍耳子 10g，大青叶 30g。5 剂，水煎服，每日 1 剂。

1989 年 9 月 20 日二诊：诸症悉除。

【按】

此方是印会河教授经过临床反复实践的常用方。凡症见头目眩晕、羞明不敢睁眼者，率先用此临床疗效较快，而远期疗效有待临床继续观察。印老还说，对于内耳眩晕病，临床须注意勿加入重镇潜阳之药。余观察 30 余例，遵师之训，辨证为肝胆郁热、痰湿壅滞者，每每投以清泄肝胆方，效果良好。有很多患者保留原方，以备犯病时使用。

五、体会

梅尼埃综合征属中医学"眩晕"范畴，其病因主要为风、火、痰、湿，病机多为痰湿久郁化火，主要与肝、脾、胃三脏有关。本组病例辨证均系肝胆郁热，足少阳胆经受病。发作期间，多数病例可见舌苔黄腻或白而微腻，辨证属痰热痰湿为患，由于胆经受病，痰热上攻，故见头晕目眩、羞明怕光；少阳之脉络于耳，故症见耳胀耳鸣；胆热则气逆于上，故见舌苔黄腻；胆热内蒸，引动胃气上逆，故见汗出、呕吐。方中柴胡、黄芩、龙胆、栀子清肝胆而泄热；半夏、竹茹清除痰热而和胃；青皮、枳壳下气降火而除痰热；大青叶、苍耳子、蔓荆子清热解毒，以消内耳之炎症；眩晕甚者，加钩藤清热平肝；泽泻、白术利水渗湿。全方量大力专，清热化痰而止眩晕。

（原载于《中华医学理论与实践杂志》2001 年第 1 卷第 7 期 68 页）

印会河疏肝散结方治疗增生性疾病的经验

印会河教授研制的疏肝散结方，用于治疗内、外、妇科增生性疾病取得了良好效果。该方适宜于肝郁血滞、痰热互结的增生性疾病。方中重用丹参、赤芍、生牡蛎活血通络、散结消癥；柴胡疏肝解郁、和解透邪；海藻、昆布、夏枯草散结消瘿、化痰清热；玄参、川贝母、海浮石涤痰散结。前列腺增生者，宜加怀牛膝、冬葵子引热下行；乳腺增生者，宜加蒲公英、橘叶，甚或三棱、莪术、山甲珠；甲状腺腺瘤者，宜加生薏苡仁、山慈菇、山甲珠、白芥子、黄药子；慢性淋巴结肿大者，宜加连翘、生薏苡仁、皂刺、煅龙骨、猫爪草、山甲珠；骨质增生者，宜去昆布、海藻、玄参、川贝母，加威灵仙、木瓜、透骨草、生山楂、鹿衔草；颈部增生者，加葛根；腰部增生者，加独活；痛甚加制马钱子。兹介绍几个病例如下：

一、乳腺增生

【病例】

闫某，女，38 岁，1993 年 5 月 20 日初诊。

病史：患者 1 年来两侧乳房肿块逐渐增大，经前胀痛，左侧乳外尚可触及鸡蛋大小肿块，压痛，表面光滑无粘连，右侧乳外有约 2.5cm×3cm 肿块，推之活动，舌苔白，脉弦。经红外线热像仪检查诊为乳腺囊性增生。

辨证：肝郁痰滞。

治法：疏肝散结。

处方：疏肝散结方加减。

柴胡 10g，丹参 30g，赤芍 30g，蒲公英 30g，生牡蛎 60g（先煎），海藻 10g，昆布 10g，玄参 10g，川贝母 10g，山甲珠 10g，夏枯草 15g，橘叶 15g，海浮石 15g（先煎）。7 剂，水煎服。

1993 年 5 月 28 日二诊：患者服 7 剂后，精神转佳，肿块变小。患者继服 14 剂后，诸症消失，恢复参加劳动。

二、甲状腺腺瘤

【病例】

张某，女，60 岁，1993 年 10 月 2 日初诊。

病史：患者于 1 周前发现左颈部有一肿块，不红不肿，经省城某医院放射性碘扫描、B 超检查、T_3T_4 测定，确诊为甲状腺瘤囊性变。因不同意手术，故求中药治疗。

辨证：肝郁气滞，痰湿凝结。

治法：疏肝行气，化痰散结。

处方：疏肝散结方加味。

丹参 30g，赤芍 30g，生薏苡仁 30g，柴胡 10g，海藻 10g，昆布 10g，半夏 10g，山慈菇 10g，黄药子 10g，夏枯草 15g，海浮石 15g（先煎），川贝母 15g，白芥子 3g，玄参 12g。

患者服药 20 剂后，肿块开始缩小。服药 50 剂后，触诊与 B 超复查肿块已消失。随访 2 年未复发。

三、骨质增生

【病例】

李某，男，52 岁，1994 年 8 月 10 日初诊。

病史：患者经某医院 X 线摄片诊为"第 5、第 6 颈椎增生"。现症见：眩晕、恶心，甚则呕吐、视物昏花，颈肩活动受限，右手指麻木无力，肢体一侧易汗出，汗后肢冷畏风、烦躁易怒。经牵引、理疗、针灸等法治疗后症状缓解，但停止治疗则症状又反复。

辨证： 肝郁痰滞，筋骨失养。

治法： 疏肝散结，舒筋化瘀。

处方： 疏肝散结方加味。

柴胡 10g，地鳖虫 10g，丹参 30g，赤芍 30g，葛根 30g，当归 15g，夏枯草 15g，透骨草 15g，木瓜 15g，鹿衔草 15g，海浮石 15g（先煎），天葵子15g，生牡蛎 60g（先煎）。

患者连服 30 剂后，诸症消失。再服杞菊地黄丸，每次 1 丸，每日 2 次，坚持服药 30 天，以巩固疗效。

四、子宫肌瘤

【病例】

杨某，女，38 岁，1992 年 9 月 12 日初诊。

病史： 患者 1 年来月经衍期，行经 8 ～ 10 天，月经周期 40 ～ 50天，经前乳房胀痛，烦躁易怒，经色紫暗，夹有血块。B 超示子宫后侧见2.5cm×3cm×2.1cm 增强光团。西医确诊为子宫肌瘤。舌红苔白有瘀点，脉弦细而涩。

辨证： 肝郁气滞，瘀阻胞宫。

治法： 疏肝理气，化瘀散结。

处方： 疏肝散结方加味。

柴胡 10g，丹参 30g，赤芍 30g，益母草 30g，半枝莲 30g，生牡蛎 60g（先煎），夏枯草 15g，海藻 10g，昆布 10g，当归 10g，桃仁 10g，青皮 10g，黄药子 10g。

上方随症化裁，患者连续服药 3 月余，至 1993 年 2 月 10 日 B 超复查：子宫大小为 6.6cm×5.1cm×4.5cm，宫内光点分布均匀，提示子宫附件未见异常。

（原载于《中医杂志》1997 年第 38 卷第 2 期 83 页）

印会河诊治杂病医案 5 则

印会河老中医从事教学、科研、临床 50 年，擅长治疗内伤杂病。兹举杂病验案 5 则，以供借鉴。

一、鼻炎 5 年，散风清热获愈案

【病例】

赵某，女，40 岁，1989 年 3 月 10 日初诊。

病史：患者自 1984 年以来，每逢 3 ～ 5 月即发规律性鼻窦炎，经常感冒，鼻塞不通，眩晕，头胀不适，偏头作痛，每次发作期间用鼻炎康方可缓解，5 月份以后症状自行消失。现症见：鼻塞流黄脓涕，头晕乏力，干咳、痰不多，烦躁失眠。舌淡胖有齿痕苔白腻微黄，脉弦细。

辨证：木火刑金，痰热壅肺。

治法：清肝润肺，疏散风热。

处方：薄荷 3g，川芎 10g，龙胆 10g，白芷 6g，辛夷 6g，蝉衣 6g，苍耳子 15g，黄芩 12g，菊花 30g，鹅不食草 30g，鱼腥草 30g，全蝎 1g。水煎服。

1989 年 3 月 16 日二诊：患者服上方 5 剂后，鼻塞鼻痒减轻，涕少，仍感头痛乏力，于上方加钩藤 30g。

1989 年 3 月 23 日三诊：患者服上方 5 剂后，症状消失，睡眠改善，惟咽干乏力，去鱼腥草，加黄芪、沙参各 15g，锦灯笼 9g。守方续服 10 剂，诸证消失，面色红润。随访 2 年，一直未复发。

【按】

患者赵某，每年 3 ～ 5 月鼻窦炎定时发病，有明显的时间节律，此时春旺阳升，当与木火刑金有关。鼻为肺之外候，鼻塞流涕、烦躁失眠、头晕头痛属肝热犯肺，以菊花、薄荷、黄芩、龙胆清肝热；苍耳子、辛夷、鱼腥草、鹅不食草宣肺通窍，尤其是大剂量使用鹅不食草，对鼻炎有良好疗效；川芎、白芷清其头风；蝉衣、全蝎有抗过敏之功。患者舌淡胖有齿痕，有肺气不摄之象，故在清热散风的大法下，加黄芪、沙参益气润肺，固本清源。

二、癫痫十载，化瘀散结病除案

【病例】

马某，男，28 岁，1991 年 9 月 3 日初诊。

病史：1981 年，患者不明原因猝然抽风昏厥，发作时神志不清，拳握脚直，肢体抽搐，两眼上视，牙关紧闭，唇舌咬破，口吐涎沫，小便失禁，发作 3～5 分钟后苏醒。发病由 1 年、半年、3 个月发作 1 次，逐渐发展到 1 月 2～3 次。省城某医院脑电图示广泛异常。西医诊断为癫痫。其曾在某专科医院予埋线治疗效果不显。现症见：精神不振，舌红质暗苔白，脉弦数。

辨证：血瘀作祟。

治法：化瘀散结。

处方：水蛭 10g，虻虫 10g，土鳖虫 10g，桃仁 10g，大黄 6g，赤芍 30g，丹参 30g，生牡蛎 60g（先煎），夏枯草 15g，昆布 15g，海浮石 15g（先煎），花蕊石 15g（先煎）。7 剂，水煎服。

1991 年 10 月 4 日二诊：患者服药 25 剂后，症状明显减轻，其间仅发作 1 次，且病情较轻。

患者续服此药 3 个月，病情稳定，精神如常，能坚持上班。

1993 年 9 月 18 日复查，脑电图未见明显异常，病亦未曾复发。

【按】

本案为沉疴痼疾，久病及血，导致瘀血内停、"风象"由生。方中水蛭、虻虫、土鳖虫、桃仁、丹参、赤芍活血祛瘀；生牡蛎、昆布、海浮石、花蕊石散结通络、瘀消血散，使气行血行，病自霍然而消。

三、乳房肿块，疏肝散结取效案

【病例】

贾某，女，26 岁，1988 年 9 月 3 日初诊。

病史：患者于今年 5 月哺乳期间乳腺发炎而延误治疗，身体逐渐消瘦。现症见：左乳房肿块大如核桃，质坚硬，疼痛不已，少气乏力，不思饮食，动则心悸。舌质淡少苔，脉弦沉。

辨证：肝郁痰凝。

治法：疏肝散结。

处方：柴胡 15g，川贝母 15g，海藻 15g，昆布 15g，青皮 15g，海浮石 15g（先煎），白芍 15g，夏枯草 15g，玄参 15g，半夏 15g，当归 30g，丹参 30g，蒲公英 30g。7 剂，水煎服。

1988 年 9 月 20 日二诊：患者服药 10 剂后，乳房硬块变软，饮食增加，精神好转。

患者后以此方加减调理。共服药 40 余剂，结块全部消散，正常参加重体力劳动。

【按】

足厥阴肝经通过乳部及少腹，肝经气郁，故乳房结块；肝木克伐脾土，脾胃受伤而不思饮食；食少则气血生化无源，故少气乏力并消瘦；由于情绪消沉而肝气更加郁结，故肿块逐日增大；气机阻塞不通，则疼痛不已。脉弦沉者，为肝郁气结之征，舌质淡为气血不足之象。故治以疏肝散结、理气活血，获得理想效果。

四、淋证痼疾，甘苦并用根治案

【病例】

刘某，女，62 岁，1991 年 9 月 18 日初诊。

病史：患者2年来尿频尿急，小便不利，溲时尿道作痛，且带黏液沉淀，少腹作胀。舌边红苔黄腻，脉弦细。尿检见脓细胞（+++）。

辨证：肾虚湿热下注，膀胱气化失司。

治法：甘淡分利，苦寒清泄。

处方：柴胡30g，当归30g，泽泻30g，冬葵子15g，苦参15g，滑石12g（包），五味子10g，黄柏10g，木通10g，车前子10g，萹蓄10g，土鳖虫10g，甘草10g。水煎服。

1991年9月14日二诊：患者服药5剂后，小便已得通利，尿液仍浑浊，尿道尚有刺痛，大便干燥。上方加郁李仁10g，瓜蒌仁15g。

1991年9月20日三诊：患者小便已利，诸症消失，惟大便仍干燥。以六味地黄丸加火麻仁30g滋养肾阴而获愈，尿检恢复正常。

【按】

《诸病源候论》云："诸淋者，由肾虚膀胱热故也。"肾虚膀胱有热，为淋证的基本病理。患者刘某，小便不利，溲时尿道作痛，带黏液沉淀，是因肾虚湿热阻滞下焦，气机不利，清浊相混，脂液下流。尿中有脓细胞，一般是尿路感染。因湿热壅滞较甚，故以祛邪为先。方中重用柴胡配五味子，使散中有收，升散而不致伤津，收涩而不碍祛邪；车前子、滑石、泽泻甘淡而利尿通淋；辅以苦寒之黄柏、木通、苦参清热利湿。邪去大半，阴虚显露，大便干燥，即为明证，遂以六味地黄丸滋阴固本，终获全效。

五、呆证，涤痰开窍奏功案

【病例】

李某，女，65岁，1991年9月5日初诊。

病史：患者1年来头晕目眩，逐渐加重，性格改变，常为日常琐事而烦恼生气。智力轻度障碍，记忆力减退，反应迟钝，视物昏花，两目少神，少言不语，词不达意，口角流涎，时而哭笑无常，口干口渴，心悸气短，失眠多梦，大便干结。苔少微黄而腻，脉弦细而数。心电图示：冠状动脉供血不足；颈椎X线片：颈椎退行性病变；脑血流图：血流缓慢，供血不足。西医诊断为轻度脑萎缩。

辨证：痰热上蒙，清阳不升，津液不足，脑失所养。

治法：豁痰降火，醒脑定智。

处方：柴胡 10g，半夏 10g，黄芩 10g，栀子 10g，枳壳 10g，石菖蒲 10g，郁金 15g，合欢皮 15g，全瓜蒌 30g，葛根 30g，青礞石 30g，夜交藤 30g，竹茹 12g，制南星 6g，远志 6g。7 剂，水煎服。

1991 年 9 月 20 日二诊：患者服药 20 剂后，睡眠好转，大便如常，眩晕少作。上方去全瓜蒌、郁金，加菊花 15g，薄荷 3g。

1991 年 10 月 20 日三诊：患者记忆力增强，视力好转，说话偶有吐字不清。改用紫河车 300g，鹿角霜 150g，共研细末，每日 2 次，每次服 12g，以补肾填精、健脑益智。

服药月余，患者能生活自理，独自散步。

【按】

本案病情错综复杂，五脏受损而病在心、肝、肾。病机本为肝肾阴亏、脑海失养，标为痰热壅盛。故首选豁痰降火之剂以治其标，后以紫河车、鹿角霜补肾填精以治其本。邪去正安，自然神清而智定。

（原载于《浙江中医杂志》1996 年第 31 卷第 1 期 33 页）

印会河治验案试析

印会河教授是当代著名中医学家，学识渊博，医理精湛，悬壶56年，以善治疑难病证著称。其辨证立法独具慧眼，遣方用药每多奇效。现将笔者侍诊所得介绍如下，试加分析，敬请指正。

一、祛风活血治疗不安腿综合征案

【病例】

王某，女，23岁，1993年8月10日初诊。

病史：患者1年前双下肢小腿有类似虫行样不适感，夜间加重，逐渐发展至深夜疼痛如锥刺，小腿瘙痒，白天如常人。现症见：双小腿温度低，舌淡苔白，脉沉。血液化验正常。

辨证：风湿郁滞，血络瘀阻。

治法：祛风燥湿，活血通络。

处方：三妙散加味。

苍术15g，黄柏15g，生薏苡仁30g，地肤子30g，乌梢蛇30g，柴胡30g，丹参30g，川断15g，桂枝10g，骨碎补15g，水蛭10g，红花10g，土鳖虫10g。水煎服5剂，每日1剂。

1993年8月15日二诊：患者药后下肢冰冷感减轻，其他症状缓解。上方减川断、桂枝，加制附子15g，自然铜30g（先煎）。再进5剂，诸症悉平。1年后随访无复发。

【按】

不安腿综合征发生原因尚不明确，据报道女性多于男性，40岁以上发病率较高。多数两侧对称发病，昼轻夜重。印老认为，可能是休息时肢体血流减少，局部血循环障碍，代谢产物在局部积蓄所致。临症抓住肢冷、疼痛、瘙痒三大主症，以三妙散加味。方用大剂量柴胡配桂枝，辛散温通；乌梢蛇、地肤子祛风止痒，配三妙散燥湿通络；丹参、水蛭、土鳖虫、红花活血化瘀、通络止痛；川断、骨碎补温阳补肾。综合全方，祛风有助于活血，活血有助于通络。"通则不痛"，祛除积蓄的代谢产物，可促进血液循环，改善新陈代谢功能而获效。

二、化瘀散结治疗帕金森病案

【病例】

高某，男，54 岁，1993 年 8 月 10 日初诊。

病史：患者 5 年前发现两上肢颤抖，不能握筷，头晕头痛，颈项转侧不利，口干不欲饮。舌质暗有瘀斑，苔薄白，脉弦而缓。

辨证：瘀血阻滞，络脉不通。

治法：化瘀散结，镇肝息风。

处方：抵当汤加味。

水蛭 10g，虻虫 10g，土鳖虫 10g，红花 10g，川贝母 10g，附子 10g，花蕊石 15g（先煎），海浮石 15g（先煎），玄参 15g，夏枯草 15g，钩藤 30g（后下），赤芍 30g，生牡蛎 60g（先煎）。水煎服 10 剂，每日 1 剂。

1993 年 8 月 20 日二诊：患者震颤缓解，守方再进 10 剂。

1993 年 9 月 2 日三诊：患者颈项转侧自如，能握筷子，头晕、头痛缓解。以上方 3 倍量加羚羊角粉 10g，蜜制丸药，以求缓图获效。患者坚持服药 3 个月，诸症减轻，已能参加农活。

【按】

帕金森病是以肌张力增强和四肢震颤为特征的椎体系病变。印老抓住颤抖、肢冷、舌暗有瘀斑之主症，投以抵当汤加味，化瘀散结。方中水蛭、虻虫、土鳖虫、红花活血化瘀；生牡蛎、玄参、川贝母、海浮石、花蕊石化瘀散结；赤芍、钩藤、夏枯草软肝缓急，平木息风；附子通经入络。方中血药用量大于风药，意在"治风先治血，血行风自灭"。

三、除痰降火治疗预激综合征案

【病例】

赵某，男，53 岁，1991 年 9 月 10 日初诊。

病史：患者 3 年前偶有心悸、胸闷，经服异搏定、心得安等，症状消除。今年 7 月以来，因工作繁忙，加之家事操劳，故疾复发。现症见：心悸不安，失眠多梦，胸闷纳呆，大便干结，3 日一行。心电图描记有预激图形，伴有阵发性心动过速，阵发性心房纤颤。

辨证：痰热壅滞，胸阳不通。

治法：除痰降火，宣痹通阳。

处方：除痰降火方加味。

柴胡 10g，黄芩 10g，栀子 10g，青皮 10g，石菖蒲 10g，远志 10g，珍珠母 60g（先煎），青礞石 30g（先煎），瓜蒌 30g，夜交藤 30g，合欢皮 15g，胆南星 6g，天竺黄 6g，薤白 6g，葛根 30g，竹茹 12g。水煎服 5 剂，每日 1 剂。上午 9 时左右服礞石滚痰丸 18g，直至大便稀或有黏冻样排出即可停服。

1991 年 9 月 16 日二诊：夜能入睡，少梦，心悸缓解，大便干，再进 5 剂。

1991 年 9 月 22 日三诊：心悸、胸闷缓解，大便正常。原方去瓜蒌、薤白，加半夏 10g，再进 5 剂，诸症消失。

【按】

单纯预激无任何症状，仅在描记心电图时发现有预激图形，但由于心房和心室之间存在两条传导路径，在一定条件下，心脏内电流可在这两条路径之间形成折返，从而并发阵发性室上性心动过速、阵发性心房纤颤或心房扑动，心室率可达每分钟 200 次左右，此时可产生心悸、胸闷，甚至出现休克或心衰等临床表现。患者赵某，痰热壅盛，心阳不振，投以除痰降火汤加味，达到除痰安神、降火通心阳之目的，使痰清热化，阴阳平衡，诸症痊愈。

四、温肾固冲治疗席汉综合征

【病例】

王某，女性，32 岁，1991 年 8 月 2 日初诊。

病史：患者 1990 年 2 月因胎盘滞留而大出血，经中西医多方治疗而愈。1 年多来，经闭不至，近 2 月发现头发及腋毛脱落，自觉阴道干燥，外阴萎缩，性功能减退，周身倦怠乏力，面色少华不荣，神态疲劳，不欲饮食，记忆力减退，形体羸瘦，畏寒肢冷。舌大有齿痕苔白，脉虚细无力。

辨证：气血两亏，肾阳虚衰。

治法：温肾固冲，补气益血。

处方：紫河车粉 10g（冲服），鹿角霜 10g（先煎），炮甲珠 10g，巴戟肉 10g，三棱 10g，莪术 10g，仙茅 10g，炙龟甲 15g（先煎），紫石英 15g（先煎），桂枝 12g，炙甘草 30g，太子参 30g。水煎服，20 剂。

1991 年 8 月 22 日二诊：患者药后食欲增进，月事始行，能参加轻体力劳动。再服定坤丹 1 周，每日 1 次，每次半丸，黄酒送下。近 2 年月事正常，健康如昔。

【按】

席汉综合征又称脑垂体前叶机能减退症，该病因产后大出血，致血海空虚，肾精枯涸，阴损及阳，奇经失养，冲任受阻而引起继发性闭经。本方紫河车粉、仙茅、炙龟甲、鹿角霜、桂枝、紫石英、巴戟肉温阳纳气、补肾填精；炙甘草、太子参、三棱、莪术、炮甲珠益气活血、调理冲任。全方有调节下丘脑－垂体－肾上腺皮质系统的作用，能使月经周期重新建立，对于恢复正常和谐的性生活及促进身心健康，无疑是大有裨益的。

（原载于《浙江中医杂志》1996 年第 31 卷第 7 期 302 页）

印会河清肝解毒方对
甲乙型肝炎重叠感染的疗效观察

笔者从 1990 年 6 月至 1995 年 8 月治疗病毒性肝炎甲乙型重叠感染 87 例，应用印会河教授"抓主症"之清肝解毒方加味醒脾利湿、清热凉血解毒疗效满意。

一、临床资料与治法

87 例患者中，男性 52 例，女性 35 例；年龄最小 6 岁，最大 62 岁，平均 34 岁；肝功能检查：麝香草酚浊度试验升高者 65 例，ALT 60 ～ 200U/L 者 59 例；血清胆红素总量有不同程度增高，其中 20μmol/L 以上者 38 例；血清 HBV 标志 HBsAg 阳性 87 例，HBcAg 阳性 43 例，抗 –HBc 阳性 62 例，甲型肝炎 HAV–LgM 全部阳性。所有病例符合 1990 年 5 月全国病毒性肝炎会议制定的甲型肝炎和乙型肝炎诊断标准。

清肝解毒方组成：柴胡 10g，黄芩 10g，川楝子 10g，郁金 10g，桃仁 10g，藿香 10g，当归 15g，虎杖 15g，丹参 30g，茵陈 30g，赤芍 30g，蒲公英 30g，土茯苓 30g，生薏苡仁 30g，白花蛇舌草 30g，生牡蛎 60g（先煎），水煎服。黄疸严重者，加茵陈 60 ～ 90g；恶心呕吐者，加竹茹 12g，生姜 10g；肝区隐痛者，加延胡索 10g，水蛭 10g；肝脾大者，加生鳖甲 30g（先煎），甲珠 10g，土鳖虫 10g；ALT 持续不降者，加灵芝 10g，凤尾草 15g；纳呆不欲饮食者，加大黄 1g，龙胆 2g。儿童用量酌减，1 个月为一疗程，复查肝功一次。

二、治疗结果

痊愈（HBsAg，HBeAg，抗–HBC 乙肝病毒指标三系阳性转阴，肝功恢复正常，临床症状及体征全部消失，随访半年未见复发者）5 例，占 5.8%；基本痊愈（除 HBsAg 仍阳性外，乙肝五项中主要指标转阴，临床症状及体征消失）35 例，占 40.2%；显效（除 HBsAg 阳性外，乙肝五项指标中有两项转为临界值，其中 HBeAg 合并抗–HBC 转阴 6 例，单纯 HBeAg 转阴 12 例，临床症状及体征有明显改善）42 例，占 48.2%；无效（各项指标无变化，症状及体征无改善或恶化）5 例，占 5.8%。其总有效率为 94.2%。

三、典型病案

【病例】

高某，女，8 岁，1994 年 6 月 25 日初诊。

病史：旬日来患儿精神疲惫，倦怠乏力，恶心欲吐，不欲饮食，喜睡卧。县医院肝功化验：麝香草酚浊度试验 15U，硫酸锌浊度试验 16U，谷丙转氨酶 180U/L，HAV-LgM 阳性，HBsAg 强阳性，HBeAg 阳性，抗–HBe 阴性，抗–HBc 阳性。西医诊断：甲乙型肝炎重叠感染。现症见：巩膜黄染，身黄如橘色，恶心呕吐，纳呆，小便黄，肝脾未及，舌淡苔黄腻，脉弦数。

辨证：湿热郁结，脾虚湿困。

治法：清肝解毒，醒脾利湿。

处方：清肝解毒方。

茵陈 24g，蒲公英 12g，土茯苓 15g，虎杖 7g，川楝子 7g，郁金 7g，柴胡 7g，黄芩 7g，丹参 12g，赤芍 12g，凤尾草 12g，生薏苡仁 15g，藿香 7g，生牡蛎 30g（先煎），鸡骨草 9g。水煎服，每日 1 剂，连服 10 剂。

1994 年 7 月 6 日二诊：患者黄疸退，呕吐止，饮食尚可，精神转佳。上方减茵陈为 10g；去凤尾草、鸡骨草；加炒白术 10g，灶心土 100g（煎汤代水煎）。再进 10 剂。

1994 年 7 月 18 日三诊：患者饮食正常，精神好，在家看画册、玩耍。再以运脾化湿施治。

柴胡 6g，半夏 6g，黄芩 6g，丹参 15g，郁金 6g，蒲公英 9g，川楝子 6g，生薏苡仁 10g，炒薏苡仁 10g，莲子肉 7g，藿香 6g，生牡蛎 12g（先煎），灵芝 9g，五味子 5g。水煎 10 剂以善其后。

1994 年 7 月 29 日肝功能化验，各项指标恢复正常，HBsAg 转阴。2 月后复查肝功 HBsAg 阴性，抗 –HBe 转阳，抗 –HBc 转阴，两种肝炎重叠感染一并治愈。

四、体会

病毒性甲型或乙型肝炎，对其他肝炎或肝病无免疫性，各种病毒性肝炎既可单纯感染亦可合并或重叠感染。根据临床观察，甲乙两种肝炎重叠感染者多为原有乙肝病毒感染，复又感染甲肝病毒，除部分 ASC，其 HBsAg 可以终身携带或自然阴转外，另一部分可以演变为急性黄疸型肝炎或肝硬化，其临床表现大部分具有目黄、肌肤黄、小便黄等阳黄三大特征。"诸病黄家，从湿得之"，究其病理机制多为湿邪困脾，阻于中焦，郁而化热，熏蒸肝胆所致。故以醒脾利湿、清热凉血、活血解毒法治之。方中藿香、生薏苡仁、土茯苓醒脾利湿，善解脾困；茵陈、凤尾草、蒲公英、虎杖清热利湿、解毒退黄；若患者舌苔黄腻，湿热胶蒸，黄疸甚，往往茵陈可超常量用至 90g，亦无伤阴之弊；柴胡、黄芩疏肝利胆有助于醒脾化湿；白茅根、白花蛇舌草解毒、利尿退黄；桃仁、郁金、川楝子行气活血、疏发肝木；丹参、赤芍凉血活血、退黄解毒。现代药理研究并证实，虎杖、茵陈、赤芍均具有较强的抑制乙肝病毒的效应，同时具有清除甲肝病毒的疗效。本方紧扣病机，用药清淡而无苦寒之弊，清利而无伤阴之虞，因此治疗甲乙两种肝炎重叠感染能取得满意疗效。

（原载于《世界传统医学大会论文集》1996 年）

印会河治疗高血压病经验举隅

印会河教授力主"辨证结合辨病，锐意求新抓主症"。其临证问疾，师古法，务求实效；融新说，西为中用。本文对印老治疗高血压病作肤浅探讨，以就教于诸同道。

一、从肝论治，肝火肝阳须分辨

【病例】

王某，男，56岁，1988年9月2日诊。

病史：患者头痛头胀，眩晕耳鸣，心烦胸闷半年，每服复方降压片而好转，停药后血压即上升。现诊时收缩压 120 ~ 200mmHg，面赤心烦，大便秘结，舌淡苔黄腻，脉弦数。

辨证：肝火上炎，血菀于上。

治法：清肝泻火。

处方：龙胆泻肝汤加味。

龙胆 10g，生栀子 10g，黄芩 10g，车前子 10g（包），木通 10g，苦丁茶 10g，柴胡 10g，夏枯草 15g，青葙子 15g，大黄 6g，泽泻 30g，白术 12g，珍珠母 60g（先煎）。水煎服，7剂。

1988年9月10日二诊：患者血压 90 ~ 140mmHg，仍头痛，食欲不振。上方减龙胆为 2g，大黄为 1g 加白蒺藜 15g，川芎 15g，钩藤 30g（后下）。再进 10 剂，诸症消失。3个月后随访血压正常。

【按】

印老治病重视"抓主症"。患者王某，肝火偏旺，凡见此证型，都有头痛耳鸣，体格壮实，性格刚躁，病期较短，血压以收缩压升高为主。龙胆泻肝汤既能降压，又治耳鸣，效果甚好，特别是配以青葙子、夏枯草苦寒泄热，清肝火而降血压。如高血压见头热足凉，头重脚轻，面赤心烦，性情抑郁，病程较长，其收缩压与舒张压均持续升高，属肝阳上亢者，印老常以经验用方之天麻钩藤饮加味而取效。

二、温脾化痰，通阳祛湿以利水

【病例】

李某，女，1991 年 5 月 18 日诊。

病史： 患者有高血压病史，近来头目沉胀，眩晕气短，心悸耳鸣，收缩压 110 ～ 190mmHg。舌淡苔白微腻，脉濡而滑。

辨证： 痰湿中阻，水饮内停。

治法： 利湿祛痰化饮。

处方： 苓桂术甘汤加味。

茯苓 30g，泽泻 30g，钩藤 30g（后下），桂枝 10g，白术 10g，甘草 10g，车前子 10g（包煎），半夏 10g，天麻 10g，橘红 10g，夏枯草 15g，制附子 6g。水煎服，10 剂。

1991 年 6 月 2 日二诊：患者收缩压 90 ～ 150mmHg，苔根黄腻，大便偏干。上方去附子，加竹茹 12g，南星 6g，炒草决明子 30g，又进 10 剂以巩固疗效。

【按】

印老认为，痰湿中阻、水饮内停，多由脾阳不运、水湿不化所致。此案由水停中焦，阳气不能蒸散而血压升高；痰饮上逆，清空被扰而眩晕频作；水气凌心而心悸胸闷。抓住主症采用温阳利水法，才能降血压。若大便偏干，改橘红为青皮，加草决明子而润肠降压；如痰热甚者，加竹茹、南星逐痰降压。

三、重在补肾，清上实下必分明

【病例】

张某，女，48岁，1988年9月2日诊。

病史：患者月经周期紊乱，2月一至或经期延长而量多，心烦易怒，曾服降压片，血压下降，但症状不减轻，一旦停药，血压又回升。现症见：头晕耳鸣，两目干涩，视物昏花，梦多盗汗，心悸乏力，口干不欲饮，腰酸腿困，舌红少苔，脉细数。血压180/100mmHg。

辨证：肾阴不足，虚火上升。

治法：滋水清肝。

处方：杞菊地黄汤合二仙汤加味。

枸杞子15g，菊花15g，熟地黄15g，川断15g，山药10g，山茱萸10g，牡丹皮10g，白茯苓10g，生杜仲10g，淫羊藿12g，仙茅12g，夏枯草12g，怀牛膝12g，泽泻30g。水煎服，10剂。

1988年9月12日二诊：患者药后诸症得减，腰困肢麻已除，血压下降至90～150mmHg，心悸失眠依然，循上方增损。

黄柏15g，生地黄15g，青葙子15g，夏枯草15g，枸杞子15g，知母12g，山药12g，淫羊藿12g，仙茅12g，山茱萸10g，牡丹皮10g，白茯苓30g，泽泻30g，草决明子30g，生龙骨24g（先煎），生牡蛎24g（先煎）。续服10剂而愈。半年后随访，血压一直稳定在80～120mmHg，诸症消失。

【按】

此案为肝肾阴虚，内热由生，又时值更年期，内分泌失调，而使水不涵木，肝阳偏亢，血压升高。此证型多见舒张压明显升高。若手足麻木甚者，加木瓜、青黛活络解痉。印老常说："本病不是朝夕可愈之疾，用'抓主症'的方法，定方，定药，甚至定量地加以治疗，疗效才能满意。"

（原载于《浙江中医杂志》1994年第29卷第1期484页）

印会河祛风燥湿方治疗荨麻疹 50 例

笔者 1985～1989 年间，运用祛风燥湿汤加减治疗慢性荨麻疹 50 例，取得满意疗效，现总结如下。

一、临床资料

本组病例中，男性 28 例，女性 22 例；10～20 岁 4 例，21～30 岁 10 例，31～50 岁 27 例，51～60 岁 6 例，65 岁以上 8 例；病程最短 2 例为 7 天，最长 1 例为 9 年；疹形呈点滴状者 12 例，斑片状者 21 例，成片或地图状者 17 例；发于上肢者 9 例，发于下肢者 6 例，发于腰部者 9 例，全身泛发者 26 例。

二、治疗方法及结果

祛风燥湿汤组成：苍术 12g，黄柏 15g，生薏苡仁 36g，赤芍 30g，牡丹皮 12g，泽泻 30g，木通 10g，土鳖虫 15g，蝉蜕 10g，地肤子 15～30g，白鲜皮 15～30g，乌梢蛇 15～30g，野菊花 15～30g，紫草 15g。水煎服。若热胜者加大青叶 30g，山豆根 30g；风胜瘙痒者加白附子 10g，全蝎 6g；湿胜者加土茯苓 30g，虎杖 30g；阴虚内热者加玄参 15g，生地黄 15g；病久邪伤血络者加丹参 30g，桃仁 10g，红花 10g。服药期间忌食鱼、虾、腥膻、辛辣等刺激物。

疗效标准：皮疹消失，观察一年不再复发者为痊愈；症状明显减轻或消失，而偶有复发者为显效；症状不减轻，或减轻后又有反复者为无效。本组 50 例患者，在治疗过程中，最少服药 5 剂、最多服药 30 剂而愈。其中痊愈

38 例，占 76%；显效 9 例，占 18%；无效 3 例，占 6%。总有效率为 94%。

三、讨论与体会

祛风燥湿汤是印会河教授经验方。凡皮肤瘙痒，日轻夜重，属湿热壅滞者投之即有良效。笔者用于治疗慢性荨麻疹效果满意。50 例慢性荨麻疹发病大都在夏初到秋末之间，多数患者是于傍晚和临睡前瘙痒明显，黎明时好转。发病时间的气候属于湿热，而热偏胜。患者体内多素蕴湿热，在相应的环境、气候、温湿度变化或偶感风邪的条件下发病。由食物或昆虫叮咬引起的过敏反应，多数亦是在湿热内蕴的条件下发病。方中苍术、黄柏、生薏苡仁运脾燥湿，配以土鳖虫、泽泻、木通理气除湿，使湿从小便而解；复以荆芥、蝉蜕祛风胜湿，入气而兼行血分，使皮里膜外之风邪从表而解；紫草、赤芍、牡丹皮入血分，凉血活血；乌梢蛇祛风止痒；地肤子，白鲜皮、白蒺藜燥湿止痒；湿热相合，热郁生火，火极是毒，故取野菊花、山豆根清热解毒。诸药使湿去热清，风散痒止，其病自然痊愈。

（原载于《山西中医》1993 年第 9 期增刊 47 页）

印会河临床验案 4 则

印会河教授幼承家学，学识精深，见解独到，不拘泥于前人的陈规，致力探索中医学的新天地，是闻名于国内外的中医学专家。其精于医理，擅长内科、妇科，尤其对疑难病证，潜心研究，颇具特色。兹就侍诊所见，择其四则，略作探析，以示一斑。

一、荨麻疹

【病例】

王某，男，42 岁，1988 年 8 月 4 日初诊。

病史：患者患荨麻疹 10 年不愈，每年冬轻夏重，反复发作。现症见：全身红色疹块，瘙痒难忍，抓之更甚，疹块大如钱币，连接成片，伴有心烦胸闷。舌质暗苔黄腻，脉沉而滑数。西医诊断：慢性荨麻疹。

辨证：湿热壅结。

治法：祛风燥湿，清热解毒，调和气血。

处方：祛风燥湿方加味。

苍术 15g，黄柏 15g，土鳖虫 15g，紫草 15g，生薏苡仁 30g，地肤子 30g，泽泻 30g，乌梢蛇 30g，赤芍 30g，野菊花 30g。水煎 10 剂，温服。诸症消失。2 年后随访再未复发。

【按】

本病多在夏初秋末发作，其瘙痒发生的时间多在傍晚和临睡前，黎明时好转。发病时气候、温湿度的变化属于"湿热"，以热为主。由于患者体内存在着"湿热"因素，所以可在相应的环境气候、温湿度变化或偶感风邪的情况下而发病。案中用方紧扣病机，运脾燥湿，祛风止痒，表散腠理，调和气血，使阴平阳秘，沉疴乃除。

二、糖尿病

【病例】

温某，男，52岁，1989年9月1日初诊。

病史：患者有糖尿病史3年，口渴多饮，消谷善饥，烦躁易怒，头晕目眩，失眠多梦，大便干结。空腹血糖190mg/dL，尿糖（+++），肝功正常，心电图正常。舌质淡，苔黄腻，脉弦滑而数。

辨证：痰热不化。

治法：除痰降火。

处方：柴胡10g，黄芩10g，半夏10g，青皮10g，枳壳10g，栀子10g，龙胆10g，竹茹12g，制南星6g，珍珠母60g（先煎），青礞石30g（先煎），夜交藤30g，葛根30g，草决明30g，合欢皮10g。水煎服5剂。

1989年9月6日二诊：患者睡眠可，乱梦除，烦躁顿解。舌质淡、少白苔，脉弦细数。治以补气养血、滋阴清热。

生黄芪30g，生地黄30g，丹参30g，生石膏30g，天花粉30g，芦根30g，玄参15g，黄柏15g，地骨皮15g，山药15g，沙参15g，麦冬12g，知母12g，苍术12g，山茱萸12g。绿豆120g煎汤代水熬药，温服。

患者服药30剂后，口渴减轻，查尿糖（++）。治疗2个月后，"三消"症状消失，精神渐增，查血糖103 mg/dL，尿糖转阴性，能料理家务活，病情稳定。

【按】

糖尿病病机比较复杂，以气阴两虚为主，阴虚为本，燥热为标。印老认为，本病因气阴两虚，久则由阴及阳，脾肾两虚，升降失司，故小便频多；阴亏液竭，阴不制阳，热积中焦而消谷善饥。方中黄芪、苍术、玄参、生地黄、麦冬，有较好的降血糖作用；生石膏、知母、黄柏、地骨皮、山药、山茱萸、天花粉，既有滋阴降火、清热解毒之功，又有固涩小便、治漏浊不止之能；取大剂量绿豆煎汤代水熬药是其独到之处，绿豆性甘味寒，善清热解毒，除烦躁，止消渴。全方清热解毒，益气滋阴并举，补偏救弊，调和阴阳，使糖代谢恢复正常，而糖尿病愈。

三、痛经

【病例】

高某，32 岁，1989 年 9 月 7 日诊。

病史：患者原发性痛经 15 年，近 5 年痛状加重，月经周期正常，每次经至腹痛加刀刺，甚则四肢厥逆，汗出如珠，牙关紧急。经服胶艾、四物、温经、失笑之类，配合针灸治疗，每逢经净而痛势缓解，但周而复始，不得根治。舌质淡有瘀斑、少白苔，脉弦涩。

辨证：气滞血瘀，经脉不畅。

治法：行气活血，化瘀止痛。

处方：水蛭 10g，川断 10g，怀牛膝 10g，降香 10g，醋灵脂 10g，玄胡 10g，桃仁 12g，土鳖虫 12g，大黄 6g，川楝子 15g，丹参 30g，赤芍 30g。水煎服 5 剂，经期温服。

患者连服 2 个月经周期，痛经已止。随访 10 年，月经周期正常，经前经期再无腹痛。

【按】

痛经是妇科常见病、多发病，常在经前、经后或经期中出现小腹、腰部疼痛，甚则影响工作及生活。其病机复杂，证型多变。患者高某，自初经起即有痛经，久则血瘀寒凝，气血郁结，胞脉失养，致使冲任血行不畅，"不通则痛"。印老认为"若欲通之，必先化之，瘀化血行，脉道充盈，运行无阻，'通则不痛'矣。"方中丹参、赤芍、大黄长于清血分之实热，善散瘀行滞；桃仁、玄胡、五灵脂辛散血瘀，活血行气而通利血脉；水蛭、土鳖虫、降香破血逐瘀，软坚散结，通经止痛；川断、川楝子补益肝肾，通行血脉；怀牛膝引药下行，直达病所。全方化瘀行气，调理冲任，使血脉和畅，则病自除。

四、阳痿

【病例】

高某，男，28 岁，1988 年 9 月 18 日初诊。

病史：患者 1986 年夏月饮酒失度，而后性功能减退，阳事不举，时有滑精，曾服多种补肾之品，其效不显。刻诊：头晕脑涨，纳食不香，阴部湿痒，舌苔黄厚而腻。

辨证：下焦湿热，宗筋失养。

治法：清利湿热，佐以补肾。

处方：龙胆泻肝汤加味。

柴胡 10g，当归 10g，木通 10g，淫羊藿 10g，巴戟天 10g，仙茅 10g，蛇床子 10g，菟丝子 10g，覆盆子 10g，龙胆 12g，栀子 12g，黄芩 12g，半夏 12g，车前子 12g（包），泽泻 30g，生地黄 15g，知母 15g，黄柏 15g。水煎温服 20 剂。前症悉除，身力倍增，房事正常。

【按】

阳痿之因，一般责之于肾，补其不足，调理阴阳为之大法。印老认为，"肝主宗筋，湿热成痿"亦常有之。患者高某，因过食肥甘，嗜饮酒酪，湿热壅盛，致使肝脉不利，宗筋失养，而成阳痿。以龙胆泻肝汤清利肝经湿热；淫羊藿、巴戟天、仙茅、蛇床子、菟丝子、覆盆子壮阳补肾，填精益髓，配合知柏清泻相火。全方清利而不伤阴，补阳而不敛邪，湿去热清，阳道通矣。

（原载于《浙江中医杂志》1992 年第 27 卷第 8 期 376 页）

印会河除痰降火汤运用举隅

除痰降火汤是印会河教授《中医内科新论》中治疗精神分裂症之主方，笔者运用本方除痰降火之功，据证化裁，异病同治，屡获良效。

一、精神分裂症

【病例】

张某，女，18岁，1987年4月10日初诊。

病史：患者一次回家途中，遭遇某男青年追赶戏辱，旬日来，失眠多梦，头目眩晕，渐至胡言乱语，幻视幻听，胸部憋闷烦躁，大便干结不行。舌红苔黄腻，脉弦数有力。诊为躁狂型精神分裂症。

辨证：痰火内结。

治法：除痰降火，通腑开郁。

处方：除痰降火汤。

柴胡9g，黄芩12g，清半夏10g，青皮10g，枳壳10g，竹茹12g，龙胆6g，栀子10g，珍珠母50g（先煎），青礞石30g（先煎），石菖蒲10g，远志10g，天竺黄10g，制南星6g，夜交藤30g，合欢花12g。5剂，水煎服。再嘱其以礞石滚痰丸60g，每日上午9～10时口服6g。

1987年4月16日二诊：患者服药5剂后，大便胶黏一泻而通，睡眠尚可。惟感周身倦怠乏力，口干不欲饮。前方加葛根30g，再进5剂。幻视、幻听消失，仅感眩晕不适，查血压正常，加苦丁茶10g，再进5剂。眩晕悉平，恢复学业。

【按】

患者失眠多噩梦、头目眩晕、烦躁易怒，为痰火郁结阶段的征象。由于突受惊恐，神志失守，致使痰火上扰，而见惊恐狂乱、幻听幻视、不辨亲疏；舌红苔黄腻、大便干结是痰热内结腑气不通之象，故投以本方，辅之礞石滚痰丸涤痰开郁、降火通腑以安神定志。

二、内耳眩晕症

【病例】

张某，女，54岁，1987年3月10日初诊。

病史：患者发作性眩晕10余年，经多方检查诊为耳源性眩晕。近2月来，眩晕频作，右侧耳鸣耳聋，睁眼感觉周围景物转动，发作期间出现规律性水平眼球震颤，闭眼则觉身转欲倒如坐舟车，伴有恶心呕吐，面色白，汗出，经常在噩梦中惊醒，烦躁抑郁，大便干结。舌质红，苔黄腻，脉弦滑而数。曾以天麻钩藤饮治之，其效不显。

辨证：痰火循经上壅。

治法：除痰降火，清上通下。

处方：除痰降火汤。

柴胡10g，黄芩10g，龙胆6g，竹茹10g，枳实6g，珍珠母50g（先煎），青礞石30g（先煎），白芥子4g，钩藤30g（后下），半夏9g，生薏苡仁30g，泽泻30g，天竺黄10g，制南星10g，白术6g。水煎服5剂。

1987年3月16日二诊：患者眩晕同前，加苍耳子15g，海浮石30g（先煎），再进5剂，改汤为丸，每日20g。1月后，诸症悉平，随访2年，未见复发。

【按】

患者禀素体胖，痰湿中阻，郁而化火，夹风上窜则眩晕频作，故"抓主症"，投除痰降火汤，复如苍耳子疏散宣通，上达颠顶；海浮石体轻上行，除胶黏之痰热；佐以白芥子辛温走散，透阴为阳，清上通下以助除痰降火，眩晕自愈。

三、脑血栓形成

【病例】

王某，男，56岁，1988年孟春初诊。

病史：患者入厕突然倒地，昏不知人，继而右肢不遂，口眼㖞斜，白睛红丝缭绕，口唇燥裂。1周后邀余诊治。神志清楚，言语吃力，吐字不清，气促痰鸣，口涎外流，患侧手足清冷，面色㿠白，体丰似肿，眠中似有颤颤惊醒，纳差，大便5日未行，苔灰腻甚厚，脉弦大而涩。

辨证：痰火上逆，闭塞清窍。

治法：除痰降火，化瘀息风。

处方：除痰降火汤。

柴胡10g，半夏10g，黄芩12g，栀子6g，石菖蒲10g，远志10g，天竺黄10g，制南星6g，钩藤30g（后下），丹参30g，珍珠母30g（先煎），青礞石50g（先煎），白芥子3g，肉桂3g。5剂，水煎服。

二诊时，患者痰大减，呼吸平稳，能言二三字短语，但吐字欠清，苔脉如前。初获效机，继用上方加土鳖虫10g，葛根30g，乌梢蛇30g，宣通经络，搜风开痹以起废，每日1剂。10剂后患肢渐灵活，色红活已温暖，可扶杖行走。改汤为丸，日服20g。治疗30天，临床痊愈。

【按】

患者王某所见症状，为痰火上蒙，风、火、痰互扰为患。综理病情，禀质阳虚湿盛，风气旋动，夹痰上逆，闭塞清窍，隧络痹阻。故以除痰降火、化瘀息风为法，痰清热散，神苏窍通，诸症自愈。

四、前列腺肥大

【病例】

王某，男，67岁，1986年11月2日诊。

病史：患者癃闭，尿滴沥而下已 1 月余。旬日来，膀胱部胀疼，伴心烦头昏，失眠乱梦，不欲饮食，大便干结，舌苔黄腻而厚。经西医检查诊为老年性前列腺肥大。

辨证：痰火壅结于上，湿热阻塞于下。

治法：除痰降火，通利膀胱。

处方：除痰降火汤。

柴胡 10g，栀子 10g，半夏 10g，龙胆 10g，海浮石 30g(先煎)，青礞石 50g（先煎），青皮 10g，竹茹 10g，天竺黄 10g，制南星 6g，泽泻 30g，土鳖虫 15g，白茅根 30g。5 剂，水煎服。

1986 年 11 月 8 日二诊：患者服药 5 剂，小溲利而痛胀减。前方加夏枯草 30g，肉桂 3g，生牡蛎 30g（先煎），继服 10 剂。小便通畅自如，再未发病。

【按】

中医学认为，前列腺乃肝之经络所属，一般多以疏肝散结、利水通淋为法。而患者王某兼烦躁不寐，头昏心悸，大便干结，此乃痰火湿热互结、瘀滞膀胱、气机瘀血阻于下焦而致。故投以除痰降火汤加化瘀散结、通淋利水之品，则上源清而下窍利，痰火除而癃闭开。

五、小结

除痰降火汤，是印会河教授治疗痰火扰乱证的经验方，即"抓主症"系列方之一。印老认为凡见狂躁、惊恐、抑郁、失眠、乱梦等而有大便干结症状者，率先用此，效果良好。

（原载于《山西中医》1991 年第 7 卷第 4 期 14 页）

印会河老中医临证经验拾零

印会河教授行医 40 余年，在中医学理论上有很深的造诣，并在治疗内科疾病中积累了丰富的经验，所创"抓主症"系列方是其特色。笔者从师学习，颇受教益。此举医案数则，以公同道。

一、精神狂妄——除痰降火

【病例】

田某，男，52 岁。

病史：患者曾因车祸而惊吓气恼致使神志失常，2 个月后时悲时唱，独语行走，急躁易怒，心悸健忘，夜不能寐，胸部堵闷，大便干结，5 日一行，舌苔黄腻，舌质微红，脉弦而滑数。前医予以安神定志，养血疏肝之属，屡治不效。

辨证：肝郁脾虚，痰火上扰。

治法：疏肝健脾，除痰降火。

处方：除痰降火汤。

柴胡 10g，黄芩 10g，龙胆 10g，栀子 10g，石菖蒲 10g，远志 10g，半夏 10g，枳壳 10g，炙南星 6g，竹茹 8g，夜交藤 8g，珍珠母 50g（先煎），青礞石 30g（先煎）。5 剂，水煎服。

5 剂后睡眠好转。10 剂后时悲时唱、独语均消失，诸症悉愈。

【按】

古有"痰生百病""怪病多痰"之说，印老自制除痰降火方以治疗神志疾病。印老认为，神志病主要由七情所伤，肝失疏泄，气机不畅，郁而化火，使水液代谢障碍而生痰，痰火蒙蔽清窍，内扰心神，而成此证。凡狂躁、惊恐、抑郁、失眠、乱梦而伴有大便干结症状者，用此方效果良好。

二、精亏晕厥——补肝益肾

【病例】

王某，女，63岁。

病史： 患者禀素头晕，腰酸，失眠。旬日前因事口角，情志不遂，头昏眩晕，心烦肢麻，猝然昏仆晕厥。现症见：精神委靡，音哑声嘶，呼多吸少，胸闷暖气，胃呆不纳。舌红质瘦，脉弦细无力，尺部尤甚。

辨证： 肝肾阴亏，风阳上扰。

治法： 滋阴息风，补益肝肾。

处方： 大定风珠加味。

生地黄10g，生白芍10g，生龟甲10g（先煎），生牡蛎15g（先煎），何首乌15g，五味子15g，赤芍30g，熟地黄30g，鸡子黄2枚（冲服）。5剂，水煎服。

服药15剂，晕厥未发。头晕肢麻、心烦失眠皆轻，惟胸闷暖气、腰酸神疲，舌红苔薄，脉弦细，尺转有力。此肝肾之阴渐复，阳气有所潜藏。仍遵上法加枸杞子12g，百合30g，潼蒺藜10g，眠差梦多加夜交藤、合欢皮各12g。守法调治1月余，肝厥遂平，诸恙告愈。

【按】

叶天士云"肝肾内伤为厥""厥证，多隶于厥阴肝病"。印老认为，肝肾阴亏，复由七情所伤，肝郁气逆，阴不恋阳，阳气化风，形成风阳相偏、上扰清空发为晕厥。

三、气鼓腹胀——通利三焦

【病例】

马某，男，52 岁。

病史：患者肝功异常已 3 年。1 月来自觉纳呆腹胀，面容消瘦，倦怠乏力，腹胀鼓大，有移动性浊音，腹围 90cm，胁肋胀满不适，肝区隐疼，下肢微肿，便稀溏薄，日行二三次，口唇青紫，巩膜微肿，舌质红，苔薄黄。肝脏 B 超检查为肝硬化并有少量腹水。诊断为肝性腹胀。

辨证：血瘀气滞。

治法：行气活血，通利三焦。

处方：当归 10g，郁金 10g，川楝子 10g，桔梗 10g，紫菀 10g，杏仁 10g，桃仁 10g，赤芍 30g，丹参 30g，生牡蛎 30g（先煎），葶苈子 12g（包），蚤休 30g。5 剂，水煎服。

患者服药 5 剂后，腹胀、下肢浮肿减轻，精神好转。守方继服 10 剂，腹围减至 80cm，再加泽泻 30g，煅牡蛎 30g，又服 15 剂。腹胀消失，腹围 75cm，诸症悉平。

【按】

印老认为，腹胀之因，不以饥饱为增减，一般以晚间为重，气鼓常由肝炎继发，亦称"肝性腹胀"，多由血瘀而转致气滞，乃"气滞则胀"之意。由于此种气滞并非出自肠胃，其病在脏在阴，气滞不行，肝气横逆，克脾犯胃。其气鼓者，击之如鼓，以气聚为主，若因循失治，则气滞进而水停。治宜紫菀、桔梗之类开肺气，通利三焦，气畅其流，则腹胀自消。印老认为：凡病肝炎而后见腹胀者，或未见肝炎史腹胀顽固者，以及一部分"隐性肝炎"症状不明显而"肝性腹胀"已形成肝功又处于正常值之内者，同样可选用此方，亦能收到可喜疗效。

四、癥积之治——理气为先

【病例】

郭某，女，54 岁。

病史：患者更年期已过，但月经反淋沥不竭，量多色深，偶遇经净，则黄带较多，腥味恶臭。经妇科检查：子宫后壁肌瘤一枚，约 3cm×2cm 大小。患者素日血压偏高，头昏耳鸣。

辨证：气机阻滞，瘀血内停。

治法：疏肝解郁，活血化瘀。

处方：柴胡 10g，郁金 10g，川楝子 10g，浙贝母 10g，当归 10g，桃仁 10g，怀牛膝 10g，川牛膝 10g，海浮石 15g（先煎），海藻 15g，昆布 15g。5 剂，水煎服。

患者服药 5 剂后，崩漏停止，黄带减少，血压平稳。继前方加花蕊石 30g（先煎），服药 20 剂。诸症悉除，再经妇科检查，子宫肌瘤已萎缩，不复为病。

【按】

癥积指固定不移的肿块。此类病大多是有形的病理产物集结而生。印老认为，气为“七情”之本，“六郁”之首，血、痰、湿、食、火诸郁，均可由气郁而转生。所谓气郁，即气郁伤肝，肝气失其畅达，故治郁莫不以调气为先。此类疾患，虽种类繁多，形式各异，所发生的部位又多有不同，但究其本源，实与肝气有关，立方处药以疏肝散结为治。

五、中西合参——攻克疑难重症

【病例】

李某，男，40 岁。

病史：患者 3 年前曾患中毒性菌痢，经治而愈。入夏以来，经常便垢不爽，有时带鱼脑样脓血，腹痛加重，发作频频。经结肠镜检查发现：结肠部水肿充血，有 0.5cm×2cm 溃疡面。舌苔白腻而厚，脉弦而滑。

辨证：湿滞肠道。

治法：清热利湿，理气止痛。

处方：桃仁 10g，杏仁 10g，黄芩 15g，槟榔 15g，冬瓜子 30g，败酱草 30g，生薏苡仁 30g，赤芍 30g，鲜马齿苋 60g，木香 6g，川连 6g。5 剂，水煎服。

患者后用此方随症加减，服药 20 余剂，便垢脓血等症均除。随访半年，病未复发。

【按】

印老临证，辨证精准，开新风，创新路，以中医证候为纲，以西医病名为目，处处不离中医辨证论治之特色，处方用药亦无炫奇之意。如溃疡性结肠炎，认为便后不爽是湿热停蓄于大肠的表现，湿热是主要病因。用药以桃仁、杏仁开利肺与大肠之气血；生薏苡仁、冬瓜子、黄芩入肺与大肠而燥湿清热；赤芍行血，取"理血而便脓自愈"之意；重用败酱草、马齿苋清肠解毒，是仿马齿苋有治菌痢之特性，菌痢便脓血主要是大肠的炎症，而结肠部的炎症也用之则愈。此方脏腑同治，气血同疗，有升有降，内外兼施。

通过此案，使我体会到古人云"医者意也"，要结合新的科学知识，看书要在无字处下功夫，才能从中悟出新的道理，收到新的效益。

（原载于《北京中医学院学报》1990 年第 13 卷第 1 期 26 页）

印会河清解表热方治疗肺系疾病

清解表热方系印会河经验方，由桑叶、菊花、桑白皮、黄芩、山豆根、鱼腥草、生石膏、芦根、枇杷叶组成，笔者近年来用此方治疗各种肺系疾患，疗效较为满意。

一、大叶性肺炎案

【病例】

李某，男，25岁，1988年10月15日初诊。

病史：患者感冒1周，发热微恶寒，鼻塞咽疼，咳痰不爽。X线透视诊为大叶性肺炎，经肌注青霉素、链霉素等治疗效不显。刻下：烦躁口渴，舌红苔黄。体温高达40℃。

辨证：肺卫郁热。

治法：清解郁热。

处方：清解表热方。

桑白皮15g，金银花15g，桑叶10g，黄芩12g，山豆根30g，鱼腥草30g，生石膏30g，枇杷叶30g，芦根30g。3剂，水煎服。

服1剂后，患者大热已退，体温37℃，仍咽疼咳嗽。前方加鹅不食草30g，葶苈子10g。继服2剂，诸症悉平。

【按】

本病热在气分，微恶寒，表示卫分症状未罢，热已入肺。据临床体会，菊花清热之力不及金银花，故更换之。二诊时患者仍咽喉不利，故加鹅不食草、葶苈子利咽清热、降肺平喘而愈。

二、流行性腮腺炎案

【病例】

王某，女，8岁，1989年3月26日初诊。

病史：患儿发热2日，两侧腮腺发炎，发热肿疼，张口困难，咽疼鼻塞，口干欲饮。体温40.6℃。舌红苔黄，脉浮数。血常规检查：血白细胞18×10^9/L，中性粒细胞85%。

辨证：肺卫壅热，时毒鸱张。

治法：清热解毒，散结消肿。

处方：清解表热方。

桑白皮10g，桑叶6g，枇杷叶6g，菊花15g，生石膏15g，山豆根15g，鱼腥草15g，黄芩9g，芦根30g。3剂，水煎服。

患儿服药1剂后，患者发热减退，体温38℃，惟大便干结。再以前方加大青叶24g，夏枯草24g，连翘10g，生大黄6g。内服3剂，诸症消失。

【按】

本例以卫分症状为主，故用清解表热方。表热得解，加大青叶、连翘清热解毒；加夏枯草散结消肿；生大黄泻腑清热，以助败毒之力。

三、过敏性鼻炎案

【病例】

郭某，男，65岁，1988年6月20日初诊。

病史：患者有过敏性鼻炎史2年，反复发作，颇感痛苦。3天前感冒，至今鼻塞鼻痒，清涕不绝，喷嚏连作，咳嗽痰黄而不利。体温39.8℃。舌红苔白，脉浮数无力。五官科检查：鼻腔黏膜水肿，左鼻甲肿大，分泌物清稀而多。

辨证：肺卫不固，外邪不解。

治法：解表散邪。

处方：清解表热方。

桑白皮 15g，山豆根 15g，桑叶 10g，菊花 10g，黄芩 10g，生石膏 30g，鱼腥草 30g，芦根 30g。5 剂，水煎服。

患者服药 2 剂，身热减退，体温 37.2℃。前方去菊花、山豆根，加苍耳子 15g，黄芪 15g，辛夷 6g，鹅不食草 30g。患者服药 10 剂后，诸症若失。随访 1 年，未见复发。

【按】

过敏性鼻炎中医称为鼻鼽，常反复发作，不易根治。此例系肺卫不固、外邪不解所致。投以本方热退后，加苍耳子、辛夷、鹅不食草抗过敏、止鼻涕；配用黄芪以扶正固表，祛邪安正。

清解表热方中桑叶、菊花开散皮毛，清解表热；桑白皮、黄芩清泄肺与三焦之热；山豆根、鱼腥草清热解毒，可治疗上呼吸道感染；生石膏解肌清热，表热较甚时用之有良效；芦根宣肺润肺。经临床验证，此方治疗感冒发热及呼吸道炎症收效甚捷。

（原载于《浙江中医杂志》1990 年第 25 卷第 1 期 3 页）

印会河论癥积

癥积系指固定不移的肿块，一般按之可及，触之有应，中医学概之为癥积，此类病大多由有形的病理产物结集而生，属有形之实邪，与聚散无常的瘕聚有本质的区别。

一、癥积的成因

癥积一般是痰与血相结引起。其痰甚者多无痛感，而以瘀血为主的则见疼痛或压痛。究其致病之因，大多始于气郁。因气为七情之本，怒、喜、忧、思、悲、恐、惊，统称诸气。六郁之首始于气郁，血、痰、湿、火诸郁均可由气郁而转生。所谓气郁，即郁气伤肝，肝失其畅达所致。故此类病患，虽种类繁多，形质各异，所发生的部位又多有不同，但究其本源，实与肝有关，与气有关，与肝的经络有关。

二、癥积的治疗

中医治疗积，大致和其他疾病的治疗原则相同，都是围绕着消除病因这一主题进行的，立法处方都要在这一轨道上进行。本病以肝气郁结为主因，治疗以疏肝散结为法。肝主疏泄，如果肝气条达、气血充和、经络通利则疾病不生；反之，肝失疏泄，气机不畅，经络不通，则气、血、水运行失常，故气结、血瘀、痰凝，日久便会形成坚结之积块，印老称之为肝经癥积。足厥阴肝经主支起于足大趾，上行经膝，过大腿内侧绕阴器，至小腹，夹胃两旁，属肝，络胆，上贯膈，散布于胁肋，沿喉咙过腭向上进入鼻咽部，上行连接目系，出于额，与督脉会于头顶。故肝经癥积可见于阴器，如前列腺增生；见于小腹，如子宫肌瘤、卵巢囊肿；见于胸胁部，如胸胁软骨炎、乳腺增生；见于颈部，如淋巴结炎、结节性甲状腺肿等。另外，由于经脉之间有交接延伸，故癥积可出现在全身各处。然而，无论病在何处，其具备的共同特点是属于良性的、可触及包块的病证。印教授提出的疏肝散结法即是以疏肝为前提，调畅气机，兼以理血、消痰、软坚，最终达到结块消散的目的。方取疏肝散结方为主。

疏肝散结方是印老自制经验方，专为治疗肝经循行部位的多种良性占位性病变而设。方中主药柴胡疏肝理气解郁；玄参、贝母、海浮石、瓜蒌除痰；当归、赤芍、丹参行瘀活血；海藻、昆布、夏枯草、生牡蛎软坚散结；土鳖虫、水蛭、地龙化久瘀；旋覆花理气化痰、化瘀散结。在主方的基础上，若病在上者，常加桔梗以载药力上浮；病在下者，可用牛膝引药下行；胀甚者，加川楝子泄肝行气；痛感明显者，加延胡索活血止痛；前列腺增生肥大者，加怀牛膝、冬葵子引热下行；乳腺增生者，加蒲公英、橘叶，甚则三棱、莪术、山甲珠；甲状腺瘤者，宜加生薏苡仁、山慈菇、白芥子、黄药子；慢性淋巴结肿大者，宜加连翘、生薏苡仁、山甲珠、猫爪草、皂刺；骨质增生者，宜去昆布、海藻、海浮石、玄参、川贝母，加威灵仙、木瓜、透骨草、鹿衔草、葛根、独活；子宫肌瘤者，宜加桂枝茯苓丸、三棱丸和穿山甲散，以收全功；食道外良性肿物者，加山慈菇、蒲公英、牛蒡子、橘叶。如此治疗收效常较满意。

现举印老临床验案数则，以资佐证。

（一）前列腺肥大案

【病例】

郭某，男，46岁，1991年9月10日初诊。

病史： 患者年轻时遗精，尿白浊已20年，小便淋沥不尽2年，今春因突然不能排尿而检查，诊断为前列腺肥大。因血压高不适宜手术，故作留置导尿管处理。现症见：膀胱胀痛，每次排尿滴沥不畅，性功能低下，舌质红苔灰黑，脉细。

辨证： 湿热下注，痰瘀互结。

治疗：清利湿热，疏肝散结。

处方：疏肝散结方加减。

萆薢 15g，石菖蒲 10g，生甘草 10g，茯苓 30g，柴胡 10g，赤芍 30g，当归 30g，丹参 30g，川牛膝 10g，生牡蛎 10g（先煎），川贝母 10g，玄参 15g，夏枯草 15g，海浮石 15g（先煎）。水煎服 5 剂，每日 1 剂。

1991 年 9 月 15 日二诊：患者膀胱腹痛减轻，小便前后均有白浊，尿痛，舌苔黄腻。此症湿热明显清利，重以疏肝散结。上方去萆薢、生甘草、茯苓，加黄柏 15g，知母 12g，5 剂，水煎服。

1991 年 9 月 20 日三诊：患者排尿通畅，二诊方去黄柏、知母，加冬葵子 15g，再进 5 剂，以巩固疗效。

【按】

前列腺肥大病机以湿热下注、气滞血瘀为主。印老认为，西医学所述的前列腺部位，正为中医足厥阴肝经循行所过之处，故将其归属为足厥阴肝经病证。因前列腺组织不断增生肥大压迫尿道所引起的癃闭证候，亦可视作肝经郁结所致。治疗当针对肝经结肿，疏理消散。

临床上，治疗前列腺肥大，印老投疏肝散结方，外加肾精子 5 粒（用龙眼肉包或以胶囊等装吞，一次服下）。肾精子，是牛或猪的膀胱结石，能利水消胀，治小便不通、前列腺肥大，但临床难以普遍使用。有其则效增，无其则效减，一般可于第一天服用 5 粒，以后仅服汤药即可。若药不紧缺时也可多用几次，每次 5 粒。

（二）甲状腺瘤案

【病例】

赵某，女，46 岁，1999 年 5 月 10 日初诊。

病史：患者 1 月前发现左颈前长一肿块，如红枣大小，质中等硬。当地医院欲施以手术治疗，患者不同意，故赴京求印老中药治疗。现症见：左侧颈部有一表面光滑而富有弹性的枣核大小肿物并随吞咽移动，伴有胸闷、太息、心烦，苔薄黄，脉沉。B 超检查示：甲状腺左侧叶见 3.8cm×2cm×2cm

肿块，左叶探及 2cm×2cm 液性暗区，边界清楚，形态规则，其内可见点状强回声。西医诊断为甲状腺瘤。

辨证：气郁痰结，血瘀成癥。

治法：疏肝散结，化瘀软坚。

处方：疏肝散结方加减。

柴胡 10g，半夏 10g，青皮 10g，当归 15g，浙贝母 10g，玄参 15g，夏枯草 15g，海藻 15g，昆布 15g，海浮石 15g（先煎），蒲公英 30g，生牡蛎 60g（先煎），山慈菇 9g，赤芍 30g，桔梗 3g。水煎服 14 剂。

1999 年 5 月 27 日二诊：患者肿块缩小 1/3，心情较前舒畅，手足心热明显。经电话请示，说明现状。印老宗上方加鳖甲 30g（醋灸），加强软坚散结消瘕之力，再服 10 剂。

1999 年 6 月 10 日三诊：患者肿块缩小如蚕豆大小，诸症明显减轻。印老指导，改夏枯草为 30g，再服 10 剂，隔日 1 剂。7 月中旬随访，肿块消失，余症平息。

【按】

甲状腺瘤属于中医的癥积为病。其病变部位均是足厥阴肝经经脉所过之处，其病理为气、痰、瘀壅结于颈前，常以实证为多。患者赵某气郁化火，炼液成痰，痰瘀互结，表现为颈前肿大。故印老立疏肝散结一法，投以"抓主症"之疏肝散结方，气既疏，痰、瘀、火、郁焉有不散之理。

（三）乳腺增生案

【病例】

贾某，女，28 岁，1988 年 9 月 3 日初诊。

病史：患者于今年 5 月哺乳期间乳腺发炎而忽视治疗，身体逐渐消瘦。现症见：左乳房肿块大如核桃，质坚硬，疼痛不已，少气乏力，不思饮食，动则心悸。舌质淡少苔，脉沉弦。

辨证：肝郁痰凝。

治法：疏肝散结，化痰软坚。

处方： 疏肝散结方加减。

柴胡 10g，赤芍 30g，当归 30g，生牡蛎 60g（先煎），川贝母 10g，玄参 15g，海藻 15g，昆布 15g，海浮石 15g（先煎），夏枯草 15g，蒲公英 30g。水煎服 7 剂。

1988 年 9 月 11 日二诊：患者乳房硬块变软，饮食尚可，精神好转。加全瓜蒌 30g，水煎服 7 剂。

1988 年 9 月 28 日三诊：患者肿块软，疼痛缓解，守方继服 7 剂而愈。

【按】

患者贾某，哺乳期间乳腺发炎，加之心情不遂而致病。印老辨证属肝郁痰凝，投以疏肝散结方，疏肝散结、化痰软坚，获得理想效果。

（四）食道外良性肿物案

【病例】

陈某，男，51 岁，1999 年 5 月 3 日初诊。

病史： 患者进食时作噎已 3 个月。经某省级医院 CT 检查，发现食道中段有一杏仁大小肿物。西医诊断为食道外良性肿瘤。患者不愿手术治疗，故远道赴京，求治于印老。现症见：胸口堵闷，吃干硬食物则噎堵难下，甚则呕吐，泛酸水，胃脘不舒，嗳气恶心，大便干结。舌质淡苔薄白，脉沉弦而滑。

辨证： 气滞血瘀，瘀热凝结。

治法： 理气化痰，化瘀散结。

处方： 疏肝散结方加减。

柴胡 10g，丹参 30g，蒲公英 30g，山慈菇 10g，玄参 10g，生牡蛎 60g（先煎），海藻 15g，昆布 15g，海浮石 18g（先煎），夏枯草 15g，川贝母 10g，代赭石 15g（先煎），瓜蒌 30g，橘叶 10g，旋覆花 10g（包），牛蒡子 10g。水煎服 7 剂。

1999 年 5 月 16 日二诊：患者服药 7 剂后，胸口闷气消失，嗳气泛酸减轻，大便仍干，苔白，脉沉。上方去牛蒡子，加火麻仁 30g，水煎服 7 剂。

1999 年 5 月 25 日三诊：患者进食作噎感缓解，吃干硬食物也能咽下。经电话请示印老，仍以理气化痰、解毒散结为法。原方去瓜蒌、代赭石、橘叶、旋覆花、牛蒡子，加半边莲 30g，白花蛇舌草 30g，桔梗 10g，水煎服 7 剂。服药 30 剂，食道肿物已消，进食作噎感已去，纳食正常。

【按】

患者进食噎堵难下，经西医检查，已排除恶性肿瘤。根据其食道中段有一杏仁大肿物，诊为癥积。印老投疏肝散结方加减，以理气化痰、清热解毒、化瘀散结，使肿物散而咽喉诸症消失。

（五）子宫肌瘤案

【病例】

郝某，女，38 岁，1999 年 5 月 4 日初诊。

病史：子宫肌瘤半年余，大小 3.5cm×2.5cm，西医建议手术治疗。患者要求中药治疗，故来京求治于印老。现症见：月经错后 5 天，经期延长近 10 日，血色紫黑有块，下腹可触及积块质硬，舌紫暗，舌下静脉曲张，脉沉涩。

辨证：血瘀癥积。

治法：活血化瘀，破积消癥。

处方：疏肝散结方加减。

炮穿山甲 10g（先煎），当归 15g，赤芍 30g，桃仁 10g，红花 10g，茯苓 15g，醋三棱 6g，醋莪术 6g，川芎 10g，桂枝 9g，柴胡 10g，牡丹皮 10g，皂角刺 10g，海浮石 15g（先煎），生牡蛎 60g（先煎），昆布 15g，海藻 15g。水煎服 14 剂。

1999 年 5 月 23 日二诊：患者电话说明服药情况，药后无明显反映，大便每日 2 次。印老综上法，去桂枝、牡丹皮、皂角刺、茯苓、川芎，加丹参 30g，半枝莲 30g，黄药子 10g，香附 10g，夏枯草 15g。水煎服 14 剂。

1999 年 6 月 28 日三诊：患者共服药 42 剂，月经提前 3 天而至，经量减少，5 天即净。上方配制蜜丸再连服 2 个月，医院检查子宫肌瘤已消，康复如故。

【按】

本例子宫肌瘤患者下腹可扪及积块质硬、经色紫暗有块、舌下静脉曲张，均为血瘀癥积之症。故印老以活血化瘀、破积消癥立法，以疏肝散结方合穿山甲散、桂枝茯苓丸化裁，以收全功。然癥积有形，非旦夕可除，故又以蜜丸服药2月余，以图缓攻其癥，祛邪而不伤正也。

（六）阴茎硬结症案

【病例】

韩某，男，42岁，1991年9月1日初诊。

病史：患者1990年体检时发现阴茎右侧有杏仁大小之硬结，阴茎勃起时向左轻度弯曲，微痛，性功能减退，早泄，伴有失眠多梦、烦躁、纳差，偶有排尿不畅。现症见：阴茎海绵体可触及杏仁大硬结，呈葫芦状，边缘清楚，质地较硬，表面不规则，轻度压痛。舌淡苔白微腻，脉沉弦。西医诊断：阴茎硬结症。

辨证：肝经郁滞，痰瘀互结。

治法：疏肝散结，通经化瘀。

处方：疏肝散结方加减。

柴胡10g，当归15g，丹参30g，赤芍30g，生牡蛎60g（先煎），海藻15g，昆布15g，海浮石18g（先煎），玄参12g，川贝母10g，夏枯草15g，牛膝10g。水煎服10剂。

1991年9月11日二诊：患者阴茎海绵体硬结变软，压痛减轻。上方加丝瓜络10g，水煎服10剂。

1991年9月21日三诊：患者阴茎疼痛消失，勃起时无弯曲畸形，阴茎海绵体已无硬结。上方加琥珀3g，水红花子10g，再进5剂以巩固疗效。

【按】

本案属气机不畅、痰瘀凝滞之阴茎硬结症。阴茎为足厥阴肝经循行之处，所以印老首选"抓主症"之疏肝散结方，使癥积消、经脉通、尿路畅，诸症平而病愈。

（七）骨质增生案

【病例】

杨某，男，62岁，1993年8月4日初诊。

病史：患者眩晕，恶心，手指麻木已半年。经县医院X线摄片诊断为：第5、第6颈椎骨质增生。经牵引、理疗、针灸等法治疗后症状缓解，但停止治疗症状又反复。现症见：眩晕、恶心，甚则呕吐，视物昏花，颈肩活动受限，手指麻木无力，肢体一侧易汗出，汗后肢冷畏风，舌苔黄腻，脉沉弦。

辨证：肝郁痰滞，筋骨失养。

治法：疏肝散结，舒筋化瘀。

处方：疏肝散结加减。

柴胡10g，土鳖虫10g，丹参30g，赤芍30g，葛根30g，夏枯草15g，当归15g，木瓜15g，鹿衔草15g，海浮石15g（先煎），天葵子15g，生龙骨60g（先煎），生牡蛎60g（先煎），桑枝30g，地龙12g，桔梗6g。水煎服30剂。

患者诸症消失，再予杞菊地黄丸，每次1丸，每日2次，坚持服药30天，以巩固疗效。

【按】

患者颈椎增生，属于中医学"项筋急""颈肩痛""眩晕"等范畴。颈椎病中医学分为痹证型、眩晕型和瘫痪型，治疗多采用祛风除湿、活血化瘀、舒筋止痛和疏肝散结等法进行论治。

（八）颈淋巴瘤案

【病例】

张某，男，38岁，1993年11月25日初诊。

病史：患者在长春某医院诊为淋巴瘤，西医以化疗为治，但疗效不理想，经人介绍慕名来京找印老诊治。现症见：颈部右侧肿块如鸡卵，顶突根深，质地坚硬，按之隐痛，边界不清，推之不动，表面不甚光滑，肤色发暗，毛发不泽。舌质淡红，边有齿痕瘀斑，舌苔白腻，脉沉而弦细。

辨证：肝郁痰凝，痰瘀互结。

治法：疏肝理气，化痰逐瘀。

处方：疏肝散结方加味。

柴胡10g，半夏10g，玄参10g，当归10g，夏枯草15g，海藻15g，昆布15g，海浮石30g（先煎），花蕊石15g（先煎），土鳖虫10g，青皮10g，赤芍30g，黄芪30g，蒲公英30g，白花蛇舌草30g，龙葵15g，浙贝母10g，生牡蛎60g（先煎）。水煎服30剂。

【按】

患者张某由于郁怒伤肝，思虑伤脾，痰瘀凝结少阳、阳明之经，日久化毒，气血耗损，而成此证。本病辨证重情志内伤、肝郁气滞之病因病机，故投其疏肝散结方。由于痼疾顽疴，配方较大，加入活血化瘀、益气养血、清热解毒之品，取其力专效宏，直达病所，要定方、守方、定药，有时甚至定量，坚持服药，缓图取效。

印教授业精技湛，治学态度科学严谨，善于调气理血、调肝补肾，善用理血散结等法治疗常见病、多发病及疑难重症。印教授在中医学上的贡献广为人称颂，誉满杏林。印老行医七十载，不断地为中医事业耕耘、奉献，为中医药走向世界做出了卓越贡献。

（原载于《第二批省优才班培训讲义》）